BIBLIOGRAPHIE DER LUFTFAHRTMEDIZIN

EINE ZUSAMMENSTELLUNG VON ARBEITEN ÜBER LUFTFAHRTMEDIZIN UND GRENZGEBIETE BIS ENDE 1936

VON

DR. MED. INGEBORG SCHMIDT

LEITERIN DER BÜCHEREI UND ASSISTENTIN AM LUFTFAHRTMEDIZINISCHEN FORSCHUNGSINSTITUT DES REICHSLUFTFAHRTMINISTERIUMS BERLIN

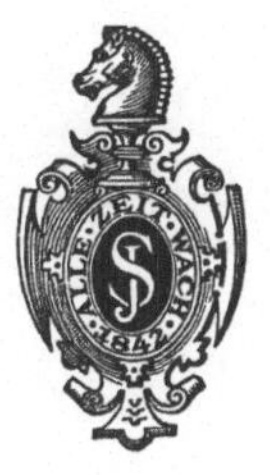

BERLIN

VERLAG VON JULIUS SPRINGER

1938

ISBN-13:978-3-642-90363-2   e-ISBN-13:978-3-642-92220-6
DOI: 10.1007/978-3-642-92220-6

Vorwort.

Die Ansätze zu der vorliegenden Bibliographie entstanden vor etwa 2 Jahren, als damit begonnen wurde, für den inneren Betrieb des Luftfahrtmedizinischen Forschungsinstitutes des Reichsluftfahrtministeriums, Berlin, eine Nachweiskartei der in- und ausländischen Literatur über Luftfahrtmedizin zusammenzustellen. Mit der Zeit nahm der Umfang dieser Kartei immer mehr zu und der Kreis wurde immer größer, aus dem Anfragen über Literaturnachweise an uns ergingen. Es erschien daher ratsam, die Sammlung in Form einer Bibliographie aller wichtigeren einschlägigen Arbeiten der Weltliteratur zu veröffentlichen, von den ersten Anfängen der Höhenphysiologie (JOSÉ DE ACOSTA 1590) bis zu den bis Ende 1936 erschienenen Arbeiten (im ganzen etwa 3600).

Mit Hilfe der zur Verfügung stehenden Quellen wurde eine größtmögliche Vollständigkeit der Zusammenstellung erstrebt. Von deutschen Referatenblättern wurden in erster Linie die Berichte der Physiologie und das Zentralblatt für Hygiene, von älteren das Zentralblatt für Physiologie und Schmidts Jahrbücher benutzt, von ausländischen der von der American Medical Association herausgegebene Index Medicus und der Index Catalogue der Army Medical Library (U.S.A.). Für die Abkürzungen der Zeitschriften war die Periodica medica der deutschen medizinischen Fachpresse maßgebend.

Die systematische Einteilung der Arbeiten wurde in Zusammenarbeit mit Herrn Prof. STRUGHOLD vorgenommen. Jede Systematik schließt Kompromisse in sich, und zwar um so mehr, je vielfältiger die Unterteilung ist. Wir haben trotzdem möglichst viele Unterabteilungen eingerichtet, um das Aufsuchen der Arbeiten zu erleichtern und ein Schlagwortverzeichnis zu ersparen. Der besseren Übersicht wegen wurden in den umfangreicheren Abschnitten der Höhenforschung die bis zum Jahr 1910 erschienenen Arbeiten gesondert den neueren vorangestellt. Dieses Jahr wurde gewählt, weil in diese Zeit ein Wendepunkt fällt, da mit dem Sichdurchsetzen des Prinzips „Schwerer als Luft" die höhenphysiologischen Arbeiten betont sich auszurichten beginnen nach den Belangen der Luftfahrt und nicht mehr vorwiegend im Zeichen des Alpinismus und Ballonsports stehen.

Um die Bibliographie nicht zu umfangreich und daher zu unübersichtlich zu gestalten, wurden aus den Grenzgebieten der Luftfahrtmedizin nur diejenigen Arbeiten mit berücksichtigt, die in unmittelbarer Beziehung zur Luftfahrtmedizin stehen. So wurde z. B. in den Abschnitten über Strahlenwirkung und über Kältewirkung nicht die ganze Fülle der auf diesen Gebieten erschienenen Arbeiten aufgenommen, sondern nur eine Auswahl. Um Wiederholungen zu vermeiden, wurden Vortragsberichte, wenn sie inhaltlich nichts Neues enthielten, und kurze Referate über Originalarbeiten nicht angeführt. Wenn ein und dieselbe Arbeit in mehreren Zeitschriften erschienen ist, sind nur die wichtigsten davon genannt. Soweit es möglich war, wurden die Arbeiten im Original eingesehen, wobei mir besonders die reichhaltige medizinische Fachbücherei der Militärärztlichen Akademie sowie die Preußische Staatsbibliothek Berlin sehr von Nutzen waren. Um eine schnelle Orientierung über den Inhalt der Arbeiten zu erleichtern, ist in den meisten Fällen angegeben, wo ein Referat darüber zu finden ist. Schließlich möchte ich noch darauf hinweisen, daß an der Preußischen Staatsbibliothek, Berlin C 2, Unter den Linden 8, ein „Auskunftsbüro der deutschen Bibliotheken" besteht, welches die in größeren deutschen Bibliotheken vorhandenen Bücher und Zeitschriften nachweist.

Es ist geplant, dieser Bibliographie in bestimmten Zeitabständen Ergänzungen folgen zu lassen.

Berlin, im September 1937. Dr. **Ingeborg Schmidt.**

Inhaltsverzeichnis.

Inhaltsverzeichnis.

I. Allgemeines.

A. Hand- und Lehrbücher.

AIR SERVICE MEDICAL. War department: Air service division of military aeronautics. Washington D. C.: Washington Govern. Print. Off. 1918, 38 p., 8⁰; 1919, 446 p., 4⁰.

BAUER, L. H.: Aviation medicine. 241 p., 8⁰. 17 pl. roy. Baltimore: Williams & Wilkins 1926.

BULLOCK, C. L.: Handbook of physical training for use in the Royal Air Force. 103 p., 8⁰. London: His Maj. St. Off. 1934.

CORBETT, C. D. H. and H. C. BAZETT: The medical problems of flying. London: His Maj. St. Off. 1925.

HERLITZKA, A.: Fisiologia ed aviazione. 159 p., 8⁰. Bologna: N. Zanichelli 1923.

MANUAL: Great Britain — for medical officers of the Royal Air Force. 241 p., 8⁰. London 1927. 2nd Ed. Air publ. 1269, 238 p. 1931.

MANUAL of medical research laboratory. United States war department, air service division of military aeronautics. 255 p., 8⁰. Washington: Govern. Print. Off. 1918.

SCHNELL, W.: Luftfahrtmedizin. Einführung in die Biologie und Hygiene des Flugwesens. 206 S., 8⁰. Berlin-Charlottenburg: Volckmann 1935.

— Luftfahrt im Biologieunterricht. Reihe „Luftfahrt u. Schule". Bd. 6, Reihe 1, 77 S., 8⁰. Berlin-Charlottenburg: Volckmann 1936.

SCHUBERT, G.: Physiologie des Menschen im Flugzeug. 206 S., 8⁰. Berlin: Julius Springer 1935.

B. Zeitschriften und Bibliographien.

ABHANDLUNGEN, Luftfahrtmedizinische. Herausgeg. von der Gemeinschaft der Lehrbeauftragten für Luftfahrtmedizin. Redig. von W. KNOTHE, A. PICKHAN, G. A. WELTZ. Bd. 1ff. Leipzig: Georg Thieme 1936ff.

ACTA AEROPHYSIOLOGICA. Hrsg. Prof. L. BRAUER. Hamburg: Broschek & Co. Erschienen: I/1, 15. Juli 1933; I/2, 1. Febr. 1934; I/3, 15. Juni 1934; Erscheinen eingestellt 1934.

AIR SERVICE INFORMATION CIRCULAR. V. 1—5. 1920—1926. Fortgesetzt als: Air corps information circular. V. 6. 1927ff. Washington: Govern. Print. Off.

APOSTOL, OD.: Index bibliographica medicinae aeronauticae. Ed. 1, Fol. 1. 12 S., 4⁰. Cluj, Romania 1934.

ARNOLD, A.: Bibliographie über Sportmedizin und Grenzgebiete 1928—1931. 168 S., 8⁰. Leipzig: Johann Ambrosius Barth 1934.

— Bibliographie über Sportmedizin und Grenzgebiete 1932—1935. (Darin Kap. 20: Luftfahrtmedizin.) 190 S., 8⁰. Leipzig: Georg Thieme 1936.

BEYNE, M.: Indications bibliographiques au sujet des questions médico-aéronautiques. Arch. Méd. mil. 80, No 5, 482—497 (1924).

The JOURNAL of aviation medicine. Vol. 1, 1930. Hrsg. R. A. STRONG. — Vol. 2. 1931ff. Hrsg. L. H. BAUER. The Bruce publ. comp. Saint Paul, Minnesota.

KONOPKA, ST.: Lotnictwo i medycyna. Bibljografja za rok 1934. L'aviation et la médecine, Bibliographie pour l'année 1934. 59 S., 8⁰. Warszawa: Nakl. Kom. Prop. Med. Lotn. w Polsce. 1936.

LUFTFAHRTFORSCHUNG. Herausgeg. von der Zentrale für technisch-wissenschaftliches Berichtswesen über Luftfahrtforschung (ZWB.). Berlin-Adlershof. Bd. 1 ff. München-Berlin: Oldenbourg 1924ff.

LUFTFAHRTMEDIZIN. Herausgeg. unter Mitwirkung von Stellen der Luftfahrt von L. BRAUER, H. REIN, H. STRUGHOLD. Bd. 1ff. Berlin: Julius Springer 1936ff.

PRZEGLAD Polski medycyny lotniczej. Revue polonaise de la médecine aéronautique. Hrsg. Kom. Prop. Med. Lotn. w Polsce. red. Dr. A. FIUMEL, Warszawa. R. I. 1932ff.

SAMTER, J. F.: Aviamedicina (russ., Bibliographie). 88 S., 8°. Zentral. psychophysiol. Lab. der Erforschung der Flugarbeit (ZLSOGWF.), Moskau 1935.

C. Verschiedenes: Übersichten, Geschichtliches, Institute und Organisationen.

AGGAZZOTTI, A.: Relazione sul lavoro compiuto nell'ufficio psico-fisiologico di aviazione militare di Roma dal 27 aprile al 15 dic. 1918. Giorn. Med. mil. **67**, 8—13 (1919).

ANASTASIU, V.: Der fliegende Mensch. Luftfahrtmedizinische Untersuchungen (rum.). Bukarest 1922.

ANDERSON, H. G.: Some medical aspects of aviation; a lecture for pupils at air stations. J. roy. Nav. med. Serv. (London) **3**, 328—331 (1917).
— The medical and surgical aspects of aviation. 255 p., 8°. London 1919.
— u. a.: The medical and surgical aspects of aviation. N. Y. 1919. Oxford Univ. 241 p., 8°.

APOSTOL, O.: Luftfahrt und Medizin (rum.). Cluj. med. **13**, 561—565 (1. Nov. 1932).

ASPECTS: United States medical field service school, Carlisle Barracks, Pennsylvania. The physiological — of aviation. 116 p., 8°. Carlisle Barracks 1933.

AVIATION MEDICINE: United States war department. Office of the adjutant general. — in the A.E.F. 322 p., 8°. Washington 1920.

AVIATION MEDICINE: United States medical field service school. 139 p., 8°. Carlisle Barracks, Pa. 1931.

BAUER, L. H.: Aviation medicine. An outline of the progress in research and teaching of the subject in the U. S. during the calendar year 1921. Air Serv. Inform. Circ. (Washington) **4**, Nr 359, 15—24 (1922).
— Progress in aviation medicine during 1921. Mil. Surgeon (Washington) **52**, 9—17 (1923). Ref. Zbl. Hyg. **5**, 395.
— Recent progress in aviation medicine. Mil. Surgeon (Washington) **54**, 1—8 (1924). Ref. Ber. Physiol. **39**, 733.
— Aeronautics and practice of medicine. J. aviat. Med. **1**, 81—95 (Juni 1930).

BENJAMIN, J. D.: Aviation as a medical problem. Mil. Surgeon (Washington) **53**, 218—223 (1923). Ref. Zbl. Hyg. **9**, 333.

BERNARD, A.: Les problèmes médicaux de l'aviation. Progrès méd. (Paris), III. s. **33**, 166—170 (1918).

BEYNE, J.: L'état actuel de nos connaissances sur la physiologie de l'aéronaute. Arch. Méd. mil. **75**, 255—314 (1921). Ref. Ber. Physiol. **13**, 442.
— Médecine et aviation. Méd. Paris **5**, 945—947 (1923/24).

BIRLEY, J. L.: Goulstonian lectures on the principles of medical science as applied to military aviation. Lancet **1920** I, 1147, 1205, 1251. Ref. Ber. Physiol. **3**, 464.

DE BLOCK, F.: First international congress on medical aviation. Arch. méd. belges **82**, 453—466 (Juli 1929).

BOZZI, F.: Contributo alla fisiologia dell'aviazione. Giorn. Med. mil. **65**, 653—656 (1917).

BRAUER, L.: Das Institut für Luftfahrtmedizin und Klimaforschung am Eppendorfer Krankenhaus zu Hamburg. Acta aerophysiol. **1**, F. 1, 5—13 (1933).
— u. H. W. KNIPPING: Das der Medizinischen Klinik angeschlossene Luftfahrtmedizinische Institut. Zbl. inn. Med. **55**, 463—467 (1934).

BROUWER, J. E. et J. JONGBLOED: Le médecin-spécialiste aéronautique doit être pilote-aviateur. 5. Congr. internat. Nav. aér. La Haye 1930, Tome 2, p. 1458—1460. 1931.

ČAPEK, D.: Medizinische Probleme der Luftfahrt (tschech.). Voj.zdravot. Listy **4**, 170—175 (1928).

CASTEX, M.: Étude physio-pathologique de l'aviateur de guerre. 62 p., 8°. Thèse de Toulouse **1921**.

CHARLET, R.: L'activité technique et pratique de l'association médicale aéronautique française. Presse méd. **43**, 660 (1935).

CONGRÈS: Le IIᵉ — international d'aviation sanitaire de Madrid. Rev. de l'armée de l'air **6**, 1061—1063 (1934).

CONGRESO: Il — internacional de aviación sanitaria celebrado en Madrid del 1—15 de junio 1933. Madrid: Print. Spain, Conjorcio Ed. 1933.

CONGRESS: Third international — of sanitary aviation. Held ad Brussels Belgium, June 10 to 15, 1935. J. aviat. Med. **7**, 77, 78 (1936).

COOPER, H. J.: Aviation medicine starts in China. J. aviat. Med. **4**, 31—38 (1933, Juni).— Rev. de San. mil. (Arg.), Juli/Aug. **1934**, 265—275.

CRUCHET, R.: La vie physique de l'aviateur. J. Méd. Bordeaux **110**, 791—797 (1933). Ref. J. aviat. Med. **6**, Nr 2, 61.

DASTRE: Rapport sur la commission physiologique d'aéronautique et les problèmes qu'elle a étudiés. C. r. Soc. Biol. Paris **82**, 711—717 (1919).

DAVIES, H. W.: Some medical aspects of flying. Med. J. Austral. (Sydney) **2**, 1—4 (1920).

DAVIS, R. G.: European aviation medicine. J. aviat. Med. **1**, 25—28 (1930, März).

DAVIS, W. R.: The development of aviation medicine. Mil. Surgeon (Washington) **53**, 207—217 (1923).

DESFOSSÉS, P.: Association médicale aéronautique française. Presse méd. **43**, 94 (1935).

DI NOLA, A.: Brevi note sugli studii e sui servizi medici dell'aviazione. Notiziario di aeronautica No 6, 220—241 (1924), Minist. della guerra Roma.

v. DIRINGSHOFEN, H.: Die wichtigsten Aufgaben des Fliegerarztes und der Luftfahrtmedizin. Dtsch. med. Wschr. **1935 I**, 461—464, 545—547.

— Los màs importantes problemas de la medicina aeronáutica (span.). (Die wichtigsten Probleme der Luftfahrtmedizin.) Rev. méd. german.-ibero-amer. **8**, 418—434 (1935).

DOCKERAY, F. C.: Aviation medicine in the A.E.F. War Dept. 1920, Chap. 4.

DUDLEY, S. F.: Active service flying; the medical point of view. J. roy. Nav. med. Serv. (London) **4**, 131—140 (1918).

DYBOWSKI, W.: Einige aktuelle Fragen der Luftfahrtphysiologie (poln.). Lek. Wojsk. **24**, Nr 1, 13—35 (1934).

FERRY, G.: L'aviateur et le médecin. Rev. méd. Est (Nancy) **48**, 589—597 (1920).

— Influence du vol en avion sur la santé de l'aviateur. 253 p., 8⁰. Paris: Berger-Levrault 1920.

— Nécessité de la spécialisation médicale aéronautique; nécessité de médecins spécialistes, brevetés pilotes-aviateurs. Strasbourg méd. **91**, 182—186 (5. April 1931). — 5. Congr. internat. de Nav. aér. La Haye 1931, p. 1461—1472.

FISHER, L. and H. W. LYMAN: Some medical problems of aviation. Amer. Med. (Burlington), N. s. V t. **14**, 400—406 (1919).

FLACK, M.: Man and the machine. Mil. Surgeon **61**, 758—766 (1927, Dez.).

FRIEDLÄNDER: Zur Physiologie und Pathologie der Luftfahrt. Jb. wiss. Ges. Flugtechn. (Berlin) **1**, 70—83 (1913).

— Bericht des Unterausschusses für medizinische und psychologische Fragen. Jb. wiss. Ges. Flugtechn. (Berlin) **2**, 212—219 (1914).

GALEOTTI, G.: Relazione sul lavoro compiuto nell'ufficio psico-fisiologico di aviazione della R. Marina di Napoli dal 20. genn. al 30. dic. 1918. Giorn. Med. mil. **67**, 14—16 (1919).

GIACOMELLI, R.: Una questione di nomenclatura in medicina aeronautica. 5. Congr. internat. Nav. aér. La Haye, 1.—6. Sept. 1930. Tome 2, p. 1244—1251. 1931.

GILLERT, E.: Luftfahrt und Arzt. Dtsch. med. Wschr. **1931 I**, 500—502. Ref. Ber. Physiol. **63**, 472.

GREENE, R.: Rôle of medicine in aviation. J. Florida med. Assoc. **20**, 448—459 (1934).

GREENE, R. N.: Some aero-medical observations. Mil. Surgeon (Washington) **41**, 589—597 (1917).

HATHAWAY, L. M.: Aspects of aviation medicine. Mil. Surgeon **62**, 725—747 (1928, Juni). Ref. Zbl. Hyg. **18**, 707.

HEALD, C. B.: The human machine in aviation. Internat. Air Congr. London 1923, Rep. p. 727—730.

HENDERSON, Y.: The physiology of the aviator. Harvey Lect. 1917—1919, p. 13, 14, 256—272. Philadelphia and London 1920. — Science (N.Y. and Lancaster, Pa.), N. s. **49**, 431 (1919).

HENDERSON, Y. and H. F. PIERCE: Air service medical. War Dept. 1918, Div. Mil. Aeronautics p. 343.

— and E. G. SEIBERT: Medical studies in aviation I. Organization and objects of the medical research board, air service, U. S. army. J. amer. med. Assoc. **71**, 1382—1384 (1918).

HERLITZKA, A.: Primo congresso internazionale di navigazione aerea. Parigi, Nov. 1921. Giorn. Med. mil. **1922**, 233—239.

— L'opera del medico per il progresso dell'aviazione. 4. Congr. internat. Nav. aér. Rome 1927. Tome 4, p. 568—581; französisch Tome 6, p. 484—497.

HUME, E. E.: Colonel Robert Picqué, pioneer in aviation medicine. Mil. Surgeon **65**, 612—614 (1929, Okt.).

HUSZCZA, A.: Abtrennung der Luftfahrtmedizin und die Spezialisierung der Luftfahrtmediziner in Polen (poln.). Lek. Wojsk. **16**, 180—190 (1930, Sept.).

— Distinction de la médecine aéronautique et spécialisation des médecins du service aéronautique en Pologne. 5. Congr. internat. Nav. aér. La Haye 1931. Tome 2, p. 1478—1494.

— Luftfahrt und Medizin (poln.). Polska Gaz. Lek. **13**, Nr 1, 3—5 (1934).

IVERSON, L.: Recent progress in aviation medicine. J. Florida med. Assoc. **21**, 279 (1935).

JAMIESON, W. R.: Aeronautics and medicine. Southwestern Med. **15**, 545—548 (1931, Dez.).

JOKL, E.: Biological aspects of aviation. S. afric. med. J. **10**, 830—833 (1936).

JONGBLOED, J.: Die Luftfahrtmedizin in unserem Land (holl.). 17 S., 8°. Habil.schr. Utrecht 1934.

KROTKOV, F. G.: Die Ausbildung des Arztes bei der Luftwaffe (russ.). Vojenno-san. Djelo **1936**, Nr 2, 15—18.

LABERNADIE, V.: Compte rendu du IIIe congrès international d'aviation sanitaire. Ann. méd. Pharm. Col. **33**, 1063—1075 (1935).

LAWRENCE, A. P.: Aviation from medical aspect. Med. J. Austral. **1**, 7—11 (4. Jan. 1930).

LEWIS, E. R.: The field of the medical research laboratory at Mineola. Med. Rec. (N.Y.) **95**, 210 (1919).

LEOSZKO, J.: Sur la collaboration des médecins et des moniteurs à l'école de pilotage. Polski Przegl. Med. lotn. **4**, Nr 3, 118—123 (1935).

LONGACRE, R. F.: The aeronautics branch and the aero medical association. J. aviat. Med. **3**, 201—205 (1932).

LÓPEZ, J. A.: Psicofisiologia del aviador; deducciones profilácticas: laboratorio de psicofisiologia experimental aplicado a la aviación. Semana méd. (Buenos Aires) **27**, 336—338 (1920).

MANGINELLI, L.: Ricerche sulla fisiopatologia dell'aviatore. Policlinico, sez. prat. **26**, 261—266 (1919).

MATHIEU DE FOSSEY, A.: Le stand de physiologie au VIe salon de locomotion aérienne. Presse méd. (Paris) **28** (annexe), 177 (1920).

MILANO, A.: Fisiologia, inaptitud e higiene del aviador. Rev. San. mil. (Buenos Aires) **20**, 845—860 (1921).

MISSIURO, W. u. W. KONDRATOVIČ: Wirkung des Fliegens auf die physiologischen Funktionen des Fliegers (poln.). Przegl. sport. lek. **1**, 5—30 (1929).

MOSSO, F. E.: Fisiologia e patologia dell'uomo in volo. (Considerazioni, norme generali ed avertimenti.) Ann. Med. nav. e colon. **2**, 91—101 (1926).

MURPHY, J. ST. J.: Some medical points in connection with flying. J. roy. Nav. med. Serv. (London) **4**, 281—284 (1918).

NEUBERGER, J. F.: Aviation medicine in the United States. U. S. nav. med. Bull. (Washington) **16**, 834 (1922); **17**, 34, 214, 9 pl.

D'OLIVEIRA ESTÉVES, J.: Report of the med. res. lab. and school for flight surgeons for the calendar year 1920. Air Corps Inform. Circ. (Washington) **3**, Nr 231, 3—12 (1921).

PERES, J. FILHO u. ISSLER RIBEIRO: Zentren der Luftfahrtmedizin, Bedeutung der Statistik (port.). Tribuna med. (Rio de Janeiro) **30**, 145—152 (1926).

POYNTON, F. J.: Medical pioneer aeronauts. Lancet **1919 II**, 43.

PRÉVOST, G.: Étude sur l'aviation, modifications de l'organisme déterminées par l'aviation. 47 p. 8°. Thèse de Paris **1919**, No 242.

PROBLEMS: Great Britain. Privy council, medical research council. The medical — of flying. 272 p., 8°. His Maj. St. Off. London 1920.

PSYCHOLOGY DEPARTMENT: U.S. War Dept. Pt. 2, Ch. 7. Manual of the medical research laboratory. VI. —. Washington Air Serv. **1919**, 293—330.

REIN, H.: Aus der Luftfahrtmedizinischen Forschung. Luftwiss. Sonder-H. **1935**. 32—37.

RESEARCH UNIT: New physiological — established at Wright Field. Mil. Surgeon (Washington) **77**, 135—138 (1935).

REYMOND: The hygiene and the physiology of the airman. J. State Med. **21**, 500—503 (1913).

RICERCHE biologiche sull'aviazione. Degli Uffici psico-fisiologici italiani dell'aviazione militare. Roma: Tipogr. Nazionale Bertero. 1919.

RIPPON, T. S.: Physical medicine and flying. Brit. J. Physiol. a. Med. **10**, 25 (1935).

ROBERTSON, C. M.: A review of the medical aspect of aviation. Illinois med. J. **40**, 222—226 (1921). — Ann. of Otol. **30**, 776—783 (1921).

SCHNEIDER, E. C.: Medical studies in aviation II. Physiologic observations and methods. J. amer. med. Assoc. **71**, 1384—1389 (1918).

— The human machine in aviation. Air med. Serv. (Washington) **5**, 1—6 (1923/24).

SCHNELL, W.: Luftfahrt und Arzt. Münch. med. Wschr. **1921 I**, 737—740.

— Ärztliche Erfahrungen im Flugwesen. Med. Klin. **1928 II**, 1038—1041, 1078—1080.

— Allgemeines über den Aufbau einer luftfahrtmedizinischen Vorlesung. Luftfahrtmed. Abh. **1**, 1—4 (1936).

— Das Flugwesen im Biologieunterricht. Aus „METZNER: Luftfahrt, Luftschutz und ihre Behandlung im Unterricht", S. 206—222. Leipzig: Quelle & Meyer 1936.

SCHOLTZ, MERÉNYI G.: Über die wichtigeren physiologischen Fragen beim Fliegen. Orvosképzés (ung.) **25**, 181—204 (1935). Ref. Ber. Physiol. **87**, 587.

— Aktuelle Fragen der Physiologie des Fliegens. Vortr.ber. Dtsch. med. Wschr. **1935 I**, 780. Sitzgsber. Budap. kgl. Ges. Ärzte, 9.—16. Febr. **1935**.

SCHROEDER, J. H.: School of aviation medicine. J. aviat. Med. **3**, 206—208 (1932, Dez.).

SCHRÖTTER, H.: Bemerkungen zur praktischen Physiologie des Fliegers. Wien. klin. Wschr. **1919 I**, 731—738.

SCHUBERT u. a.: Aeronautisch-medizinische Fragen. Klin. Wschr. **1935 I**, 588.

SCHUBERT, G.: Aktuelle medizinische Fragen in der Aviatik. Med. Klin. **1934 II**, 1321—1326. Ref. Ber. Physiol. **84**, 425.

SCHURMEIER, H. L.: Observations on the physical effects of flying. J. amer. med. Assoc. **69**, 584—586 (1917).

SEIBERT, E. G.: Medical studies in aviation. Washington med. Ann. **18**, 46—49 (1919).

SERBANESCU, V.: Centrul de examen medical al aeronautice: polone centrum badan lotniczolekarskich (rum.). Rev. Aeronautica Bucuresti **1935**, No 7—8, 20 S.

SERGEJEV, A.: Luftfahrthygiene, ein besonderer wissenschaftlicher Zweig der Medizin (russ.). Vrač. Gaz. **32**, 485—489 (15. April 1928).

SERQUEIRA, A.: Medizinische Probleme der Luftfahrt. Trib. méd. (port.) **33**, 141—147 (15. Juni 1927).

SHEEP, W. L.: The flight surgeon, a new specialist in medicine. J. amer. med. Assoc. **75**, 265 (1920). — Air Serv. Inform. Circ. (Washington) **3**, Nr 237, 3—5 (1921).

SILLEVAERTS, C.: La spécialisation du médecin de l'aéronautique. Bull. belge Sci. mil. **1**, 85—108 (1931, Jan.).

SIMPSON, R. K.: Aviation medicine. Rev. filipina Méd. y Farm. **27**, 339—343 (1936).

SMITH, A. C.: Medical aspects of aviation. Arch. of Otolaryng. **23**, 139—148 (1936).

SPRANGER, H.: Sportarzt und Flugwesen. Sportarzt **1928**, Nr 8, 2.

STAMM, L. E.: Medical aspects of aviation. Lancet **1919 I**, 206—210.

STIVERS, C. G.: Aviation's debt to medicine. California State J. Med. **18**, 87—90 (1920).

STRUGHOLD, H.: Aufgaben der Luftfahrtmedizin innerhalb der deutschen Luftwaffe. Med. Welt **1935**, 1599—1601.

— Die Aufgaben der Luftfahrtmedizin im Lichte der technischen Entwicklung der Luftfahrt. Dtsch. Mil.arzt **1**, H. 1, 29—35 (1936).

— Luftfahrtmedizin. Sonderausgabe d. Dtsch. med. Wschr., 1.—16. Aug. 1936; Sportmedizin und Olympische Spiele, S. 58—60. 1936.

— Geschichtliches zur Luftfahrtmedizin. Luftfahrtmed. Abh. **1**, 16—22 (1936).

SYKES, L. G.: Human element in aviation. Abstr. Proc. amer. Life Insur., M. Dir. Amer. (1930). **17**, 144—172 (1931).

URNER, M. H.: Some medical problems in aviation. Cincinnati J. Med. **1**, 58—61 (1920).

VITOUX, G.: Le centre médical du service de la navigation aérienne. Presse méd. **31 II**, 1313 (1923). Ref. Zbl. Hyg. **5**, 451.

VONCKEN, J.: La médecine d'aviation. Arch. méd. belges **72**, 270—300 (1919).

WARNSHUIS, F. C.: Objectives of the aero-medical association of the United States. J. aviat. Med. **4**, 173—175 (1933).

WARRINER, B. B.: School of aviation medicine. Mil. Surgeon **69**, 522—529 (1931, Nov.).

WELTZ, G. A.: Aus der Geschichte der Luftfahrt. Luftfahrtmed. Abh. **1**, 5—6 (1936).

WILMER, W. H.: Aviation medicine in the A. E. F. War Dept. U. S. Air Service. 322 p., 8⁰. Washington Gov. Print. Off. 1920.

— The early development of aviation medicine in the United States. Mil. Surgeon **77**, 115—135 (1935). Ref. Zbl. Hyg. **35**, 623.

WOLFF, F.: Einflüsse und Anforderungen des Flugdienstes an den menschlichen Körper. Z. physik. u. diät. Ther. **23**, 313—328 (1919). Ref. Schmidts Jb. **334**, 136.

II. Psychophysiologie des Fliegens.

A. Übersichten und Verschiedenes.

BÉHAGUE, P. et J. BEYNE: Psycho-physiologie de l'aviateur. Contribution à l'étude des temps de réactions psychomotrices. Gaz. Hôp. **95**, 709—711 (1922).

BIRLEY, J. L.: Temperament and service flying. 47 p., 12⁰. London 1918. Med. Res. Comm., Rep. of the Air Med. Invest. Comm.

DEFONEY, C. G.: Psychological study made on candidates for training. U.S. nav. med. Bull. **29**, 191—204 (1931, Apr.).

— Second psychological study made on candidates for aviation training. U.S. nav. med. Bull. **31**, 103—111 (1933, Apr.).

v. DIRINGSHOFEN, H. u. B. BELONOSCHKIN: Über Blutdrucksteigerung infolge psychischer Erregung vorm Flug. Klin. Wschr. **1932 II**, 1465, 1466.

DOBROTVORSKIJ, H.: Aufgaben des psychophysiologischen Laboratoriums W.W.S. (russ.). Vestn. vosdušn. flota **1925**, Nr 7, 35.

DOCKERAY, F. C. and S. ISAACS: Psychological research in aviation in Italy, France, England, and the American Expeditionary Forces. J. comp. Psychol. (Baltimore) **1**, 115—148 (1921).

ELICES y GASSET, A.: Còmo funciona el organismo del aviador durante el vuelo. Arch. Méd., Cir. y Espec. **27**, V—VII (27. Aug. 1927).

FERRY, G.: Influence du vol en avion sur les pilotes ayant interrompu trop longtemps la pratique de l'aviation. L'utilité de l'entrainement périodique. 5. Congr. internat. Nav. aér. La Haye. Tome 2, p. 1279—1288 (1931). Ref. Ber. Physiol. **64**, 503.

FOG, J.: Die Psychologie des Fliegers (dän.). Ugeskr. Laeg. **2**, 280—289 (1921).

FOVEAU DE COURMELLES: Psychophysiologie de l'aviateur. Caducée **19**, 147—149 (1919).

v. FREY, M.: Physiologische Versuche über das Vibrationsgefühl. Z. Biol. **65**, 417—427 (1915).

HERTEL, H.: Ermittlung der größten aufbringbaren Steuerkräfte und der erreichbaren Geschwindigkeiten der Steuerbetätigung. Jb. D.V.L. **1930**, 101—110.

JACOBESCU: Psychologie des Fliegers (rum.). Aeronautica **1933**.

JOHNSON, H. M.: Resume of research in the psychology of aviation during the year 1919. Science (N.Y.), N. s. **51**, 449—452 (1920).

LÒPEZ, J. A.: Psychophysiologie des Fliegers (span.). Semana méd. **27**, No 2, 58—64 (1924). Ref. Ber. Physiol. **2**, 582.

McWALTER, J. C.: The physiology of the aviator. Med. Press (London), N. s. **106**, 133 (1918).

MÜLLER, E. A.: Die günstigste Anordnung im Sitzen betätigter Fußhebel. Arb.physiol. **9**, 125—137 (1936).

NEPPER, H.: Émotions et réactions psychomotrices dans l'aviation. Bull. Inst. gén. psychol. **17**, 5—19, 2 pl. (1917).

OVINGTON, E. L.: The psychic factor in aviation. J. amer. med. Assoc. **63**, 419 (1914).

PERRIN DE BRICHAMBAUT, P.: Le facteur «émotivité» chez le pilote aviateur. Rev. méd. Est (Nancy) **50**, 106—115 (1922). Ref. Ber. Physiol. **14**, 540.

PILLMORE, G. A.: The nervous element in aviation. U. S. nav. med. Bull. **13**, 458—478 (1919).

REID, G. H. and H. L. BURTON: Psychomotor responses in relation to flying. Proc. roy. Soc. Med. London **17**, War Sect., 43—53 (1923/24). Ref. Zbl. Hyg. **10**, 99.

REYMOND, E.: Les réflexes dans l'aviation. Bull. méd. (Paris) **25**, 975 (1911).

SCHNEIDER, E. C.: The human machine in aviation. Air med. Serv. (Washington) **5**, 1—6 (1923/24).

v. SCHRÖTTER, H.: Zur Psychologie und Pathologie des Feldfliegers. Wien. med. Wschr. **1919 I**, 589, 643, 688, 737, 842, 884, 938.

SESTINI, L.: Ricerche psico-fisiologiche ed uomo in volo. Ann. Med. nav. e colon. **1**, 29—38 (1926).

STEPHAN, J.: Über die Reaktionszeit bei plötzlicher Körperneigung. Z. Biol. **70**, 41—64 (1920).

STUCHLÍK, J.: Motorische Erregung und Sinnesverwirrung bei Fliegern (tschech.). Čas.lék.česk. **66**, 298—304 (18. Febr. 1927).

SUTHERLAND, G. A.: The psychology of flying. N. Y. med. J. **111**, Nr 10, 397—402 (1920). Ref. Ber. Physiol. **2**, 138.

SUTTON, D. G.: Psychology in aviation. U.S. nav. med. Bull. **28**, 5—13 (1930, Jan.).

TSCHERMAK-SEYSENEGG, A. v.: Das Flugzeug als Mittel sinnesphysiologischer Forschung. Acta aerophysiol. **1**, F. 2, 65—78 (1934).

THORNE, F. H. and C. F. SNELL: Some observations on the reaction time of student flyers. Mil. Surgeon (Washington) **56**, 145—152 (1925). Ref. Zbl. Hyg. **10**, 743.

VASALLO, B. M.: Die Furcht der Flieger (span.). Bol. Real. Aero Club de España **1921**, No 10.

WULFFTEN PALTHE, P. M. VAN: Organische und psychische Funktionen während des Fliegens (holl.). 118 p., 8⁰. Leiden: Doesburg 1921.

B. Sehorgan.

BERENS, C.: The eye in aviation. Mil. Surgeon (Washington) **52**, 35—48 (1923).

BEYNE, J.: La vision des pilotes. 1. Congr. internat. Séc. aér. Rapp. Tome 2, p. 11, Comm. IX. Paris 1930.

BLAAUW, E.: Visual requirements of military aviators. J. amer. med. Assoc. **68**, 1205 (1917). — Ophthalm. Rec. Chicago **26**, 323 (1917).

CAMPBELL, K.: Heterophoria with special reference to flying. Med. Press (Lond.), N. s. **107**, 25—27 (1919).

CANTONNET, A.: Les nécessités visuelles de l'aviateur. C. r. Soc. Biol. Paris **82**, 637—639 (1919).

CHASE, J. S.: Eyes in aviation. Colorado Med. **28**, 203—207 (1931, Mai).

CLEMENTS, E. C.: Visual problems in regard to flying and industrial fatigue from a service standpoint. Proc. roy. Soc. Med. London **19**, War Sect., 15—23 (1925/26).

COBB, P. W.: Dark adaptation with special reference to the problems of night flying. Psychol. Rev. (Princeton) **26**, 428—453 (1919). — Air Serv. Inform. Circ. (Washington) **1**, Nr 99, 27—38 (1920).

— A contribution to the study of dark adaptation. Air Serv. Inform. Circ. (Washington) **1**, Nr 99, 39—41 (1920); **5**, 14—25, 26—28 (1923). — Arch. of Ophthalm. **48**, 492—502. — Trans. amer. ophthalm. Soc. **17**, 249—260. Ref. Jber. Ophthalm. **46 II**, 34 (1918/19).

DEPÈNE, R.: Experimentelle Untersuchungen über den Einfluß seitlicher Blendung auf die zentrale Sehschärfe. Klin. Mbl. Augenheilk. **38**, 289, 390 (1901).

DEYO, B. V.: Monocular and binocular judgment of distance. Air Serv. Inform. Circ. Washington **4**, Nr 359, 28—30 (1922). — Amer. J. Ophthalm. **3**, 5, 343—347 (1922).

DUDLEY, W. H.: Perspective for aviators. Amer. J. Ophthalm. **2**, 3, 119—122 (1919).

FAGIN, R.: Eye requirements for aviators. J. Tenn. med. Assoc. (Nashville) **11**, 177—179 (1918/19).

FERREE, C. E. and GERTRUDE RAND: The speed of adjustment of the eye for clear seeing at different distances; a study of ocular functions with special reference to aviation. Amer. J. Psychol. 30, 40—61 (1919). — Psychol. Bull. (Princeton N. Y. a. Lancaster, Pa.) 16, 46 (1919).

FISHER, L. and E. R. LEWIS: Visual factors in equilibration, especially aviation. J. amer. med. Assoc. 70, 1625—1638 (1918).

FRANCIS, H. M.: Depth perception and visual acuity. J. aviat. Med. 4, 103—105 (1933, Sept.).

GOODALL, E. B.: The speed of accommodation. Air Serv. Inform. Circ. (Washington) 1, 63—69 (1920).

HALBEN: Die Augen der Luftfahrer. Jb. wiss. Ges. Flugtechn. Berlin 2, 158—168 (1914). — Med. Klin. 1914 I, 43, 88.

JACKSON, E.: Vision for equilibrium and orientation. Amer. J. Ophthalm. 16, 412—416 (1933).

JANAS, T.: Über Veränderung der Sehschärfe bei Fliegern nach Jagdflügen (poln.). Lek. Wojsk. 27, 738—741 (1936). Ref. Zbl. Ophthalm. 37, 210.

JANNIN, M.: Un mode nouveau de représentation des «vues». Aéronautique 1933, No 172, 214, 215.

JARMAN, B. L.: Monocular vision and other peculiar phases of flying as regards depth perception. J. aviat. Med. 3, 194—200 (1932, Dez.).

JONGBLOED, J.: Landing carried out by experienced aviator with the use of one eye only. Acta brev. néerl. Physiol. 5, 123—125 (1935). Ref. Ber. Physiol. 93, 395.

KNAPP, A.: Rôle of eyes in equilibration and orientation. Ann. of Otol. 25, 453 (1916).

KURZ, G.: Messung der Sicht vom Führersitz verschiedener Flugzeugmuster. Z. F. M. 22, 167—176 (1931).

LEBEDINSKY, A. V.: The colored lighting of the pilots cabin. Collect. of the works of scientific exper. Aero-Institute, Nr. 1. 1933. Ref. J. aviat. Med. 7, 47.

LIVINGSTON, P. C.: Heterophoria in aviation, its significance and its treatment. Trans. ophthalm. Soc. U. Kingd. 54, 337—359 (1934).

LOY, A. W.: Value of peripheral vision in depth perception as applied to aviation. U.S. nav. med. Bull. 28, 13—18 (1930, Jan.).

MCALESTER, A. W.: Balance of ocular muscles as related to flying. J. aviat. Med. 2, 218—226 (1931, Dez.).

MCWALTER, J. C.: The sense of projection in flying officers. Brit. med. J. 2, 672 (1917).

MEINERI, L. e C. TALENTI: Ulteriori ricerche col fotottometro herlitzka sul comportamento del visus in funzione dell'intensita luminosa per l'occhio adattato al buio. 5. Congr. internat. Nav. aér. La Haye 1930. Tome 2, p. 1550—1553. 1931.

PASTORE, F.: La percezione della profondità e i suoi fattori. 4. Congr. internat. Nav. aér. Rome 1927. Tome 4, p. 608—623; französisch: Tome 6, p. 518—534.

POL, W.: Remarques sur les modifications de l'acuité visuelle du personnel de navigation aérienne depuis 1927 jusqu'à 1932. Polski Przegl. Med. lotn. 3, Nr 3, 61—66 (1934). — (poln.) Lek. Wojsk. 24, Nr 8, 373—378 (1934). Ref. J. aviat. Med. 7, 51.

— Les résultats des études comparatives dans la recherche du strabisme latent (poln.-französische Zusammenfassung). Polski Przegl. Med. lotn. 4, Nr 4, 179—182 (1935).

— Zur Blendungsempfindlichkeit des Auges (poln.). Lek. Wojsk. 27, 730—734 (1936). Ref. Zbl. Hyg. 37, 623.

ROBERTSON, C. J.: Measurement of speed of adjustment of eye to near and far vision. U. S. nav. med. Bull. 32, 275—283 (1934). — Arch. of Ophthalm. 14, 82—89 (1935); 15, 423—434 (1936).

SCHUBERT, G.: Über die subjektive Erscheinungsweise der Horizontlinie und der Erdoberfläche beim Flug in großen Höhen, zugleich ein Beitrag zur Myosensorik der Augenmuskeln. Pflügers Arch. 222, 460—477 (1929).

— Eine praktisch bedeutsame optische Täuschung beim Flug in größeren Höhen. Z. Sinnesphysiol. 62, 326—331 (1932). Ref. Ber. Physiol. 67, 569.

SCHWICHTENBERG, A. H.: Studies of the field of binocular vision. J. aviat. Med. 6, 64—67 (1935).

— The effect of the present type of goggles on the normal field of binocular vision. J. aviat. Med. 6, 68—70 (1935).

SHADEE, J.: Les modifications de l'acuité visuelle chez les pilotes après les vols de chasse. Rev. Pol. Méd. aéronaut. 1936, No 1.

Spearman, C., A. R. Brailey (et al.): Discussion on visual requirements of aviators. Trans. ophthalm. Soc. U. Kingd. **39**, 28—56 (1919).

Sperry, E. A.: The hight intensity light in night aviation. Internat. Air Congr. London 1923, Rep. p. 816—821.

Talenti, C.: Influenza delle luci colorate sull'adattamento retinico. 4. Congr. internat. Nav. aér. Rome 1927. Tome 4, p. 645—657; französisch Tome 6, p. 556—568.

Thorne, F. H.: Review of depth perception. Mil. Surgeon **63**, 643—657 (1928, Nov.).
— A review of ocular muscle imbalance. Mil. Surgeon **66**, 175—205 (1930). Ref. Zbl. Ophthalm. **37**, 533.

Tschermak, A.: Physiologisch-optische Beobachtungen im Flugzeug und im Rotatorium. Forschgn u. Fortschr. **8**, H. 6, 72, 73 (1932).
— u. G. Schubert: Über Vertikalorientierung im Flugzeug und im Rotatorium. Pflügers. Arch. **228**, 234—257 (1931).

Vannas, Mauno: Über Heterophorie und Tiefenwahrnehmung. Acta ophthalm. (København) **13**, 181—191 (1935). Ref. Zbl. Neur. **80**, 277.

Velhagen, K. jun.: Das praktische Farbenerkennungsvermögen farbenuntüchtiger Personen für Signale des Luftverkehrs. Klin. Mbl. Augenheilk. **96**, 442—448 (1936). Ref. Dtsch. Mil.arzt **2**, 344.
— Zur Frage der Neophangläser. Klin. Mbl. Augenheilk. **94**, 593—596 (1935).
— Weitere Untersuchungen über die Brauchbarkeit der Neophangläser bei angeborener Farbenuntüchtigkeit. Klin. Mbl. Augenheilk. **96**, 660 (1936).
— Sehorgan und Luftfahrt. Dtsch. Mil.arzt **1**, H. 5, 207—211 (1936).
— Zur Frage der Farbentüchtigkeit im Luftverkehr. Luftfahrtmed. Abh. **1**, 127—134 (1936).

Višnevskij, N.: Über rationelle Beleuchtung der Flugzeugkabine bei Nachtflügen (russ.). Vojenno-san. Djelo **1932**, Nr 3, 43—53.

Višnevskij, N. A. u. B. A. Cyrlin: Zur Physiologie des Sehens bei nächtlichen Hochflügen (russ.). Vojenno-san. Djelo **1936**, Nr 2/3, 58—64. Ref. Ber. Physiol. **94**, 461.

Wilmer, W. H.: The eye and aviation. Arch. of Neur. (Chicago) **1**, 162—166 (1919).
— and C. Berens: The eye in aviation. Aviation medicine in the A.E.F. War Department Washington Documents Nr 1004, pp. 183, 184.

Worms, G. and J. Beyne: La vision nocturne. Ses élements d'appréciation chez l'homme et sa portée chez l'aviateur. Bull. Soc. franç. Ophthalm. **41**, 85—103 (1928).

Zajončkovski, M. U.: Die Wirkung der minimalen Helligkeit der Beleuchtung von Flugzeugkabinen auf die Kurve der Dunkeladaptation (russ.). Vrač. Gaz. **33**, 2793—2798 (31. Dez. 1929).

Zimkin, N. W. i A. V. Lebedinskij: Physiologische Erfordernisse für die Beleuchtung der Fliegerkabine während der Nachtflüge. Vopr. med. obespeč. vozdušn. flota (Leningrad) **1934**, 182—197.

C. Gehör.

v. Diringshofen, H.: Die Bedeutung der Gehörs- und Beschleunigungswahrnehmungen beim Segelfliegen. Segelflieger **8**, Nr 3, 7, 8 (1931). Ref. Z. M. L. **1933**, 259.

Ear: Great Britain. Reports of the Air Medical Investigation Committee. IX. The — in relation to certain disabilities in flying. 51 S., 8°. London: Darwin & Co. 1919.

Fenton, R. A.: Otolaryngologic aspects of commercial aviation. Ann. of Otol. **40**, 1070 to 1075 (1931, Dez.). — Trans. amer. Acad. Ophthalm. a. Otol. **36**, 351 (1931).

Fisher, L.: The practical value of ear studies. Med. Rec. (N. Y.) **95**, 210 (1919).

Foges, G.: Das Gehörorgan des Fliegers und seine Bedeutung für die Sicherheit des Flugbetriebes. Arch. Gewerbepath. **6**, Nr 2, 197—221 (1935). Ref. Ber. Physiol. **95**, 359.

Jaques, M.: L'oreille chez les aviateurs. C. r. Soc. Méd. Nancy, 16. März 1915.

Jones, I. H.: The ear and aviation. J. amer. med. Assoc. **69**, 1607—1609 (1917). — Volta Rev. (Washington) **19**, 710—715 (1917).

Katzenstein, J.: Sprachliche Verständigung zwischen Flugzeugführer und Flugzeugbeobachter. Berl. klin. Wschr. **1920 I**, 20.

Lacroix, P.: Ear reactions in aviation. Bull. Acad. Méd. Paris, III. s. **77**, 94—97 (1917).

Lewis, E. R.: The ear and aviation. Arch. of Neur. (Chicago) **1**, 167—171 (1919).

LYMAN, H. W.: The ear and the aviator. Med. Rec. (N. Y.) **95**, 211 (1919).
TANTURRI: L'apparato uditivo negli aviatori. Gazz. Osp. **39**, 55—58 (1918).
ULRICH, K.: Gehör und Motorflugzeugführung. Vortr.ber. Schweiz. med. Wschr. **1933 I**, 734—740.
ZANGE: Die Bedeutung der Nase bei der Fliegertätigkeit (Aussprache). Zbl. Hals- usw. Heilk. **25**, 708—714 (1935/36).

D. Gleichgewichtssystem, Raumorientierung u. a.

ACCORINTI, V.: L'importanza del senso di movimento rotatorio in aviazione. Esperienze sui sordomuti. 4. Congr. internat. Nav. aér. Roma, Okt. 1927. Tome 4, p. 405—409; französisch Tome 6, p. 347—352.
ARCHANGELSKIJ, A.: Zur Frage nach der Bedeutung des Vestibularapparats in der Luftfahrt (russ.). Vojenno-san. Djelo **1934**, Nr 2, 38.
ARNDTS, F.: Ein Beitrag zur Frage nach den der Lagewahrnehmung dienenden Sinnesfunktionen. Z. Biol. **82**, 131—152 (1924).
ARSLAN, K. u. K. GRAHE: Über Nachwirkungen starker Progressivbeschleunigungen. II. Experimentelle Untersuchungen. Arch. Ohr- usw. Heilk. **128**, 288—306 (1931).
AUBERT, H.: Physiologische Studien über die Orientierung. 122 S., 8⁰. Tübingen 1888.
BACKHAUS, E.: Über den Einfluß der Kopfhaltung bei einem besonderen Fall der Lageempfindung. Z. Biol. **70**, 65—94 (1919).
BARD, L.: De l'orientation latérale sensorielle auditive et gyrative. J. Physiol. et Path. gén. **19**, 216—225 (1921).
BECHTEREV, V.: Über die Bedeutung der Gleichgewichtsorgane bei der Entwicklung unseres Raumbildes (russ.). Nevr. Vestn. (Kasan) **3**, Nr 4, 107—154 (1895).
BONNIER, P.: Recherches sur la compensation labyrinthique en ballon. C. r. Soc. Biol. Paris **1901**, 1034—1037.
— La question de l'orientation lointaine. Rev. Sci. (Paris), II. s. **5**, 837—839 (1904).
BRABANT, V. G.: Nouvelles recherches sur le nystagmus et le sens de l'équilibre. Arch. méd. belges **74**, 257—324 (1921).
BRAMMER, G.: The static equilibrium of airplane pilots. J. comp. Psychol. (Baltimore) **1925**, 345—364.
BURTT, H. E.: The perception of slight changes of equilibrium, with especial reference to problems of aviation. J. appl. Psychol. (Worcester) **2**, 101—115 (1918).
BUYS, E.: Contribution à l'étude du nystagmus oculaire de la rotation chez l'homme. Rev. d'Oto-Neuro-Ocul. **2**, 641, 721 (1924); **3**, 10, 105, 2 pl. (1925).
CASELLA: Alcune osservazioni sulle reazioni vestibolari nei piloti d'aviazione. Atti 21. Congr. Soc. ital. Otol. Venezzia (1925).
CLAPARÈDE, E.: L'orientation lointaine. Rev. Sci. (Paris), IV. s. **20**, 18—20 (1903). — J. de Psychol. 18, 210—228 (1921).
— A propos du soi-disant sens des altitudes. Nouv. iconogr. Salpêtrière (Paris) **16**, 42—59 (1903).
CULBERTSON, L. R.: What is cause of defective orientation or equilibration in aviation. Ann. of Otol. **27**, 187 (1918).
v. CYON, E.: Ohrlabyrinth, Raumsinn und Orientierung. Pflügers Arch. **79**, 211—302 (1900).
DIENTSBACH, C.: The flying sensation, could it be realized? Scient. Amer. (N.Y.) **114**, 667 (1916).
v. DIRINGSHOFEN, H.: Die Bedeutung der Gehörs- und Beschleunigungswahrnehmungen beim Segelfliegen. Segelflieger 8, Nr 3, 7,8 (1931). Ref. Z. M. L. **1933**, 259.
DUCLUZAUX, M.: Labyrinthite et aviation. Arch. Méd. mil. **77**, No 4, 536 (1922).
DUEL, A. B.: Orientation and equilibration. Ann. of Otol. (St. Louis) **25**, 472—483 (1916).
EVERLING, E.: Das Gleichgewichtsorgan als Wendezeiger. Z. Flugtechn. u. Motorluftsch. **23**, Nr 12, 342 (1932).
— Messen von Drehgeschwindigkeiten durch das Gleichgewichtsorgan. Acta aerophysiol. **1**, F. 2, 30—40 (1934).
FAELLI, C.: Il senso muscolare nei piloti degli aeroplani. Med. ital. **11**, 194—217 (1930, Apr.).
FAENZI, A.: Il senso muscolare in rapporto all'attitudine al pilottaggio. Riv. aeronaut. Roma **1**, No 1, 69—85 (1929).

FERRIO, C.: Acrofobia e «vertigine delle altezze». Considerazioni sull'orientamento spaziale e sulle vertigini in genere. Note Psichiatr. **18**, 79—154 (1930, Jan.—April).

FERRY, G.: Le sens musculaire chez l'aviateur. Nécessité de son intégrité absolue pour l'équilibration dans l'espace. 4. Congr. internat. Nav. aér. Rome **4**, 533 (1927, Okt.).

FISCHER, M. H.: Über Gleichgewicht und Gleichgewichtsstörungen. Zbl. Ophthalm. **17**, 209—233 (1927).

— Die Regulationsfunktionen des menschlichen Labyrinths. Erg. Physiol. **27**, 209—379 (1928).

FISHER, L. and H. W. LYMAN: The ear in stunt-flying. J. amer. med. Assoc. **71**, 1977—1980 (1918).

FORSTER, E.: Der Gleichgewichtssinn des Fliegers. Z. Flugtechn. u. Motorluftsch. **1918**, H. 1/2, 6—8.

— Erfahrungen über normale und krankhafte Erscheinungen beim Fluge des Menschen, insbesondere über die Erhaltung des Gleichgewichts. 47 S., 8⁰. Breslau 1920.

FRANÇOIS, M., I. MEYERSON et H. PIÉRON: Du temps de latence des réactions d'équilibration aux brusques accélerations longitudinales. C. r. Acad. Sci. Paris **181**, 1181—1183 (1925).

FRENZEL, H.: Funktionen des Vestibularapparates in ihrer Bedeutung für das Fliegen. Luftfahrtmed. Abh. **1**, 86—108 (1936).

FRIDENBERG, P.: Visual factors in equilibration especially aviation. J. amer. med. Assoc. **70**, 991 (1918).

GALEONE, CL.: Il comportamento dei riflessi labirintici nei piloti aviatori. 5. Congr. internat. Nav. aér. La Haye 1931. Tome 2, p. 1339—1360. Ref. Ber. Physiol. **64**, 551.

GARTEN, S.: Die Bedeutung unserer Sinne für die Orientierung im Luftraume. Leipzig: Wilhelm Engelmann 1917.

— Über die Grundlagen unserer Orientierung im Raume. Abh. sächs. Akad. Wiss., Math.-physik. Kl. **36**, 433—508 (1920).

GEMELLI, A.: L'orientazione lontana nel volo in aeroplano. Aerotecnica **13**, 1294—1323 (1933). Ref. Ber. Physiol. **78**, 622. — Riv. Psicol. **29**, 297—325 (1933).

— G. TESSIER ed A. GALLI: La percezione della posizione del nostro corpo e dei suoi spostamenti. Contributo alla psicofisiologia dell'aviatore. Arch. Psicol. ital. **1**, 107—182 (1920). Ref. Ber. Physiol. **7**, 86.

GRAHE, K.: Die Funktion des Bogengangsapparates und der Statolithen beim Menschen. Handbuch der normalen und pathologischen Physiologie, Bd. 2 (1), S. 909—984. 1926.

GRIFFITH, C. R.: Vestibular sensations and mechanism of balance. Psychol. Bull. **26**, 549—565 (1929).

DE HAAN, P.: Die Bedeutung des Gleichgewichtssinns für den Flieger (holl). Nederl. Tijdschr. Geneesk. **1**, 463—466 (22. Jan. 1927).

HEAD, H.: The sense of stability and balance in the air. The medical problems of flying. Med. Res. Comm. Spez. Rep. London: His. Maj. St. Off. 1919. Vol. 28, Nr 53, p. 214 to 256. 1920.

HORN, H: The rôle of the labyrinth in flying efficiency. A study of 768 cases at the 3rd aviation instruction center Issoudun France. A. E. F. Ann. of Otol. **38**, 381—420 (1919).

JACOBESCU: Gibt es einen Flugsinn und einen Orientierungssinn? (rum.). Aeronautica **1933**.

JONES, I. H.: Equilibrium and Vertigo. 459 p., 8⁰. Philadelphia a. London: J. B. Lippincott & Co. 1918.

— Aviation problems with special reference to the internal ear and the cerebellum. J. nerv. Dis. (N.Y.) **49**, 227—233 (1919).

— J. R. HUNT and E. R. LEWIS: Aviation problems with special reference to the internal ear and the cerebellum. N.Y. med. J. a. med. Rec. **109**, 83—86 (1919).

KANTOROVIČ, J. A.: Ergebnis der Anwendung von Gymnastik zur Ausbildung der Gleichgewichtsorgane der Flieger (russ.). Vojenno-san. Djelo **1935**, Nr 3, 29.

KLEINKNECHT, F.: Ein weiterer Beitrag zur Frage des Übungseinflusses und der Übungsfestigkeit am Neigungsstuhl. Z. Biol. **77**, 11—28 (1922).

— u. W. LUEG: Weitere Untersuchungen über Lage-Gedächtnis und -Empfindung am Neigungsstuhl. Z. Biol. **81**, 22—36 (1924).

KULIKOVSKIJ, G.: Vestibularübungen der Flieger (russ.). Vojenno-san Djelo **1935**, Nr 3, 21—29.

LEIRI, F.: Über die Bedeutung des Vestibularapparats bei der Aviation. Z. Hals- usw.
    Heilk. **17**, 381—391 (22. Febr. 1927). — Finska Läk.sällsk. Hdl. **68**, 848—860 (1926)
    (schwed.). Ref. Ber. Physiol. **40**, 275.
— Über den Schwindel. I. Z. Hals- usw. Heilk. **17**, 392—402 (1927).
— Über den Schwindel. II. Z. Hals- usw. Heilk. **19**, 139—162 (1927).
LEWIS, E. R.: Visual factors in equilibration, especially aviation. J. amer. med. Assoc.
    70, 1626—1628 (1918).
— Studies of the ear as a motion sensing organ. Ann. of Otol. **28**, 10—28 (1919).
— and H. HORN: Medical studies on the "feel of the airship". Deaf mutes and normals.
    The Laryngoscope **29**, 65—81 (1919).
LONGSTRETH, C. M.: Maintenance of equilibrium. U. S. nav. med. Bull. **27**, 1—9 (1929, Jan.).
LYMAN, H. W.: Vertigo and aviation. The Laryngoscope **29**, 613 (1919). — Trans. amer.
    laryng., rhin. a. otol. Soc. (N.Y.) **25**, 150—156 (1919).
MACCURDY, J. T.: Disorientation and vertigo, with special reference to aviation. Brit. J.
    Psychol. **25**, 42—54 (1934).
MACH, E.: Grundlinien der Lehre von den Bewegungen. 128 S., 8⁰. Leipzig: Wilhelm
    Engelmann 1875.
MAGNUS, R.: Körperstellung. 740 S., 8⁰. Berlin: Julius Springer 1924.
MALASSEZ, J.: De la perception des accélérations angulaires dans le maintien de l'équilibre
    et d'une forme particulière de vertige de rotation. Bull. Soc. Philomat. Paris **19**, 37—55
    (1930).
MANN, W. L.: Seventh sense (vestibular or balance sense) in aviation. Mil. Surgeon **65**,
    1—23 (1929, Juli).
MURRAY, W. R.: The vestibular apparatus and its relation to aviation. J.-Lancet (Minneap.)
    38, 155—158 (1918).
NOLTENIUS, F.: Raumbild und Fallgefühl im Fluge. Arch. Ohr- usw. Heilk. **108**, 107—126
    (1921).
— Flug und Otolithenorgan. Z. Hals- usw. Heilk. **19**, 300—309 (1927). Ref. Ber. Physiol.
    44, 571.
— Zur Psychophysik des Vestibularapparates. Arch. Ohren-Nasen-Kehlkopfkrkh. **116**,
    210—216 (1927).
O'REILLY, B. and W. G. MACKECHNIE: Aerial equilibration and orientation. Canad. Med.
    monthly **5**, 316—332 (1920).
ORIENTIERUNG, Optische. Vgl. auch B. Gesichtssinn.
PARODI, F.: La valutazione del senso muscolare sugli aviatori. 4. Congr. internat. Nav.
    aér. Rome 1927. Tome 4, p. 605—607; französisch: Tome 6, p. 515—517.
POPPEN, J. R.: Aerial equilibration. J. aviat. Med. **5**, 96—106 (1934).
QUIX, F. H.: Le rôle de l'organe vestibulaire dans l'aviation. 5. Congr. internat. Nav.
    aér. La Haye. Tome 2, p. 1290—1326 (1931). Ref. Ber. Physiol. **64**, 551.
RADL, E.: Über einige Analogien zwischen der optischen und statischen Orientierung.
    Arch. f. (Anat. u.) Physiol. **1905**, 279—296.
RANKEN, D.: The labyrinthine reactions of experienced aviators. Brit. med. J. **1920 I**,
    Nr 3104, 860—862. Ref. Ber. Physiol. **5**, 100.
v. ROSSEM, A.: Gewaarwordingen en reflexen, opgewekt van uit de halfcirkelvormige
    kanalen. Onderz. physiol. Lab. Utrecht **9**, 151—296 (1908).
RUGGLES, W. G.: Education of the vestibular sense. The Laryngoscope **31**, 6—11 (1921).
SCHAARE, M.: Vergleichende Untersuchungen an Frauen über Lageempfindung im Raume
    (horizontale Sitzlage) und etwaige Veränderungen derselben im Verlauf des mensuellen
    Zyklus. Z. Geburtsh. **97**, 235—256 (1930).
SCHUBERT, G.: Labyrinthreizung durch Zusatzbeschleunigung bei Einwirkung von Zentri-
    fugalkraft. Pflügers Arch. **233**, 537—548 (1933).
— Reagiert das menschliche Bogengangssystem auf geradlinige Beschleunigung? Z. Hals-
    usw. Heilk. **39**, 470—476 (1936). Ref. Ber. Physiol. **95**, 87.
SCOTT, V. T.: The flying sense. Mil. Surgeon (Washington) **57**, 265—267 (1925). Ref.
    Ber. Physiol. **34**, 230.
ŠILOV, K. L.: Training der Vestibularfunktion bei Fliegern (russ.). Vestn. soviet. otorinolar.
    26, 1—22 (1933). — Voj. med. J. Moskau 4, 141—150 (1933).
— Zur Frage der Rolle und Bedeutung des Vestibularapparates beim Fliegen (russ.). Sibir.
    Tr. sekc. aviamed. „Aeroint." **1933**, Nr 1, 34—56.

Slobodskaja, D. F.: Über den Zusammenhang zwischen dem Zustand des Vestibularapparats und dem Flugerfolg der Flugschüler (russ.). Vojenno-san. Djelo **1933**, Nr 8, 39—42.

Sulze, W.: Neuere Untersuchungen über die Orientierung des Menschen im Raume. Naturwiss. **1920**, 788—794.

van Wulfften Palthe, P. M.: Function of the deeper sensibility and of the vestibular organs in flying. Acta oto-laryng. (Stockholm) 4, 415—449 (1922).

E. Blindfliegen.

Apostol, Od.: Biologisch-physiologische Betrachtungen über den Nachtflug (rum.). Aeronautica 8, 1, 2 (1933).

Apostol u. Cristescu: Physiopsychologische Betrachtungen über das Blindfliegen (rum.). Aeronautica **1936**.

Archangelskij, A.: Psychophysiologische Aufgaben bei der Schulung des Blindfliegens (russ.). Vojenno-san. Djelo **1935**, Nr 9—10, 86—89.

Bauer, L. H.: Symposion on blind flying. J. aviat Med. 1, 127—132 (1930).

Crane, C. J. und W. C. Ocker: Flight integrator. J. aviat. Med. 1, 150—153 (1930, Sept.).

Crocco, A.: Le vol aux instruments. Rev. de l'armée de l'air **1936**, No 87, 1085—1087.

Everling, E.: Neue Möglichkeiten des Nebelfluges. VDI-Nachr. **12**, Nr 14, 3 (1932). Ref. Z. M. L. **1932**, 296.

Hunter, R. T.: Cultivating the balance sense; a prelude to cloud flying. The Laryngoscope 31, 229—233 (1921). — Air med. Serv. (Washington) 1, 79 (1920).

Jones, J. H.: Blind flying. J. aviat. Med. 5, 137—144 (1934).

— and W. C. Ocker: Flying blind; a study in the physiology of the VIIIth nerve. The Laryngoscope 45, 405—420 (1935). Ref. Ber. Physiol. 91, 182.

Liebig, F. G.: Über unsere Orientierung im Raume bei Ausschluß der Augen. Z. Sinnesphysiol. 64, 251—282 (1933).

Ocker, W. C.: Blind flying. J. aviat. Med. 1, 132—150 (1930).

— and C. J. Crane: Blind flight in theory and practice. San Antonio, Texas: Naylor Printing Co. 1932. Ref. J. aviat. Med. 4, 114 (1933).

Popov, A.: Auswahl und Trainieren auf der Erde für „Blindflüge" (russ.). Vojenno-san. Djelo **1936**, Nr 2/3, 64—69. Ref. Ber. Physiol. **95**, 87.

Poppen, J. R.: Equilibratory functions in instrument flying. J. aviat. Med. 7, 148—160 (1936).

Šilov, K. L.: Über den Vestibulartest der Flieger für das Blindfliegen (russ.). Vopr. med. obespeč. vosdušn. flota (Leningrad) **1934**, 167—181.

Stark, H. C.: Instrument flying. 1934.

Zaiončkovskij, M. und E. Kogan: Das Blindfliegen (russ.). Vojenno-san. Djelo **1935**, Nr 12, 56—58.

Anhang: Flug durch Muskelkraft.

Everling, E.: Menschenkraftflug. Luftwiss. 1, 35—38 (1934).

Helmholtz, H. v.: Über ein Theorem geometrisch ähnliche Bewegungen flüssiger Körper betreffend, nebst Anwendung auf das Problem, Luftballons zu lenken. Mber. kgl. preuß. Akad. Wiss. **1873**, 501—514. — Helmholtz' Wiss. Abh. 1, 158—171 (1882).

Lippisch, A: Fliegen mit Menschenkraft. Segelflieger 8, No 11, 3 (1933).

Mises: Segelflug und Ähnlichkeitsgesetz. Z. angew. Math. u. Mech. 3, 64—67 (1923).

Mises, R.: Fluglehre, 5. Aufl. Berlin: Julius Springer 1936. Darin S. 92—96: Fliegen aus eigener Kraft.

Müller, E. A.: Die günstigste Arbeitsgeschwindigkeit im Muskelkraftflugzeug. Luftfahrtmed. Abh. 1, 116—118 (1936).

Schmeidler, W.: Über die Möglichkeit des Menschenfluges durch eigene Kraft. Naturwiss. 24, H. 34, 536—539 (1936).

Schulze, H. G. u. W. Stiasny: Flug durch Muskelkraft. 223 S., 8°. Frankfurt a. M.: F. Knapp 1936.

III. Höhenforschung.

A. Luftdruck.

Unterdruck.

1. Wirkungen.

a) Übersichten und Verschiedenes.

Bis Ende 1909.

ACADÉMIE DES SCIENCES: Expérience du vuide. Histoire Acad. Sci. Paris, Tome 1, p. 45. 1668. — Coll. Acad. part. franç. Tome 1, p. 25.

ACOSTA, JOSÉ DE: Historia Natural y Moral de las Indias. Sevilla 1590. Ital. Übersetzung Venetia MDXCVI; franz. Übersetzung R. R. Cauxois, Paris 1600.

AGGAZZOTTI, A.: Expériences faites sur un orang-outan avec la raréfaction de l'air. 1. Note. Arch. ital. de Biol. (Turin) 44, 39—48 (1905/06). Ref. Schmidts Jb. 291, 38.

— Action de l'oxygène dans le malaise produit par la raréfaction de l'air. 2. Note. Arch. ital. de Biol. (Turin) 44, 137—149 (1905/06).

— Action de l'anhydride carbonique dans le malaise produit par la raréfaction de l'air. 3. Note. Arch. ital. de Biol. (Turin) 44, 150—159 (1905). Ref. Zbl. Physiol. 19, 875.

— Action simultanée de l'oxygène dans le malaise produit par la raréfaction de l'air. 4. Note. Arch. ital. de Biol. (Turin) 44, 331—342 (1905). — Italienisch: R. Accad. Lincei, V. s., Vol. 14, 2. Sem., p. 94. 1905. Ref. Zbl. Physiol. 20, 85.

ARON, E.: Zur Ursache der Einwirkung verdichteter und verdünnter Luft auf den Tierkörper. Z. klin. Med. 42, 50—57 (1900). — Arch. f. path. Anat. 170, 264—284 (1902). Ref. Zbl. Physiol. 16, 460.

— Die Bedeutung der Darmgase für den Tierkörper in verdichteter und verdünnter Luft. Berl. klin. Wschr. 1904 I, 789.

ASCHOFF, L.: Der Luftdruck als Krankheitsursache. Handbuch der allgemeinen Pathologie, Bd. 1, S. 190—197. Leipzig 1908.

BERNHUBER, K.: Über die Wirkungen und Veränderungen, welche das Höhenklima im menschlichen Organismus hervorbringt. Friedreichs Bl. 46, 171, 254, 335 (1896).

BERSON, A. u. R. SÜRING: Ein Ballonaufstieg bis 10500 m. Dtsch. Ztg Luftsch. 5, 117—119 (1901, Okt.).

— — Die Hochfahrten vom 11. und 31. Juli 1901. Exp. d. Arb. vom aerodynam. Observ. in den Jahren 1900 und 1901 und „Erlebnisse und Ergebnisse von Ballonhochfahrten". Schr. naturforsch. Ges. Danzig 10, H. 6. Berlin u. Wien 1914.

BERT, P.: Recherches expérimentales sur l'influence que les changements dans la pression barométrique exercent sur les phénomènes de la vie. C. r. Acad. Sci. Paris 73—78 (1871—74). Ref. Schmidts Jb. 163, 78.

— La pression de l'air et les êtres vivants. Rev. Sci. (Paris), II. s., 6, 49—55 (1876).

— La pression barométrique. 1168 p., 8°. Paris: Masson & Cie. 1878. (Reiche Literaturangaben.)

BOYLE, ROBERT: Tractatus nova experimenta a pneumatica respirationem spectantia. Tile XI. Experim. 5, p. 238—240. London 1672. Experimentum digressium circa respirationem in perquam excelsis montanibus.

— The works of the Hon. — Trans. by Richard Boulton. Vol. 2. London 1700.

CAFFE: Sur les causes de quelques phénomènes physiologiques éprouvées dans les ascensions sur les montagnes les plus élevées. 12°. Paris 1844. Aus: J. conn. Méd.-prat. (Paris) 1844.

CAPUS, G.: Les effets de l'altitude sur les hauts plateaux du Thibet. Rev. Sci. (Paris) 41, 780—786 (1888). Ref. Zbl. Physiol. 2, 379.

CASPARI, W.: Eine Expedition zur Erforschung der physiologischen Wirkungen des Hochgebirges. Dtsch. med. Wschr. 1902 I, 101, 154.

— Beobachtungen über Elektrizitätszerstreuung in verschiedenen Bergeshöhen. Physik. Z. 3, 521—525 (1902).

CASTEL: Sur la cause des phénomènes physiologiques que l'on trouve quand on s'élève à une certaine hauteur dans les montagnes. C. r. Acad. Sci. Paris **20**, 1501 (1845).

CHABERT, E.: Contribution à l'étude des influences du milieu dans les phénomènes de la vie. Des accidents qu'on observe dans les hautes ascensions aérostatiques et des effets de l'altitude sur les habitants des montagnes. 8°. Paris 1875.

CHARLES: Second mémoire de M. — sur l'aérostatique. 1784. Zit. bei P. BERT. Pression barométrique, S. 180.

CIGNA, J. FR.: Sur la cause de l'extinction de la flamme et de la mort des animaux dans un air fermé. Soc. roy. Sci. Turin, Tome 2, p. 168, 1760/61. — Coll. Acad. part. étrg., Tome 13, p. 158—184 (1779).

CLANNY, W. R.: Physiological and therapeutic effects of the compression and rarefaction of air on the human body. Lancet **1836 II**, 359—363.

CLOQUET, H.: Notes sur les effets physiologiques de la raréfaction de l'air à de grandes hauteurs. N. J. Méd., Chir. et Pharm. (Paris) **14**, 193—198 (1822). — Bull. Sci. Soc. philomat. Paris **1822**, 120—122.

CROCÉ-SPINELLI, J. et SIVEL: Ascension scientifique à grande hauteur, exécutée le 22 Mars 1874. C. r. Acad. Sci. Paris **78**, 946—950 (1874). — L'Aéronaute **7**, No 5, 145—154 (1874).

CROUZON, O.: Recherches physiologiques en ballon à grande altitude. Rapp. à la comm. de l'Aéro-Club. Aérophile Oct. **1908**, 389—392.

— et J. SOUBIES: Un cas de mal en ballon. Recherches sur la théorie de l'acapnie. C. r. Soc. Biol. Paris **65**, 205 (1908).

DARWIN, D.: Experiments on animal fluids in the exhausted receiver. Philos. Trans. roy. Soc. Lond. **64**, 344—349 (1774).

DRASCHE, A.: Über die Erkrankungen der Ballonfahrer, Bergsteiger, Caissonarbeiter und hygienische Maßnahmen gegen dieselben. Österr. San.wes. **1896**, Beilage zu Nr 15, 47—70.

DROSDOFF: Über die Wirkung der Einatmung von verdichteter und verdünnter Luft. Zbl. med. Wiss. **13**, 773, 785 (1875).

DUMAS, A.: Études de quelques-unes des variations que l'altitude fait subir à l'air ambiant et de l'influence de ces variations sur l'homme. 34 S., 4°. Paris 1866.

DURIG, A., H. REICHEL u. a.: Physiologische Ergebnisse der im Jahr 1906 durchgeführten Monte-Rosa-Expedition. Denkschr. Wien. Akad. Wiss., Math-naturwiss. Kl. **86**, 1—481 (1909). Ref. Zbl. Physiol. **23**, 726; **24**, 1239.

— u. N. ZUNTZ: Beiträge zur Physiologie des Menschen im Hochgebirge. Arch. f. (Anat. u.) Physiol. **1904**, Suppl., 417—456. — Turin: Bona 1904.

FANO, U.: L'istituto scientifico internazionale «A. Mosso» al Monte Rosa. Osp. magg., Riv. sci.-prat. Milano **3**, 378—380 (1908).

FINDLATER-ZANGGER, TH.: On the danger of high altitude for patients affected with arteriosclerosis. Lancet, 17. Jan. **1899 I**, 1628. Ref. Schmidts Jb. **268**, 251.

FLEMING, G.: De l'influence de la pression atmosphérique et de l'altitude sur la santé et les maladies de l'homme et des animaux. Trad. de l'anglais par Ringuet. 89 p., 8°. Périgueux: Imp. Dupont & Co. 1869. Ref. Schmidts Jb. **164**, 81.

FOVEAU DE COURMELLES: Une nouvelle théorie du mal des montagnes. Assoc. franç. pour avanc. sci. C. r. 1897. Tome 26, pt. 1, p. 383, pt. 2, p. 811. Paris 1898.

FRÄNKEL, A. u. J. GEPPERT: Über die Wirkungen der verdünnten Luft auf den Organismus. 112 S., 8°. Berlin: August Hirschwald 1883. Ref. Schmidts Jb. **198**, 210.

FRIEDLÄNDER, C. u. E. HERTER: Über die Wirkung des Sauerstoffmangels auf den tierischen Organismus. Z. physiol. Chem. **3**, 19—52 (1879). Ref. Zbl. med. Wiss. **1879**, 949.

GAY-LUSSAC et BIOT: Extrait de la relation d'un voyage aérostatique. J. Physique, Chim. et d'Hist. natur. Paris **59**, Mesidor an XII, 314—320 (1804).

GIRAUD-TEULON, F.: Mémoire sur la pression atmosphérique dans ses rapports avec l'organisme vivant. C. r. Acad. Sci. Paris **44**, 233—236 (1857).

GLAISHER, I.: Notes of effects experienced during recent balloon ascents. Lancet **1862 II**, 559. Ref. Schmidts Jb. **119**, 388.

— An account of meteorological and physical observations in eight balloon ascents. Rep. Brit. Assoc. for the Adv. of Sci. London **1862**, 376—387.

— FLAMMARION, W. DE FONVIELLE and G. TISSANDIER: Voyages aériens. Paris 1870.

— — — — Travels in the Air, 2nd Ed. London: Benthley 1871.

GORBATSCHEV, P. K.: Zur Frage über den Einfluß der Bergbesteigung auf Blutdruck, Körpertemperatur, Puls, Atem, Verluste durch Haut- und Lungenperspiration und Nahrungsmenge. Österr.-ung. Zbl. med. Wiss. Wien 2, 1 (1891). — Desgl. russisch. 8⁰. St. Petersburg 1892.

GROSS u. BERSON: Die Hochfahrt des „Phönix" am 11. Mai 1894. Z. Luftsch. u. Physik d. Atm. 13, 199—205 (1894).

GUGLIELMINETTI, G.: Le mal des altitudes et le mal des montagnes comparé au mal de ballon; observations faites pendant treize jours au sommet du Mont Blanc. Progrès méd. Paris, III. s. 13, 49, 73 (1901). Ref. Schmidts Jb. 272, 39.

— Le mal des altitudes, observations faites en ballon; effets physiologiques de l'altitude sur l'organisme humain. Progrès méd. Paris, III. s. 17, 49—55 (1903).

HALLÉ et NYSTEN: Air. Dict. Sci. méd., Tome 1, p. 247, 248. Paris 1812.

HALLER, A. v.: Elementa physiologiae corporis humani. Göttingen 1766.

HAMBURGER, H. J.: Der Einfluß großer Höhen auf den menschlichen Organismus (holl.). 52 p., 8⁰. Groningen: Scholtens & Zoon 1907.

HELLER, R., W. MAGER u. H. v. SCHRÖTTER: Luftdruckerkrankungen. 1230 S., 4⁰. Wien: Alfred Hölder 1900. Darin S. 1—164. Reichhaltiges Schriftenverzeichnis S. 1159.

HILL, L.: The effect on life of lessening the barometric pressure. Recent advances Physiol. a. Biochem., p. 210—232. New York: Longmans, Green u. Co. 1906.

HOWARTH, O. H.: On human life at extreme altitudes. Rep. Brit. Assoc. Adv. Sci. London 1898. 68, 1010 (1899).

HUMBOLDT, A. v.: Über zwei Versuche den Chimborazo zu besteigen. Jahrbuch für 1837 von H. C. SCHUMACHER, S. 176—206. — Ann. Chem. u. Physik 68, 401 (1838).

HUYGHENS and PAPIN: Some experiments touching animals, made in the air-pump. Philos. Trans. roy. Soc. Lond. 10, 542, 543 (1675). — Französ. in Collect Acad. part. étrg. 6, 145—155.

JACOBJ, C.: Zur Frage der mechanischen Wirkungen der Luftdruckerniedrigung auf den Organismus. Dtsch. med. Wschr. 1907 I, 17—20.

JAQUET, A.: Über die physiologische Wirkung des Höhenklimas. 74 p., 4⁰. Basel: Reinhardt 1904.

JOURDANET, D.: Influence de la pression de l'air sur la vie de l'homme; climats d'altitude et climats de montagne. Paris 1875, 2 v., 4⁰. — Paris: G. Masson 1878.

— L'air raréfié dans ses rapports avec l'homme sain et malade. 80 p., 8⁰. Paris: Baillière & Fils 1862. Ref. Schmidts Jb. 122, 248.

JUNOD, TH.: Recherches physiologiques et thérapeutiques sur les effets de la compression et de la raréfaction de l'air, tant sur le corps que sur les membres isolées. Rev. Med. franç. et étrg. 3, 350—368 (1834). — Arch. gén. Méd. Paris, II. s. 9, 157—172 (1835). Ref. Schmidts Jb. 6, 128.

KAMIONSKY, S.: Der verminderte Luftdruck als Ursache von schweren Erkrankungen. 34 S., 8⁰. Diss. Zürich 1907.

KERN, B.: Über den physiologischen Einfluß der Elevation. 32 S., 8⁰. Diss. Berlin, 23. Dez. 1872.

KESSNER, F. A. H.: Über die physiologische Wirkung des verminderten Luftdruckes im Höhenklima. 29 S., 8⁰. Berlin: O. Francke 1887.

KRONECKER, H.: Die Bergkrankheit. Beitr. zur Konz.-Ges. d. Ges. Jungfraubahn Zürich 1894. 130 S. Berlin-Wien: Urban & Schwarzenberg 1903.

— Die Bergkrankheit. Dtsch. Klin. 11, 16—146 (1907).

LAPICQUE, L.: Deux ascensions de ballon pour étudier de questions physiologiques. C. r. Soc. Biol. Paris 57, 188—190 (1904).

LAZARUS: Pneumatotherapie. Lehrbuch der allgemeinen Therapie und therapeutischen Methodik, herausgeg. von A. EULENBURG u. SAMUEL. Wien u. Leipzig: Urban & Schwarzenberg 1897/98. Darin S. 783—801.

LAZARUS, J.: Bergfahrten und Luftfahrten in ihrem Einfluß auf den menschlichen Organismus. Verh. Berl. med. Ges. 1895. 26 II, 186—199 (1896). — Berl. klin. Wschr. 1895 I, 672, 702.

LE GORGEU, V.-P.-M.: Contribution à l'étude de la pathogénie du mal des montagnes. No 68, 73 p., 8⁰. Bordeaux 1904.

LE PILEUR, A.: Sur les phénomènes physiologiques qu'on observe en s'élevant à une certaine hauteur dans les Alpes. C. r. Acad. Sci. Paris 20, 1199—1202 (1845). — Rev. Méd. franç. et étrg. Paris, N. s. 2, 55, 196, 341 (1845).

Lépine, R.: De l'influence de la pression barométrique sur les phénomènes vitaux. Gaz. méd. Paris **45**, 373 (1874).

Levinstein, G.: Zur Kenntnis der Wirkung der verdünnten Luft. Pflügers Arch. **65**, 278 bis 280 (1896). Ref. Zbl. Physiol. **11**, 82.

Levy, J. S.: Über den Einfluß der verdünnten Luft. 46 S., 8⁰. Diss. Berlin 1882.

v. Liebig, G.: Über den Einfluß der Veränderungen des Luftdruckes auf den menschlichen Körper. Dtsch. Arch. klin. Med. 8, 445—466 (1871). Ref. Zbl. med. Wiss. 1871, 538.

— Die Bergkrankheit. Dtsch. Vjschr. öff. Gesdh.pfl. **28**, 455—482 (1896). — Wien. med. Bl. **13**, 259, 278 (1890). Ref. Zbl. Physiol. **10**, 363. — Englisch: Twent. Cent. Pract. (N. Y.) **3**, 199—231 (1895).

— Der Luftdruck in den pneumatischen Kammern und auf Höhen. 240 S., 8⁰. Braunschweig: Vieweg & Sohn 1898. Ref. Schmidts Jb. **260**, 95.

Loeb, J.: Untersuchungen über die physiologischen Wirkungen des Sauerstoffmangels. Pflügers Arch. **62**, 249—294 (1896). Ref. Zbl. Physiol. **10**, 81.

Loewy, A.: Über den Einfluß der verdünnten Luft und des Höhenklimas auf den Menschen. Pflügers Arch. **66**, 477—538 (1897). Ref. Zbl. Physiol. **11**, 441.

— Über die Beziehung der Akapnie zur Bergkrankheit. Arch. f. (Anat. u.) Physiol. 1898, 409—430. Ref. Zbl. Physiol. **12**, 834.

— Vorversuche zum Studium der Einwirkung der Muskelarbeit und des Hochgebirges auf den menschlichen Organismus. Arch. f. (Anat. u.) Physiol. **1901**, 364.

— Eine Expedition zur Erforschung der physiologischen Wirkungen des Hochgebirges. Dtsch. med. Wschr. **1901 I**, 877, 897.

— (mit J. Loewy u. L. Zuntz): Über den Einfluß der verdünnten Luft und des Höhenklimas auf den Menschen. Pflügers Arch. **66**, 477—538 (1897). Ref. Schmidts Jb. **256**, 222.

Longstaff, T. G.: Mountain sickness and its probable causes. 56 p., 8⁰. London 1906.

Lortet: Recherches physiologiques sur le mal des montagnes. 38 p., 8⁰. Paris: Masson 1869. Ref. Schmidts Jb. **148**, 104.

— Physiologie du mal des montagnes. Deux ascensions au Mont Blanc. Rev. Cours sci. franç. et étrg., 22. Jan. 1870, 114—123. Ref. Schmidts Jb. **148**, 104.

Machucho: Die Todesursachen in den hohen Regionen der Atmosphäre (span.). Pabellon méd. (Madrid) **15**, 208—210 (1875).

Masius, H.: Luftreisen von F. Glaisher, Th. Flammarion, Fonvielle und G. Tissandier. 340 S., 4⁰, VIII. Leipzig: Brandstetter 1872. Nach dem Englischen. Ref. Schmidts Jb. **163**, 76.

Mermod, A.: Nouvelles recherches physiologiques sur l'influence de la dépression atmosphérique sur l'habitant des montagnes. Bull. Soc. vaudoise Sci. natur. 1877/78, Lausanne **15**, 65—104, 3 tab. (1879).

Mertens: Über die Höhenkrankheit. Z. Luftsch. u. Physik d. Atm. **18**, 221—227 (1899, Sept.).

Meyer-Ahrens, C.: Die Bergkrankheit, oder der Einfluß des Ersteigens großer Höhen auf den tierischen Organismus. 130 S., 8⁰. Leipzig: Brockhaus 1854. Ref. Schmidts Jb. **86**, 117.

Mosso, A.: L'acapnie. C. r. Soc. Biol. Paris 4, 223 (1897). Ref. Zbl. Physiol. **11**, 365.

— Physiologie de l'homme sur les Alpes. Arch. ital. de Biol. (Turin) **30**, 329—359 (1898).

— Fisiologia dell'uomo sulle Alpi. 374 S., 8⁰. Torino 1897. Neue Aufl. Milano 1898.

— Life of man at the high Alps. London: T. Fisher 1898. Trans. by E. Lough Kiesow.

— Der Mensch auf den Hochalpen, XVI, 483 S. Leipzig: Veit & Co. 1899. Übersetzt von F. Kiesow.

— L'acapnie et le mal des montagnes. Rev. gén. Sci. pures et appl. **10**, 178—185 (1899).

— La ressemblance du mal de montagne avec l'empoisonnement par l'oxyde de carbone, et études sur la respiration. Arch. ital. de Biol. (Turin) **35**, 51—74 (1901).

— Esperienze fatte sulle scimmie colla depressione barometrica. Rend. Atti Accad. Lincei **13**, 1. —Französisch: Arch. ital de Biol. (Turin) **41**, 384—397. Ref. Zbl. Physiol. **18**, 602 (1904).

— Esperienze fatte sulle scimmie a Torino e sulla vetta del Monte Rosa. Atti Accad. Lincei **13**, 1, 212—215. — Französisch: Arch. ital. de Biol. (Turin) **41**, 397—401 (1904). Ref. Zbl. Physiol. **18**, 603.

Mosso, A.: La diminüita tensione dell'ossigeno non basta per ispiegare il sonno ed altri fenomeniche producenti nelle forti depressione barometriche. Rend. Atti Accad. Lincei **13**, 12, 680. Französisch: Arch. ital. de Biol. (Turin) **42**, 23—31 (1904/05).

— Le mal de montagne et le vomissement. Arch. ital de Biol. (Turin) **43**, 467—479 (1905). Ref. Zbl. Physiol. **20**, 360. — Atti Accad. Sci. Torino **40** (1905).

— Fisiologia dell'uomo sulle Alpi, 3. Ed., 447 p. Torino 1910.

Müllenhoff, K.: Über die Wirkung der Luftverdünnung auf den menschlichen Körper. (Sitzgsber.) Arch. f. (Anat. u.) Physiol. **1891**, Nr 3/4, 344—350.

Murray, J.: On the local and general influence on the body of increased and diminished atmospheric pressure. Lancet **1835 I**, 909—917.

— Observations on the medical and surgical agency of the air pump. Dublin 1836. Library S.G.O.

van Muschenbroek: Relation de divers phénomènes arrivés dans le vuide, à des animaux qu'on y avoit enfermés. Coll. Acad. Cimento, Part. étrg. **1**, 46—61 (1755).

Oinuma: Einige physiologische Versuche auf dem Fuji-Berg (japan. u. deutsch). Mitt. med. Ges. Tokyo **19**, 384—388, 1 pl. (1905).

Payerne: Cause de l'anhélation dans les ascensions. Gaz. méd. Paris, 23. Aug. **1851**, 543.

Payot, A.: Du mal des montagnes considéré au point de vue de ses effets, de sa cause et de son traitement. 164 p., 4°. Paris 1881.

Regnard, P.: Les causes du mal des montagnes. C. r. Soc. Biol. Paris, I. s. **10**, 365—368 (1894).

Rey: Influence sur le corps humain des ascensions sur les hautes montagnes. Rev. méd. franç. et étrg. **4**, 320—344 (1842).

Richter, E.: Zum Einfluß der Berghöhen auf Geschlechtsreiz, Schlaf und Respiration. Allg. med. Z.ztg (Berlin) **1**, 497 (1881).

Robertson: Nachrichten von den Versuchen, welche der Hr. Professor — bey der Hamburger Luftfahrt theils in einer Höhe von 3600 Toisen, theils in einer etwas geringeren angestellt hat. Magazin für den neuesten Zustand der Naturkunde von H. Voigt, Bd. 6, S. 216—227. Weimar 1803.

— Robertsons Luftfahrt zu Neu Jork. Frorieps Notizen XVIII, 1827, 177—180. — Sillim. amer. J. **12**, 166—168 (1827).

— Relation adressée au président de l'Acad. imp. de Saint-Pétersbourg. Mémoires récréatifs, scient. et anecdot, Tome 2. Paris 1840.

Rosendahl, A.: Verminderter Luftdruck tötet nicht durch Sauerstoffmangel. Z. Biol. **52**, 16—40 (1909).

Runge, M.: Sauerstoffmangel und Kohlensäureüberschuß des Blutes in ihrer Beziehung zum schwangeren und nichtschwangeren Uterus. Z. Geburtsh. **4**, 75—87 (1897).

Sardou, G.: L'épreuve de la montagne. Bull. gén. Thér. Paris **153**, 495—502 (1907).

de Saussure, J.-B.: Voyage dans les Alpes 1786—1796, 4 Vols. Neuf-Châtel 1796.

v. Schlagintweit, R.: Über den Einfluß der Höhe auf den menschlichen Organismus. Z. ges. Erdkde **1866**, 332. Ref. Schmidts Jb. **133**, 243. Englisch: Boston med. J. **79**, 346 (1869).

de Schrötter, E.: Communication d'expériences physiologiques faites pendant un voyage en ballon à 7500 m, et rapport sur différents essais concernant l'étude de l'influence de l'air raréfié sur l'organisme humain. Arch. ital. de Biol. (Turin) **36**, 86—88 (1901/02).

v. Schrötter, H.: Zur Kenntnis der Bergkrankheit. 84 S., 8°. Wien u. Leipzig 1899.

— Über Höhenkrankheit mit besonderer Berücksichtigung der Verhältnisse im Luftballon. Wien. med. Wschr. **1902 II**, 1294, 1351, 1417.

— Über Ballonfahrten zu physiologischen Zwecken. Mschr. Gesdh.pfl. Wien **20**, 89—94 (1902).

— u. N. Zuntz: Ergebnisse zweier Ballonfahrten zu physiologischen Zwecken. Pflügers Arch. **92**, 479—520 (1902).

Schrötter v. Kristelli: Zur Physiologie der Hochfahrten. Illustr. aeronaut. Mitt. 8, H. 1, 14—21. Ref. Mschr. Unfallheilk. **11**, 282 (1904).

Schumburg u. Zuntz, N.: Zur Kenntnis der Wirkungen des Hochgebirges auf den menschlichen Organismus. Pflügers Arch. **63**, 461—494 (1896). Ref. Zbl. Physiol. **10**, 700.

Schyrmunski, M.: Über den Einfluß der verdünnten Luft auf den menschlichen Organismus. 32 S., 8°. Diss. Berlin 1877. Ref. Zbl. med. Wiss. **1877**, 909. — Russisch: Rev. nov. Ter. Moskau **1**, 28 (1886).

Sewall, H.: Recent additions to our knowledge of the physiologic influence of lowered barometric pressure. Internat. Clin. (Philad. a. London), IV. s. **16**, 105—121 (1906). — Colorado Med. **4**, 324—334 (1907).

Shoemaker, W. P.: The influence of high altitude on sexual appetite, sleep and respiration. Med. Rec. (N. Y.) **19**, 28 (1881).

Snow: On the pathological effects of atmosphere vitiated by carbonic acid gas and by a diminution of oxygen. Edinburgh med. a. surg. J. **65** (1846, Jan.). Ref. Schmidts Jb. **57**, 3.

Soubies, J.: Physiologie de l'aéronaute. 238 S., 8°. Thèse de Paris, Okt. **1907**.

Tissandier, G.: L'ascension à grande hauteur du ballon «Le Zenith». C. r. Acad. Sci. Paris **80**, 1060—1064 (1875). — La Nature, **3**, A. III, 1 Se., 337—344 (1875).

Tretjakov: Zur Frage über den Einfluß der verdünnten Luft und des Klimas der Pamir-Höhen (russ.). Vojenno-med. J. (St. Petersburg), 3. sect. **183**, 177—194 (1895).

Veratti: Sur la mort des animaux dans le vuide. Acad. Sci. Bologne. Coll. Acad. part. étrg. **10**, 55 (1755).

— Sur la mort de quelques espèces d'oiseaux et de grénouilles dans un air renfermé. Acad. Sci. Bologne. Coll. Acad. part. étrg. **10**, 313—321 (1755).

Vergara Lope, D.: Bergkrankheit, verursacht durch Zirkulationsstörungen (span.). An. Inst. méd. nac. México **2**, 126—132 (1896). — Mem. Soc. cient. „Antonio Alzate", México **9**, 61—72 (1895/96).

v. Vivenot, R. jun.: Über den Einfluß des veränderten Luftdruckes auf den menschlichen Organismus. Arch. f. path. Anat. (Berlin) **19**, 492—522 (1860). Ref. Schmidts Jb. **109**, 335.

de Ward, R. C.: Physiological effects of diminished air pressure. Science (N. Y. a. Lancanster, Pa.), N. s. **14**, 814 (1901).

Zuntz, L.: Über die Wirkung des Hochgebirgsklimas auf den gesunden und kranken Organismus. Fortschr. Med. **21**, Nr 18, 601—606; Nr 19, 631—634 (1903).

Zuntz, N.: Über die Wirkungen des Sauerstoffmangels im Hochgebirge. Arch. f. (Anat. u.) Physiol. **1905**. Suppl. 416—430.

— Beobachtungen zur Wirkung des Höhenklimas. Med. Klin. **1909 I**, 396—399. — Zbl. Physiol. **23**, 202. Sitzgsber. Berl. physiol. Ges. (1909).

— A. Loewy, F. Müller u. W. Caspari: Höhenklima und Bergwanderungen in ihrer Wirkung auf den Menschen. 494 S., 4°. Berlin: Deutsches Verlagsh. Bong & Co. 1906. Ref. Zbl. Physiol. **19**, 902.

1910 bis Ende 1936.

Abderhalden, E., N. Kotschneff u. a.: Wirkungen des Höhenklimas auf den tierischen Organismus. Pflügers Arch. **216**, 362—395 (1927). Ref. Ber. Physiol. **41**, 728.

Aggazzotti, A.: Contributo alla fisio-patologia del male di montagna. Atti Lab. sci. A. Mosso (Torino) **3**, 1—11 (1912). Ref. Zbl. Physiol. **22**, 802. — Französisch: Arch. ital. de Biol. (Turin) **52**, 265—276 (1909).

— Influence de l'air raréfié sur l'ontogenèse. Arch. ital. de Biol. (Turin) **59**, 287—321 (1913). Ref. Zbl. Physiol. **27**, 1330.

— La ipobaropatia. Gazz. med. sicil. (Catania) **21**, 104—112 (1918).

Alders, N.: Über die morphologische und funktionelle Resistenz der weiblichen Genitalien von Nagetieren gegen Luftmangel. Z. Geburtsh. **97**, 194—199 (1930).

Anastasiu, V.: Die Höhenkrankheit und das fliegerische Gefühl (rum.). Rev. San. mil. (Bucuresti) **1916**.

— Höhenflug (rum.). Aeronautica **1929**.

Anthony, A. J.: Eine einfache Versuchsanordnung zur Beatmung mit sauerstoffarmen Luftgemischen. Pflügers Arch. **236**, 435—439 (1935). Ref. Ber. Physiol. **93**, 549.

— S. Atmer u. E. Heits: Luftverdünnung, Sauerstoffmangel und Höhenkrankheit. Klin. Wschr. **1936 I**, 846. Ref. Ber. Physiol. **95**, 191.

Apollonov, A. P.: Zur Frage der Höhenflüge (russ.). Vojenno-san. Djelo **1933**, Nr 5, 52—56.

Armstrong, H. G.: Medical problems of sealed high altitude aircraft compartments. J. aviat. Med. **7**, 2—8 (1936).

— The medical aspects of the national geographic Society. U. S. army air corps stratosphere expedition of Nov. 11, 1935. J. aviat. Med. **7**, 55—62 (1936).

ASHER, L.: Probleme des Sauerstoffmangels. Schweiz. med. Wschr. **1932 II**, 1175, 1176. Ref. Ber. Physiol. **71**, 587.

ATMER: Beobachtungen an Höhenkranken. Acta aerophysiol. **1**, F. 3, 50 (1934).

BACKMUND, K.: Klimato-physiologische Untersuchungen auf der Zugspitze. Münch. med. Wschr. **1933 I**, 36—38 (Jubil.-Ausg.).

— Hochgebirgsphysiologische Studien. Z. physik. Ther. **44**, 5—54 (1923). Ref. Ber. Physiol. **72**, 674.

BAERTSCHI, W.: Physiologisch-pathologische Beobachtungen im Höhenflugzeug. Schweiz. med. Wschr. **1930 II**, 965—971. Ref. Ber. Physiol. **60**, 766.

BARCROFT, J.: Physiological effects of insufficient oxygen supply. Nature (London) **106**, 125—129 (1920/21).

— Alpinism. Lancet **1921 I**, 1277—1279. Ref. Ber. Physiol. **9**, 67.

— Mountain sickness. Nature (London) **114**, 90—92 (1924).

— u. a.: Report of the Monte Rosa expedition of 1911. Philos. Trans. roy. Soc. London B. **206**, 49—102 (1915).

— — Observations upon the effect of high altitudes in the Peruvian Andes, chiefly at Cerro de Pasco. Philos. Trans. roy. Soc. London B **211**, 351—480 (1923).

— and M. FLACK (u. a.): Discussion on medical aspects of life at high altitudes. Proc. roy. Soc. Med. London, sect. med. **16**, 58—62 (1922/23).

BAUER, L. H.: A note on the limits of high altitude. J. aviat. Med. **4**, 15—18 (1933).

BÉHAGUE, GARSAUX et CH. RICHET fils: Physiologie des altitudes. Arch. internat. Physiol. **30**, 152—162 (1928). Ref. Ber. Physiol. **47**, 267.

— — La pression minima d'oxygène compatible avec la vie. C. r. Acad. Sci. Paris **186**, 1573—1575 (1928). Ref. Ber. Physiol. **46**, 417.

BEYNE, J.: Les conditions de vie de l'organisme humain en altitude. Bull. Inst. gén. Psychol. **28**, 115—137 (1928). Ref. Ber. Physiol. **50**, 774. — Ann. Hyg. publ. **4**, 313—333 (1928). Ref. Ber. Physiol. **46**, 667.

— Les troubles provoqués dans l'organisme humain par la navigation aérienne aux grandes altitudes. Causes, mécanisme, défense. Ann. de Physiol. **10**, 331—358 (1934). Ref. Ber. Physiol. **82**, 308.

BILANCIONI, G.: Alterazioni prodotte sull'organismo da una improvvisa e fortissima variazione della pressione atmosferica. Giorn. Med. mil. **66**, 802—812 (1918).

BINET, L.: Observations physiologiques sur le mal des montagnes. Presse méd. **33**, 1109 (1925).

BIRLEY, J. L.: Report on the medical aspects of high flying. The medical problems of flying, p. 5—9. London 1920. Med. Res. Counc. Spec. Rep. Nr 53.

BONNARDEL, R. et W. LIBERSON: Recherches sur la physiologie de l'homme aux hautes altitudes. Trav. hum. **1**, 432—444 (1933). Ref. Ber. Physiol. **78**, 621.

BONNIER, P.: Capacité manostatique chez les aviateurs. C. r. Acad. Sci. Paris **152**, 1498, 1499 (1911).

BRAUER, L.: Medizinische Probleme der Luftfahrt und Hochtouristik. Klin. Wschr. **1934 II**, 1805.

BROUWER, J. E.: Des limites aérophysiologiques imposées au pilote de l'avion de chasse. Arch. méd. belges **88**, 307—316 (1935). Ref. J. aviat. Med. **7**, 47.

CAMPBELL, J. A.: Concerning the problem of Mount Everest. Lancet **1928 II**, 84—86.

— Living at very high altitudes and maintenance of normal health. Lancet **1930 I**, 370—373.

ČAPEK, D.: Die Wirkung von Höhenflügen auf den menschlichen Organismus (tschech.). Voj.zdravot. Listy **2**, 4—7 (1926).

CHRISTENSEN, P. A.: Die Bereitung einer künstlichen Stratosphäre. Z. ges. Kälte-Ind. **40**, Nr 1, 516. Ref. Z. M. L. **1933**, 176.

CLARKE, R. W.: Bodily reactions to oxygen and carbon dioxid in relation to barometric pressure. Anesth. a. Analg. **6**, 172—176 (1927, Aug.).

COHNHEIM, O.: Physiologie des Alpinismus. Erg. Physiol. **1**, 612—638 (1903).

— Physiologie des Alpinismus. II. Erg. Physiol. **12**, 629—659 (1912).

— Die Wirkung des Höhenklimas auf den Menschen. Med. Klin. **1913 I**, 783. Ref. Zbl. Physiol. **27**, 1185.

CORBETT, C. D. H. and H. C. BAZETT: A study of the reaction of pilots and observers to diminished oxygen-pressure. The medical problems of flying. Brit. privy Counc. Med. Res. Counc. 1920, Spec. Rep. Ser. Nr 53, p. 18—69.

COWLEY, L. M.: Nueva teoria de la patogenia del mal de las montanas. Semana méd. 20, 643—646 (1913).

CRICHTON-BROWNE, J. and J. BARCROFT: Physiological effects at high altitudes in Peru. Proc. roy. Inst. Great Brit. 23, 608—617 (1923/24).

DANIELSKI, Z.: Pneumatische Kammer (kombiniert Sauerstoff und niedriger Druck) in Prophylaxe und Therapie (poln.). Polska Gaz. lek. 13, 612—615 (1934).

DIAS, A.: Die Wirkung des Luftdrucks auf die menschliche Physiologie und Pathologie (port.). Brasil. med. 1, 327 (9. Apr. 1927); 355 (16. Apr. 1927).

v. DIRINGSHOFEN, H.: Plötzliche extreme Luftdruckherabsetzung im Tierversuch. 13. Tagg dtsch. physiol. Ges. Göttingen, 20.—23. Sept. Ber. Physiol. 81, 377 (1934).

— A. LOEWY u. a.: Vorschläge für ärztliche und höhenphysiologische Arbeiten auf Hochgebirgsexpeditionen. Zusammengestellt von v. DIRINGSHOFEN. 1930.

DOUGLAS, C. G., J. S. HALDANE, Y. HENDERSON and E. C. SCHNEIDER: The physiological effects of low atmospheric pressures as observed on Pike's Peak Colorado, Proc. roy. Soc. London B 85, 65—67 (1912/13). Ref. Zbl. Physiol. 26, 815.

— — — — Physiological observations made in Pike's Peak Colorado, with special reference to adaptation to low barometric pressures. Philos. Trans. roy. Soc. London B 203, 185—318 (1913).

DREYER, G.: A simple procedure for testing the effects of oxygen want. The medical problems of flying. Brit. privy Counc. Med. Res. Counc. 1920, Spec. Rep. Ser. Nr 53, p. 10—13.

DUCCESCHI, V.: Male di montagna e male delle valle. Arch. di Fisiol. 14, 235, 236 (1. März 1916).

DURIG, A.: Über die physiologischen Wirkungen des Höhenklimas. Aus: I. Der Mensch im Hochgebirge. II. Sportschäden. Verh. 7. Sportärztetagg München, 10.—12. Okt. 1930, 27—59. Jena: Gustav Fischer 1931.

— Über Höhenklimawirkungen. Münch. med. Wschr. 1935 I, 445—450. Ref. Ber. Physiol. 87, 587.

— u. N. ZUNTZ (unter Mitwirkung von H. v. SCHRÖTTER): Beobachtungen über die Wirkung des Höhenklimas auf Teneriffa. Biochem. Z. 39, 435—460 (1912). Ref. Zbl. Physiol. 25, 456.

DYBOWSKI, W.: Die Depressionskammer des Zentrums für flugärztliche Untersuchungen in Warschau. Acta aerophysiol. 1, F. 1, 83—86 (1933).

EDGERTON, J. C.: Problems in stratosphere flying. J. aviat. Med. 7, 73—76 (1936). Ref. Ber. Physiol. 95, 593.

FERRY, G.: L'aptitude à l'aviation. Le vol en hauteur et le mal des aviateurs. 196 p., 8⁰. Paris: Baillière & Fils 1918.

— Les effects des hautes altitudes sur les aviateurs. Rev. méd. Est. (Nancy) 49, 541, 620 (1921).

FITZMAURICE, F. E.: Mountain sickness in the Andes. J. roy. Nav. med. Serv. London 6, 403—407 (1920).

FLACK, M.: A study of the reaction of pilots and observers to diminished oxygen pressure. Med. Res. Comm. Rep. Air med. invest. Comm., Nr 5. 1918.

— The physiological effects of flying. Nature (London) 121, Nr 3060, 986—988 (1928). Ref. Ber. Physiol. 46, 681.

— Der Mensch im Flugzeug, seine Eignung zum Flugdienst und die funktionellen Störungen, die derselbe mit sich bringen kann. BETHES Handbuch der normalen und pathologischen Physiologie, Bd. 15, H. 1, Korrel. I/1, S. 362—377. 1930.

— and al.: Discussion on medical aspects of life at high altitudes. Proc. roy. Soc. Med. London, sect. med. 16, 58—62 (1922/23).

FLAMME, A.-L.: Les limitations physiologiques du vol. Rev. forces aér. 5, 1137—1151 (1933).

FLEISCH, A.: Die Unterdruckkammer des physiologischen Instituts Zürich. ABDERHALDENS Handbuch, Bd. 5, Teil 1, H. 4, Lief. 228. 1927.

— Der Mensch bei Sauerstoffmangel. Verh. schweiz. naturforsch. Ges., 113. Jahresvers. Thun, 6.—8. Aug. 1932, 250. Ref. Ber. Physiol. 72, 673.

FLEMMING, W. K.: Physiologische und pathologische Wirkungen des Höhenklimas bei Hochfahrten im Freiballon. Dtsch. med. Wschr. 1911 II, 2071, 2081.

FoÀ, C.: Le condizioni fisiologiche del volo d'alta quota. Giorn. Med. mil. 84, 605—611 (1936).

GABBI, U.: Un uomo anziano in volo. 4. Congr. internat. Nav. aér. Rome 1927. Tome 4, p. 539—543; französisch Tome 6, p. 453—458.

GAISBÖCK u. HÖRTNAGEL: Erfahrungen in großen Höhen. Sitzgsber. wiss. Ärzte-Ges. Innsbruck, 10. Dez. 1929. Ref. Klin. Wschr. 1930 I, 813.

GAISBÖCK, F.: Einiges über Höhenfahrten mit Bergbahnen. Naunyn-Schmiedebergs Arch. 172, 285—294 (1933).

GARSAUX, BÉHAGUE et CH. RICHET fils: Reproduction expérimentale du mal des altitudes. C. r. Soc. Biol. Paris 96, No 11, 768—770 (1927). Ref. Ber. Physiol. 41, 540.

GARSAUX, P.: Le laboratoire à dépression atmosphérique de Saint Cyr. C. r. Soc. Biol. Paris 82, 643—646 (1919).

— Le nouveau laboratoire à dépression atmosphérique et à basse température du Bourget. Internat. Air Congr. London 1923, Rep. p. 709—727.

— et A. MATHIEU DE FOSSEY: Une expérience de dépression barométrique par l'aviateur Casale. Presse méd. 28 (annexe), 1177—1179 (1920).

GAULTIER, R.: Du rôle pathogène et de l'action thérapeutique de l'altitude. Bull. gén. Thér. Paris 166, 835, 881, 913 (1913).

GEMELLI, A.: Neuere Beiträge der italienischen Forschung zur Psycho-Physiologie des Flugwesens. Wien. klin. Wschr. 1936 I, 513—518.

GILLERT, E.: Neue medizinische Ergebnisse über Flug und Höhenflug. Jb. wiss. Ges. Luftfahrt 1928, 78, 79. Ref. Ber. Physiol. 50, 221.

— Zur Kenntnis der Einflüsse der Luftfahrt auf den menschlichen Organismus. Med. Welt 7, Nr 13, 440—442 (1933). Ref. Acta aerophysiol. 1, F. 2, 81.

GORE, L. TH.: The effect of age on flying. J. aviat. Med. 5, 80—95 (1934).

GÜNTHER, S.: Die ältesten Beobachtungen über die Bergkrankheit der Kordillieren. Arch. Gesch. Naturwiss. (Leipzig) 6, 122—131 (1913).

HARROP, G.: The relation of the diffusion constant to mountain sickness. Proc. Soc. exper. Biol. a. Med. (N. Y.) 29, 279 (1921/22).

HARTMANN, H.: Physiologische Ergebnisse. Aus P. BAUER: Um den Kantsch. München: Knorr & Hirth 1933. Darin S. 144—158.

— Experimentell-physiologische Untersuchungen auf der Deutschen Himalayaexpedition 1931. Z. Biol. 93, 391—404 (1933).

HASSELBALCH, K. A. u. J. LINDHARD: Zur experimentellen Physiologie des Höhenklimas. Biochem. Z. II. 68, 265—294 (1915); III. 68, 295—310 (1915); IV. 74, 1—17 (1916). Ref. Zbl. Physiol. 30, 65, 137; 31, 285.

HAUSMANN, W. u. L. LÖHNER: Über photobiologische Desensibilisation von Warmblütern im luftverdünnten Raume. Biochem. Z. 173, 7—13 (1926).

HEBER, A. R.: Some effects of altitude on the human body. Lancet 1921 I, 1148—1150.

HEGER, P.: Le mal de montagne ou mal d'altitude. J. Méd. Bruxelles 17, No 46, 501—508 (1912).

HERLITZKA, A.: Wirkung des Wechsels des atmosphärischen Drucks auf den Flieger (span.). Rev. San. mil. Buenos-Aires 26 II, 228—255 (1927).

— Nuovi indirizzi nella fisiologia dell'alta montagna. Met. prat. 16, 105 (1935).

— Alcuni dati sulla fisiologia dell'uomo alle grandi altezze. Ric. Scient. VI, V. 1, 423—431 (1935).

HILL, L.: Altitudes to be reached by air pilots by breathing oxygen. Nature (London) 130, 397 (10. Sept. 1932).

— Altitudes to be reached when breathing oxygen. Quart. J. exper. Physiol. 23, 45—47 (1933). Ref. Ber. Physiol. 76, 92.

— The 1933 Everest climbing expedition and oxygen. Nature (London) 1934 II, 969, 970. Ref. Ber. Physiol. 85, 348.

— The limit of high flying when breathing oxygen. Proc. roy. Soc. London B 115, 298—306 (1934). Ref. Ber. Physiol. 81, 473.

— and J. A. CAMPBELL: Notes on some physiological problems of Mount Everest. Lancet 1925 I, 939—943.

HILL, L. and M. GREENWOOD jun.: On the formation of bubbles in the vessels of animals submitted to a partial vacuum. J. of Physiol. **39**, XXIII (1910).

HINGSTON, R. W. G.: Physiological changes at high altitudes and their relation to mountain-sickness. Indian J. med. Res. **9**, Nr 1, 173—190 (1921). Ref. Ber. Physiol. **14**, 34.

HOMBERGER, E.: Künstliches Höhenklima. Med. Klin. **1932** I, 368—370.

HOSOKAWA, S.: Die Beiträge zur pathologischen Physiologie in der druckveränderten Atmosphäre. Bull. nav. med. Assoc. Japan **25**, Nr 2 (1936), Abstr. 7. Ref. Ber. Physiol. **93**, 555.

HUBACH, J. C.: Fliegeruntersuchungen in 5000 m Höhe (holl.). 106 S., 8⁰. Prüfschr. 1935. N. V. Vorking-Badoeng, Java.

HUSZCZA, A.: Luftdruckwirkung auf den Organismus (poln.). Lek. Wojsk. Mies. **11**, 223—235 (1928, März-April).

JACOBJ, C.: Zur näheren Begründung des mechanischen Einflusses der Luftdruckerniedrigung im Höhenklima und der aus demselben sich ergebenden theoretischen und praktischen Folgerungen. Arch. f. exper. Path. **76**, 423—461 (1914).

— Beiträge zur mechanischen Wirkung des Luftdrucks im Höhenklima. I. Über den Einfluß elastischer Kräfte auf die Wirkungen der Luftdruckänderung. Arch. f. exper. Path. **104**, 177—191 (1924). Ref. Ber. Physiol. **30**, 733.

— II. Einfluß der Schwerkraft auf die Wirkung des Luftdrucks in unserem Körper. Arch. f. exper. Path. **104**, 192—200 (1924). Ref. Ber. Physiol. **30**, 733.

— IV. Die Beeinflussung der Luftdruckwirkung in unserem Körper durch die in den Geweben gelösten Gase und Schlußbetrachtung. Arch. f. exper. Path. **104**, 217—238 (1924). Ref. Ber. Physiol. **30**, 734.

JEGOROV, P. u. A. ALEXANDROV: Zur Pathogenese der Höhenkrankheit (russ.). Vopr. med. obespeč. vosdušn. flota (Leningrad) **1934**, 9—48. Ref. Vojenno-san. Djelo (russ.) **1933**, Nr 12, 48—51.

JONGBLOED, J.: Bijdrage tot de physiologie der vliegers op groote hoogten. Vol. VII, 154 blz. Utrecht: Bruna en Zoons Uitgevers Maatschapp. 1929.

— The physical fitness of men at high altitudes. 13 p. Publ. 1929.

— The composition of the alveolar air in man at altitudes up to 14000 m; partly without oxygen supply. The mechanical effect of very low atmosferic pressure. 36 p. Publ. April 1929. — 5. Congr. internat. Nav. aér. La Haye 1930. Tome 2, p. 1418—1450. Ref. Ber. Physiol. **64**, 506.

— u. A. K. NOYONS: Demonstration eines pneumatischen Kabinetts für Unter- und Über-druck. Acta brevia neerl. Physiol. **3**, 158 (1933). Ref. Ber. Physiol. **78**, 619.

KELLAWAY, C. H.: Some physiological effects of anoxaemia. J. of Physiol. (Proc.) **52**, LXIII, LXIV (1919, Jan.).

KESTNER, O.: Klimatologische Studien. I. Der wirksame Anteil des Höhenklimas. Z. Biol. **73**, 1—6 (1921). Ref. Ber. Physiol. **7**, 20.

KEYS, A.: Physiology of life at high altitudes. International High Altitude Expedition to Chile 1935. Sci. monthly **43**, 289—312 (1936). Spanisch: Rev. Geogr. Amer. Buenos Aires, 19. Aug. **1936**.

KNOCHE, W.: Ein Beitrag zum Wesen der andinen Bergkrankheit. Verh. Berl. med. Ges. **41** II, 134—141 (1911).

— Zum „anfallsweisen" Auftreten der Bergkrankheit. Z. physik. Ther. **43**, 213—216 (1932).

KNOLL, W. u. H. FRONIUS: Einwirkungen von Höhenflügen. Med. Welt **1933**, 836—839.

KOEHLER, A. E., H. M. F. BEHNEMANN u. a.: The cause of death from anoxemia. Amer. J. Physiol. **74**, Nr 3, 590—615 (1925). Ref. Ber. Physiol. **35**, 282.

KOELSCH: Die Hygiene des verminderten Luftdrucks. Zbl. Gewerbehyg. **1931**, 209—215.

— Hygienic problems of reduced air pressure (Mountain and air-sickness). J. State med. **40**, 160—171 (1932, März). Ref. Zbl. Hyg. **27**, 474.

KOLLS, A. C. and A. S. LOEVENHART: A respiratory chamber for small animals. Amer. J. Physiol. **39**, 67—76 (1915).

KOPACZEWSKI, W. et S. MARCZEWSKI: Anaphylaxie du point de vue de l'altitude. C. r. Acad. Sci. Paris **201**, 568—570 (1935). Ref. Ber. Physiol. **91**, 646.

KORÁNYI, S.: Die physikalisch-chemische Wirkung des Höhenklimas auf den Organismus (ung.). Orvosképzés **15**, 295—303 (1925). Ref. Ber. Physiol. **37**, 131.

KOSCHEL, E.: Über den Höhenrekordflug Neuenhofers. Z. F. M. **20**, H. 14/15, 393, 394 (1929).

KRÄHENBÜHL, G. u. F. OERI: Zur Wirkung starker Luftdruckänderung (Bergbahnfahrt) auf Pneumothoraxpatienten. Schweiz. med. Wschr. **1935 I**, 407.

v. KRAUS, K.: „Medizinisches" aus „Im Kampf um den Himalaya" von P. BAUER. 174 S. München: Knorr & Hirth 1931. Darin S. 157—162.

KRONECKER, H.: Das Wesen der Bergkrankheit und ein seltener Fall derselben. Biol. Zbl. (Erlangen) **31**, 771—777 (1911).

LAMI, G.: Problemi medico-fisiologici del volo stratosferico. Riforma med. **51**, 725—728 (11. Mai 1935).

LANGLOIS: Le mal des montagnes et des aéronautes. Méd. gén. Bibl. de Gilbert et Carnot **1911**.

LANGLOIS, J. P.: Variations de pression extérieure. Aus: Nouveau Traité Path. gén. Herausgeg. von BOUCHARD u. ROGER. Teil I. Paris: Masson 1912. Darin S. 765—790.

— et BINET, L.: Le mécanisme du mal des montagnes. Presse méd. **29**, 166, 167 (1921). Ref. Ber. Physiol. **7**, 197.

LARSEN, C. N.: A new type of rebreather and other respiratory apparatus. Air Serv. Inform. Circ. (Washington) **1**, Nr 99, 8—15 (1920).

VAN LIERE, E. J.: A respiratory chamber for producing anoxemia in man. J. Labor. a. clin. Med. **21**, 963—968 (1936). Ref. Ber. Physiol. **95**, 593.

LÖWENSTÄDT, H.: Zellexperimentelle und physiologische Studien bei Luftverdünnung. Pflügers Arch. **217**, 535—546 (1927).

LOEWY, A.: Neue physiologische Untersuchungen über das Leben in den Anden. Naturwiss. **10**, 920—922 (1922).

— Beiträge zur Physiologie des Höhenklimas. Pflügers Arch. **207**, 632—670 (1925). Ref. Ber. Physiol. **32**, 94.

— Neue Untersuchungen über die physiologischen Wirkungen des Höhenklimas. Erg. Physiol. 24, 216—227 (1925). Ref. Ber. Physiol. **34**, 832.

— Der heutige Stand der Physiologie des Höhenklimas. 60 S., 4^0 (8^0). Berlin: Julius Springer 1926. — Erg. Hyg. 8, 311—366 (1926). Ref. Zbl. Hyg. **14**, 659.

— Über Klimatophysiologie. Dtsch. med. Wschr., erweiterter Sonderdruck, 77 S. 1931.

— Physiologie des Höhenklimas. Mit Beitrag von MÖRIKOFER, 414 S., 8^0. Berlin: Julius Springer 1932.

— Einiges Neuere über Bergkrankheit. Schweiz. med. Wschr. **1932 II**, 1173—1175. Ref. Ber. Physiol. **71**, 574.

— u. WITTKOWER: Weitere Untersuchungen zur Physiologie des Höhenklimas. Pflügers Arch. **233**, 622—644 (1933). Ref. Ber. Physiol. **78**, 620.

LONGSTAFF, T. G.: Experiences with the Everest expedition. Proc. roy. Soc. Med. London, sect. med. **16**, 57 (1922/23).

LUMIÈRE, A. et H. COUTURIER: Dépression barométrique et choc anaphylactique. C. r. Acad. Sci. Paris **176**, 1019—1021 (9. April 1923).

MARCZEWSKI, ST.: Untersuchungen über den Einfluß einer kurzandauernden Wirkung niedrigen atmosphärischen Druckes auf den Organismus (poln.). Lek. Wojsk. **28**, 193 bis 209 (1936). Ref. Ber. Physiol. **97**, 243.

MARSHALL, G. S.: The physiological limitations of flying. J. roy. aeronaut. Soc. **37**, 389—410 (1933). — Flight 5, Nr 1258, 99, 100. Ref. Z. M. L. **1933**, 260.

MARZECKI, J.: Künstliches Bergklima (poln.). Polska Gaz. lek. **13**, 443—445 (1934).

MATHIEU DE FOSSEY, A. et P. BÉHAGUE: Influence du vol sur l'organisme, méthodes employées pour déceler les troubles constatés. Gaz. Hôp. **93**, 437—441 (1920).

MENDEL, B.: Die Ursache der Krankheitserscheinungen in verdünnter Luft, zugleich der Weg zur Bekämpfung der Bergkrankheit. Internat. Physiol. Kongreß Stockholm, 3.—6. Aug. **1926**, 110. Ref. Ber. Physiol. **38**, 837.

MEUER, A.: Künstliches Klima in der Klimakammer. Z. Krkhauswes. **1936**, H. 15, 355, 356. Ref. Zbl. Hyg. **37**, 530. — Med. Welt **1936**, 1746.

MIROLJUBOV, W.: Zur Frage der Höhenflüge (russ.). Vojenno-san. Djelo **1933**, Nr 8, 54—58.

— Unterdruckkammer (Barokammer), ihre Einrichtung und Verwendung (russ.). Vojenno-san. Djelo **1936**, Nr 2/3, 98—102.

MOHR, L. u. H. KUHN: Physiologische Notizen über eine Luftballonfahrt. Biochem. Z. **67**, 306—308 (1914). Ref. Zbl. Physiol. **29**, 480.

MONGE, C.: La maladie des Andes. (Syndromes érythrémiques des altitudes.) Rev. sud.-amer. Méd. et Chir. **1**, 825—831 (1930, Aug.).

Monge, C.: Biologische Charakteristik des Menschen in den Anden (span.). Bol. Acad. Méd. Buenos Aires **1934**, 695—721.

Moog, R.: La dépression barométrique fait apparaître l'azotémie. Pathogénie du mal des montagnes. C. r. Soc. Biol. Paris **73**, 131 (1912).

Nelson, C. F.: Hypoxemia. Anesth. a. Analg. **10**, 262—267 (1931, Nov.-Dez.).

Noll, A.: Der Mensch in den Lüften. Sitzgsber. med.-naturwiss. Ges. Jena **1915**, 3.

Noltenius, F.: Bemerkungen über die Wirkung von Luftdruckveränderungen beim Fliegen. Fortschr. Med. **39**, Nr 20 (1921).

— Wirkung des Sauerstoffmangels in größeren Höhen beim Fliegen. Münch. med. Wschr. **1922 I**, 776—778.

Norton, E. F.: Bis zur Spitze des Mount Everest. (Die Besteigung 1924.) Deutsch von Rickmer Rickmers. Basel: Benno Schwabe & Co. 1926.

Obear, G. B.: A note on the low-pressure chambers installed in the medical research laboratory of the air service. Air Serv. Inform. Circ. (Washington) **1**. Nr 99, 100 bis 108 (1920).

— A note on the low-pressure chamber installed in the school of aviation medicine. Air Serv. Inform. Circ. (Washington) **3**, Nr 403, 75—80 (1923).

Perlewitz, P.: Die Klimastockwerke in der Atmosphäre. Ann. Hydr. **64**, 206 (1936).

— Der Flugraum in klimatisch-medizinischer Bedeutung. Balneologe **3**, 219—232 (1936).

v. Philipsborn, E.: Höhenklima und Luftfahrtmedizin. Sammelreferat. Meteorol. Z., Bioklimat. Beibl. **2**, 179—182 (1935).

Pincussen, L.: Bergkrankheit. Spezielle Pathologie und Therapie der inneren Krankheiten, Bd. 9, Teil 2, S. 37—74. Berlin u. Wien 1923.

Prikladovickij, S.: Physiologische Grenzen der Hochflüge (russ.). Vojenno-san. Djelo **1936**, Nr 2/3, 31—38. Ref. Ber. Physiol. **94**, 416.

— u. Ch. Gurevič: Über die physiologischen Grenzen der Höhenflüge und über das Höhentraining der Besatzung (russ.). Vestn. vosdušn. flota **1936**, Nr 9, 14—19.

Raethel, G.: Über das Verhalten von Warmblütern in sauerstoffarmer Luft. Beitr. Physiol. **2**, 239—250 (1924). Ref. Ber. Physiol. **31**, 395.

Ravenhill, T. H.: Some experiences of mountain sickness in the Andes. J. trop. Med. **16**, 313—320 (1913).

Reale, E.: La malattia delle Ande o eritremia della altitudini. Rass. internaz. Clin. **11**, 776—779 (1930, Nov.).

Rebreathing machine: U. S. War Dept. Pt. 2, Ch. 7. Manual of the medical research laboratory. VIII. The —. Air Serv. (Washington) **1919**, 343—359.

Regnier, G.: Le mal de montagne; étude experimentale faite aux observatoires du Mont-Blanc. 112 p., 8⁰. Paris: J. Rousset 1911.

Richter, H.: „Ärztliche Beobachtungen" aus „Himalaya-Expedition 1930" von G. O. Dyrenfurth, S. 243f. 1931.

Rippstein, E.: Experimentelle Untersuchungen über das Wesen der Bergkrankheit. Biochem. Z. **80**, 163—186 (1917). Ref. Zbl. Physiol. **32**, 164.

Rosenstiel: La physiologie et le vol dans la stratosphère. Presse méd. **41**, 941, 942 (10. Juni 1933). — J. techn. Intern. de l'Aéronautique, 23.—29. Nov. **1936**, 257—263.

Rosin, A.: Morphologische Organveränderungen beim Leben unter Luftverdünnung. Beitr. path. Anat. **76**, 153—186 (1926). Ref. Ber. Physiol. **38**, 824. — Beitr. path. Anat. **80**, 622—639 (1928). Ref. Ber. Physiol. **51**, 277.

Sample, F. M.: Suit for aviators. (Pat. Spec.) Nr 1 272 537, Juli 1918.

Schaltenbrand, G.: Wie wirken Veränderungen des Atmosphärendruckes auf den Menschen? Münch. med. Wschr. **1933 I**, 934—936. — Siglo méd. **92**, 80—82 (1933).

— Luftdruck, Kreislauf, Atmung und Liquordruck. Acta aerophysiol. **1**, F. 1, 61 (I); 65 (II) (1933); **1**, F. 2, 41 (III) (1934).

Schneider, E. C.: Physiological observations following descent from Pike's Peak to Colorado Springs. Amer. J. Physiol. **32**, 295—308 (1913). Ref. Zbl. Physiol. **27**, 1299.

Schneider, E. C.: Physiological effects of altitude. Physiologic. Rev. (Baltimore) **1**, 631—659 (1921). — Air med. Serv., Air. Serv. Inform. Circ. **4**, Nr 359, 3—14 (1922).

— A comparison of the three types of anoxemia. Mil. Surgeon **54**, 328—339 (1924).

Schneider, J.: Effects of altitude on health and longevity (with particular reference to South Africa). Med. J. S. Afr. **19**, 273, 321 (1923/24).

SCHOLTZ, MERÉNYI, G.: Über die wichtigeren physiologischen Fragen beim Fliegen (ung.). Orvosképzés **25**, 181—204 (1935). Ref. Ber. Physiol. **87**, 587.

SCHUBERT, G.: Die Belastung des menschlichen Körpers beim Hochleistungsflug unter besonderer Berücksichtigung des Höhenfluges. Verh. dtsch. Ges. inn. Med. **47**, 14—26 (1935).

— Physiologie des Fliegers. Münch. med. Wschr. **1936 I**, 374. Vortragsber.

— u. A. GRÜNER: Zur Wirkung extremer Schwankungen des Atmosphärendruckes auf den Warmblüterorganismus. Klin. Wschr. **1936 I**, 386. Ref. Ber. Physiol. **94**, 29.

SCHWARZ, W.: Der Einfluß des Alters auf die Widerstandsfähigkeit gegen Sauerstoffmangel. Luftfahrtm ed. **1**, 39—43 (1936).

SEIBERT, E. G.: The effects of high altitudes on the efficiency of aviators. Mil. Surgeon (Washington) **42**, 145—148 (1918).

SPILLMANN, L.: Réaction de l'organisme humain aux variations de la pression barométrique. Rev. méd. Est **59**, 717—722 (1. Dez. 1931).

SERAFIMOV, B. N.: Bergkrankheit (russ.). Sovet. Vrač. Gaz. **1935**, 1117.

STRELČOV, V. V.: Zur Frage der Wirkung des verminderten Barometerdrucks auf den Organismus (russ.). Vojenno-san. Djelo **1933**, Nr 5, 11—17.

— Ergebnis der Physiologie der Hochflüge (russ.). Vojenno-san. Djelo **1935**, Nr 3, 44—48.

SUNDSTROEM, E. S. and W. R. BLOOR: Physiological effects of short exposures to low pressure. J. of biol. Chem. (Baltimore) **46**, 153—170 (1920).

TISSOT, J.: Étude des causes du mal d'altitude. J. de Physiol. **12**, 520—525 (1910). Ref. Zbl. Physiol. **24**, 897.

— Sur les causes du mal d'altitude et sur les moyens d'en faire l'étude expérimentale. J. de Physiol. **13**, 75—80 (1911).

TROCMÉ, CH.: Pneumothorax et changements d'altitude. Étude physiopathologique. Ann. Méd. **35**, 138—157 (1934). Ref. Ber. Physiol. **79**, 363.

WEHRLÉ, M.: La stratosphère et la navigation aérienne. 1. Congr. internat. Sécurité aér. Rapports. Tome 2, p. 21, Comm. VI. 1930.

WERNER, CL. F.: Zellreaktionen im inneren Ohr bei Veränderungen des Luftdrucks. Z. Hals- usw. Heilk. **32**, 544—549 (1933).

WINTERSTEIN, H.: Über die Wirkungen der Höhenluft. Acta aerophysiol. **1**, F. 2, 3, 22 (1934).

— Das Problem der Höhenluftwirkung. Forschgn u. Fortschr. **1934**, 133.

WOLFER, R.: Verwirrung in höhenphysiologischen Untersuchungen durch falsche meteorologische Begriffe. Schweiz. med. Wschr. **1932 I**, 470.

— Les effets de l'altitude. Arch. méd.-chir. Appar. respirat. **10**, 81—136 (1935). Ref. Ber. Physiol. **89**, 353.

WRIGHT, H. B.: Effects of decreased oxygen tension in mountain climbing and in airplane ascents to high altitudes. J. Med. (Cincinn.) **10**, 466—473 (1929).

VAN WULFFTEN PALTHE, P. M.: Funktionelle Störungen durch Sauerstoffmangel (holl.). Nederl. Tijdschr. Geneesk. **67 I**, 1284—1288 (1923).

ZUNTZ, N.: Zur Physiologie und Hygiene der Luftfahrt. Luftfahrt und Wissenschaft, H. 3, 67 S. Berlin: Julius Springer 1912.

b) Blut.

Bis Ende 1909.

ABDERHALDEN, E.: Das Blut im Hochgebirge. Pflügers Arch. **92**, 615—622 (1902).

— Über den Einfluß des Höhenklimas auf die Zusammensetzung des Blutes. 74 S., 8°. (Basel.) München 1902. — Z. Biol. **43**, 125—194 (1902).

— Weitere Beiträge zur Frage nach der Einwirkung des Höhenklimas auf die Zusammensetzung des Blutes. Z. Biol. **43**, 443—489.

— Der Einfluß des Höhenklimas auf die Zusammensetzung des Blutes. Med. Klin. **1905 I**, 210—212.

— Blutuntersuchungen im Luftballon. Pflügers Arch. **110**, 95—98 (1905/06).

AGGAZZOTTI, A.: La réaction du sang dans l'air raréfié déterminée avec les méthodes titrimétriques et électrométriques. Arch. ital de Biol. (Turin) **47**, 55—65 (1907).

— Existe-t-il un rapport entre la réaction vraie et la réaction potentielle du sang à la pression normale et dans l'air raréfié? Arch. ital. de Biol. (Turin) **47**, 66—69 (1907).

AMBARD, L. et E. BEAUJARD: Effets de la dépression barométrique de courte durée sur la teneur du sang en hématies. C. r. Soc. Biol. Paris **54**, 486 (1902).

ARMAND-DELILLE, P. et A. MAYER: Expériences sur l'hyperglobulie des altitudes. J. de Physiol. **6**, 466—475. Ref. Zbl. Physiol. **18**, 477 (1904). — C. r. Soc. Biol. Paris **54**, 1187 (1902).

— — Nouvelles expériences sur l'hyperglobulie des altitudes. C. r. Soc. Biol. Paris **55**, 1253 (1903).

BARNABÒ, V.: Ricerche sperimentali sulla fisiopatologia del sangue in alta montagna. Boll. Soc. zool. ital. Roma, II. s. **10**, 142—153 (1909).

— Ancora sulla fisiopatologia del sangue in alta montagna. Boll. Soc. zool. ital. Roma, II. s. **10**, 454—458 (1909).

BAYEUX, R.: Numération des globules rouges du sang humain faite pour la première fois au sommet du Mont Blanc, le 20 août 1904. C. r. Acad. Sci. Paris **141**, 134 (1905).

— Influence d'un séjour prolongé à une très haute altitude sur la température animale et la viscosité du sang. C. r. Acad. Sci. Paris **148**, 1691—1694 (1909).

— Expériences faites au Mont Blanc en 1909 sur les variations de la glycémie et de la glycolyse hématique à la très haute altitude. C. r. Acad. Sci. Paris **151**, 449 (1910). Ref. Biochem. Zbl. **10**, 885.

BENSAUDE, R.: Récherches hématologiques au cours d'une ascension en ballon. C. r. Soc. Biol. Paris **53**, 1084—1086 (1901).

BERT, P.: Sur la richesse en hémoglobine du sang des animaux vivants sur les hauts lieux. C. r. Acad. Sci. Paris **94**, 805—807 (1882).

BOHR, CHR., K. HASSELBALCH u. A. KROGH: Über einen in biologischer Beziehung wichtigen Einfluß, den die CO_2-Spannung des Blutes auf dessen Sauerstoffbindung ausübt. Skand. Arch. Physiol. (Berlin u. Leipzig) **16**, 402—412 (1904). Ref. Zbl. Physiol. **18**, 603.

BÜRKER, K.: Die physiologische Wirkung des Höhenklimas. Zbl. Physiol. **18**, 245—248 (1904).

— Die physiologischen Wirkungen des Höhenklimas. Pflügers Arch. **105**, 480—535 (1904).

— Wirkungen des Höhenklimas auf das Blut. Münch. med. Wschr. **1905 I**, 249—253.

CALUGAREANU et V. HENRI: Résultats des expériences faites pendant une ascension en ballon. C. r. Soc. Biol. Paris **53**, 1037, 1038 (1901).

CAMPBELL, W. A. and H. W. HOAGLAND: The blood counts in high altitudes. Amer. J. med. Sci., N. s. **122**, 654—664 (1901). Ref. Schmidts Jb. **281**, 18.

CROUZON, O. et J. SOUBIES: Influence de la pression, de la température et de l' état hygrométrique de l'air sur l'hyperglobulie périphérique pendant les ascensions en ballon. C. r. Soc. Biol. Paris **63**, 313 (1907).

DUBOIS, R.: Sur l'influence de la diminution de la pression atmosphérique sur la composition des gaz du sang. C. r. Soc. Biol. Paris **53**, 1092 (1901).

EGGER, F., J. KARCHER u. a.: Untersuchungen über den Einfluß des Höhenklimas auf die Beschaffenheit des Blutes. Arch. f. exper. Path. **39**, 385—490 (1897).

FICK, A.: Bemerkungen über die Vermehrung der Blutkörperchen an hochgelegenen Orten. Pflügers Arch. **60**, 589—592 (1895).

FIESSLER, A.: Zur Kenntnis der Wirkung des verminderten Luftdruckes auf das Blut. Dtsch. Arch. klin. Med. **81**, H. 5/6, 579—582 (1904). Ref. Zbl. Physiol. **18**, 745.

FOÀ, C.: I mutamenti del sangue nell'alta montagna. Arch. Farmacol. sper. **2**, 357—365 (1903). Ref. Biochem. Zbl. **2**, 393.

— Critica sperimentale delle ipotesi emesse per spiegare l'iperglobulia dell'alta montagna. Rend. Atti Accad. Lincei **12**, No 10, 483—490 (1903).

— Sull'iperglobulia sull'alta montagna. Sperimentale. Arch. di Biol. (Firenze) **57**, 707 (1903).

FODERA: Influence des altitudes sur le sang. Arch. Farmacol. e Ter. (Palermo) **1895**.

FREY, H.: Der Hämoglobingehalt im zirkulierenden Kaninchenblut bei gewöhnlichem und vermindertem Luftdruck. 46 S., 8⁰. Diss. Zürich 1903. Ref. Zbl. Physiol. **17**, 705.

GALEOTTI, G.: Les variations de l'alcalinité du sang sur le sommet de Monte Rosa. Arch. ital. de Biol. (Turin) **41**, 80—92 (1904). Ref. Zbl. Physiol. **18**, 311.

GAULE, J.: L'augmentation des globules rouges du sang dans l'ascension en ballon. C. r. Acad. Sci. Paris **133**, 903 (1901).

— Die Blutbildung im Luftballon. Pflügers Arch. **89**, 119—153 (1902).

GIACOSA, P.: Spedizione scientifica al Monte Rosa; il contenuto in emoglobina del sangue a grandi altezze. R. Ist. Lomb. sci. e. lett. Rend. Milano, II. s., **30**, 410—424 (1897).
— Der Hämoglobingehalt des Blutes in großen Höhen. Z. physiol. Chem. **23**, 326—342 (1897). Ref. Zbl. Physiol. **11**, 569.
GOTTSTEIN, A.: Über Blutkörperchenzählung und Luftdruck. Berl. klin. Wschr. **1898 I,** 439, 466.
— Die Vermehrung der roten Blutkörperchen im Hochgebirge. Münch. med. Wschr. **1899 II,** 1299.
GRAWITZ, E.: Über die Einwirkung des Höhenklimas auf die Zusammensetzung des Blutes. Berl. klin. Wschr. **1895 I,** 713, 740. — Verh. Berl. med. Ges. 1895 **26 II,** 207—225 (1896).
GUILLEMARD, H. et R. MOOG: Observations faites au Mont Blanc sur les variations du sang aux hautes altitudes. J. Physiol. et Path. gén. **9,** 17—23 (1907).
— Observations faites au Mont Blanc sur l'hyperglobulie des altitudes. C. r. Acad. Sci. Paris **142,** 64—67 (1906).
— — Nouvelles observations faites au Mont Blanc sur l'hyperglobulie des altitudes. C. r. Acad. Sci. Paris **143,** 651—653 (1906).
HALLION et TISSOT: Recherches expérimentales sur l'influence des variations rapides d'altitude sur les gaz du sang et sur la pression artérielle. C. r. Soc. Biol. Paris, III. s. **11,** 1032—1034 (1901). Ref. Zbl. Physiol. **15,** 727.
HÉNOQUE, A.: Étude de l'activité de la réduction de l'oxyhémoglobine dans les ascensions en ballon (Comm.-préalable). C. r. Soc. Biol. Paris **53,** 1003, 1004 (1901).
— Influence de l'altitude sur la durée de la réduction de l'oxyhémoglobine chez l'homme. C. r. Acad. Sci. Paris **136,** 1629. (1903). Ref. Zbl. Physiol. **17, 358.**
HENRI, V. et J. JOLLY: Examens du sang au cours d'une ascension en ballon. C. r. Soc. Biol. Paris **57,** 191 (1904).
HOLMES, A. M.: Effect of high altitudes on blood counts. Trans. amer. microsc. Soc. 1898, Lincoln, Neb., **20,** 177—188 (1899).
HOPPE, F.: Der Einfluß, welchen der Wechsel des Luftdrucks auf das Blut ausübt. Müllers Arch. Anat. u. Physiol. **1857,** 63—73. Ref. Schmidts Jb. **101,** 19.
IVANOFF, A.: Der gegenwärtige Stand der Frage von der Wirkung des Bergklimas auf das Blut (russ.). Izvest. Imp. Vojenno-med. Akad., St. Petersb. **6,** 265—278 (1903).
JAQUET, A.: Höhenklima und Blutbildung. Arch. f. exper. Path. **45,** 1—10 (1900). Ref. Zbl. Physiol. **14,** 627.
— u. F. SUTER: Veränderungen des Blutes im Hochgebirge. Korresp.bl. Schweiz. Ärzte **28,** 104—116 (1898). Ref. Schmidts Jb. **261,** 194.
JOLLY, J.: Examens histologiques du sang au cours d'une ascension en ballon. C. r. Soc. Biol. Paris **53,** 1039—1041 (1901).
JOURDANET, D.: De l'anémie des altitudes et de l'anémie en général dans ses rapports avec la pression de l'atmosphère. Rec. Méd. franç. et étrg. **1,** 597, 648 (1863). — 44 p., 8°. Paris: Baillière & Fils 1863. Ref. Schmidts Jb. **122,** 248.
KEMP, G. T.: Relation of blood plates to the increase in the member of red corpuscles at high altitudes. Amer. J. Physiol. **6.** Proc. amer. physiol. Soc., p. XI (1902).
— Report of an expedition to Cripple Creek and Pike's Peak to study the effect of altitude on the blood. Amer. J. Physiol. **10.** Proc. amer. physiol. Soc., p. XXXII (1904).
KUHN, E.: Die Vermehrung der roten und weißen Blutkörperchen und des Hämoglobins durch die Lungensaugmaske und ihre Beziehung zum Höhenklima. Münch. med. Wschr. **1907 II,** 1713—1720.
— u. W. ALDENHOVEN: Die ausschlaggebende Bedeutung der verminderten Sauerstoff-spannung der Gewebe für die Anregung der Blutbildung. Verh. Ges. dtsch. Natur. forsch. 1909 (Leipzig 1910) **81 II/2,** 267—270.
KUTHY, D.: Modifications que subit le sang dans les régions élevées par effet de la diminution de la pression barométrique. Arch. ital. de Biol. (Turin) **26,** 11—26 (1896). Ref. Schmidts Jb. **255,** 73.
LAPICQUE, L.: Diminution de l'hémoglobine dans le sang central pendant les ascensions en ballon. C. r. Soc. Biol. Paris **57,** 193 (1904).
MACAULIFFE, L.: La polyglobulie des altitudes, le mal des montagnes et la critique scientifique. Progrès méd., III. s. **24,** 441 (1908).
MAMIE, P. L.: Contribution à l'étude du climat de montagne. Son action sur le sang. 55 p., 8°. Genève: Delémont 1898.

MEISSEN, E.: Die vermeintlichen Blutveränderungen im Hochgebirge. Münch. med. Wschr. 1905 I, 653—655.

— u. G. SCHRÖDER: Zur Frage der Blutveränderungen im Gebirge; Beitrag zur Pathologie des Blutes. Münch. med. Wschr. 1897 I, 610, 645.

MERCIER, A.: Des modifications de nombre et de volume que subissent les érythrocytes sous l'influence de l'altitude. Arch. Physiol. norm. et path. Paris, V. s. 6, 769—782 (1894). Ref. Schmidts Jb. 246, 85.

MIESCHER, F.: Über die Beziehungen zwischen Meereshöhe und Beschaffenheit des Blutes. F. MIESCHERS Histochemische und physiologische Arbeiten, Bd. 2, S. 328—358. Leipzig 1897. — Corresp.bl. Schweiz. Ärzte 23, 809—830 (1893). Ref. Schmidts Jb. 246, 85.

MOSSO, A. e G. MARRO: Analisi dei gas del sangue a differenti pressioni barometriche. Atti Accad. Lincei 12, 460—465. — Französisch: Arch. ital. de Biol. (Turin) 39, 393—401. Ref. Zbl. Physiol. 17, 636 (1903).

— — Les variations qui ont lieu dans les gaz du sang sur le sommet du Mont Rosa. Arch. ital. de Biol. (Turin) 39, 402—416 (1903). Ref. Zbl. Physiol. 17, 636.

— — La respirazione dei cane e la polipnea termica sulla vetta del Monte Rosa. Analisi dei gas del sangue dopo un lungo soggiorno a 4560 metri di altitudine. Lab. Sci. int. M. Rosa 1903 (Turin 1904). 1, 115, 132. Ref. Zbl. Physiol. 18, 359. — Französisch: Arch. ital. de Biol. (Turin) 41, 357—374.

MÜLLER, F.: Der Einfluß des Höhenklimas auf die Blutbildung. Z. Baln. 2, 495—498 (1909).

MÜNTZ, A.: De l'enrichissement du sang en hémoglobine suivant les conditions d'existence. C. r. Acad. Sci. Paris 112, 298—301 (1891).

PACHT, T.: Über die Veränderungen des Blutes im Hochgebirge. St. Petersb. med. Wschr., N. F. 1901, 543—547. Ref. Schmidts Jb. 276, 128.

QUISERNE et VAQUEZ: Du rôle de la rate dans la polyglobulie des altitudes. C. r. Soc. Biol. Paris 54, 1073 (1902).

ROSENQVIST, E.: Über die Kenntnis von den Veränderungen der Blutzusammensetzung nach Aufenthalt in verdünnter Luft und Höhenklima. Eine experimentelle Studie (schwed.). 168 S., 8°. Helsingfors 1897.

DE SAINT-MARTIN, L. G.: Influence de l'ascension en ballon sur la composition des gaz du sang. C. r. Soc. Biol. Paris 57, 196 (1904).

SCHAUMAN, O. u. E. ROSENQUIST: Ist die Blutkörperchenvermehrung im Höhenklima eine wirkliche oder nur eine scheinbare. Pflügers Arch. 68, 55—57 (1897). Ref. Zbl. Physiol. 11, 603.

— Über die Natur der Blutveränderungen im Höhenklima. Z. klin. Med. 35, 126, 315 (1898). Ref. Zbl. Physiol. 12, 453.

SCHRÖDER, G.: Zur Frage der Blutveränderungen im Gebirge. Mitteilung über die neue vom Luftdruck unabhängige Zählkammer für Blutkörperchen. Münch. med. Wschr. 1898 II, 1332—1334.

SELLIER: Sur l'explication de la richesse en globules et en hémoglobine du sang des animaux vivants à de grandes altitudes. Gaz. Sci. méd. Bordeaux 17, 138 (1896).

SOLLY, S. E.: The blood changes in high altitudes. Trans. amer. climat. Assoc. (Philad.) 1900, 204—206.

TISSOT, J.: Action de la décompression sur la proportion des gaz contenus dans le sang. C. r. Soc. Biol. Paris 54, No 21, 687 (1902).

— Les combustions intraorganiques sont indépendantes de la proportion d'oxygène contenue dans le sang artériel. La respiration dans une atmosphère à oxygène fortement raréfié provoque un abaissement considérable du taux de l'oxygène dans le sang artériel. C. r. Soc. Biol. Paris 56, 941 (1904). — C. r. Acad. Sci. Paris 138, 1545 (1904).

— et HALLION: Les gaz du sang à différentes altitudes pendant une ascension en ballon. C. r. Acad. Sci. Paris 133, 1036 (1901). Ref. Zbl. Physiol. 15, 827.

TRIPET: Des variations dans l'activité de réduction de l'oxyhémoglobine au cours d'une ascension en ballon. C. r. Acad. Sci. Paris 136, 76—78 (1903). Ref. Zbl. Physiol. 1903, 163.

VALLOT, J.: Sur les modifications que subit l'hémoglobine du sang sous l'influence de la dépression atmosphérique. C. r. Acad. Sci. Paris 133, 947 (1901).

VIAULT, F.: Sur l'augmentation considérable du nombre des globules rouges dans le sang chez les habitants des hauts plateaux de l'Amérique du Sud. C. r. Acad. Sci. Paris 111, 917 (1890).

VIAULT, F.: Sur la quantité d'oxygène contenue dans le sang des animaux des hauts plateaux de l'Amérique du Sud. C. r. Acad. Sci. Paris **112**, 295—298 (1891). — C. r. Soc. Biol. Paris, IX. s. **3**, 87—90 (1891).
— Action physiologique des climats de montagne. C. r. Acad. Sci. Paris **114**, 1562—1565 (1892).
VAN VOORNWELD, H. J. A.: Das Blut im Hochgebirge. Pflügers Arch. **92**, 1—60 (1902); **93**, 239—243 (1902).
WEBER, F. P.: The apparent increase in the red blood corpuscles at high altitudes. Brit. Phys. London **1**, 296 (1899—1900).
WEINZIRL, J. and MAGNUSSON: Further observations on increased blood counts due to high altitude. J. amer. med. Assoc. **11**, 1202—1204 (1903).
WEISS, J.: Über den angeblichen Einfluß des Höhenklimas auf die Hämoglobinbildung. Z. physiol. Chem. **22**, 526—531 (1897). Ref. Schmidts Jb. **254**, 119; **259**, 205.
ZUNTZ u. v. SCHRÖTTER: Demonstration von bei den Ballonfahrten gewonnenen Blutpräparaten. Arch. f. (Anat. u.) Physiol. **1902**, Suppl., 430.

1910 bis Ende 1936.

ACQUA, M.: Ricerche sul comportamento della curva glicemica in rapporto al volo. Fisiol. e Med. **1**, 591—597 (1930). Ref. Ber. Physiol. **58**, 740. — 5. Congr. internat. Nav. aér. La Haye, Tome 2, p. 1600—1603. 1931. Ref. Ber. Physiol. **64**, 503.
ADAMS, D. K. and H. MORRIS: Anoxaemia and the administration of oxygen. (Preliminary communication.) I. The head of oxygen in arterial blood in anoxaemia. J. of Physiol. **54**, CII—CIV (1921). Ref. Ber. Physiol. **7**, 308.
ADLERSBERG, D. u. J. GLASS: Veränderung der Chlor- und Wasserverteilung im Blute in sauerstoffarmer Luft. Arch. f. exper. Path. **165**, 383—400 (1932).
— u. O. PORGES: Untersuchungen über mangelhafte Sauerstoffsättigung des Blutes (Hypoxämie) im Höhenklima. Klin. Wschr. **1923 II**, 2209.
ALEXEEFF, A. J.: Vergleichende Studien über den Blutkatalasegehalt bei den Berg-, Vorberg- und Talstammbewohnern in Mittelasien. Biochem. Z. **173**, 433—439 (1926).
— Vergleichende Studien über den Einfluß des Bergklimas auf die Katalase des Blutes. Biochem. Z. **192**, 41—57 (1928). Ref. Ber. Physiol. **45**, 218.
— Vergleichende Studien über den Einfluß des Bergklimas auf die Katalase des Blutes. Biochem. Z. **207**, 28—38 (1929). Ref. Ber. Physiol. **50**, 779.
ALMASY, F. u. A. KRUPSKI: Über die Bestimmung der Sauerstoffkapazität des Blutes im Hochgebirge. Biochem. Z. **279**, 433—435 (1936).
ALTMANN, F.: Das Verhalten der glykämischen Reaktion nach hohen langdauernden Luftverdünnungen. Z. klin. Med. **114**, 642—661 (1930). Ref. Ber. Physiol. **59**, 596.
ASZTALOS, F., H. ELIAS u. H. KAUNITZ: Über das Blutbild in verdünnter Luft und seine Beeinflussung durch die Ernährung. Klin. Wschr. **1931 II**, 1912.
— — — Blutbild bei Sauerstoffmangel. Wien. klin. Wschr. **1932 I**, 397, 398. Ref. Ber. Physiol. **68**, 320.
AZZI, A.: Il comportamento della formula di Arneth durante il soggiorno in alta montagna. Giorn. Batter. **3**, 721—724 (1928). Ref. Ber. Physiol. **50**, 398.
— Il comportamento del potere radiante del sangue in alta montagna. Boll. Soc. Biol. sper. **9**, 106 (1934). Ref. Ber. Physiol. **81**, 17.
BÄHLER, H.: Über den Einfluß des Hochgebirgsklimas auf die Blutgerinnung und auf die Zahl der Blutplättchen. Verh. schweiz. naturforsch. Ges. **1935**, 377—380. Ref. Ber. Physiol. **94**, 427. — Schweiz. med. Wschr. **1936 I**, 460.
BAER, G. u. R. ENGELSMANN: Das Leukozytenbild bei Gesunden und Lungentuberkulösen im Hochgebirge. Dtsch. Arch. klin. Med. **112**, 56—82 (1913).
BAICENKO, J. P. u. A. N. KRESTOWNIKOFF: Über den Gehalt an Milchsäure im Blut auf einer Höhe von 4200 m. Arb. physiol. **6**, 373—375 (1933). Ref. Ber. Physiol. **73**, 281.
— — Über den Zuckergehalt im Blut auf einer Höhe von 4200 m. Arb. physiol. **6**, 359—361 (1933). Ref. Ber. Physiol. **73**, 281.
BALÓ, J.: Die Wirkung der Luftverdünnung auf das Blut und die blutbildenden Organe. Z. exper. Med. **59**, 303—315 (1928). Ref. Ber. Physiol. **45**, 211.

BARCROFT, J.: The effect of altitude on the dissociation curve of blood. J. of Physiol. 42, 44—63 (1911). Ref. Zbl. Physiol. 26, 214.
— The effect of altitude on mesectit curves of individuals. J. of Physiol. 46, XXX (1913). Ref. Zbl. Physiol. 28, 351.
— Anoxaemia. Lancet 1920 II, 485—489. Ref. Ber. Physiol. 4, 239.
— The respiratory function of the blood. I. Lessons from high altitudes. 207 p., 8⁰. Cambridge Univ. Press. 1925. — 215 p., 8⁰. New York: Macmillan & Co. 1926.
— II. Haemoglobin. 200 p., 8⁰. Cambridge Univ. Press. 1928.
— Deutsch: Die Atmungsfunktion des Blutes, Teil I: Erfahrungen in großen Höhen. 218 S., 8⁰. Berlin: Julius Springer 1927. — Teil II: Hämoglobin. 215 S., 8⁰. Berlin: Julius Springer 1929.
— CAMIS, RYFFEL u. a.: The effect of altitude on the dissociation curve of blood. J. of Physiol. 45, XLVI (1913).
BARRON, E. S. G., G. A. HARROP jr. u. a.: The acid-base equilibrium in dogs under reduced oxygen tension. J. of biol. Chem. 87, XXV (1930). Ref. Ber. Physiol. 57, 441.
BAYEUX, R.: Hématolyse et hématopoièse à la très haute altitude et dans l'air expérimentalement raréfié. C. r. Acad. Sci. Paris 181, 1194 (1925). Ref. Zbl. Hyg. 13, 163.
— Transmission de l'érythroclasie altitudinique par le sérum d'un animal décomprimé. C. r. Acad. Sci. Paris 183, 763, 764 (1926). Ref. Ber. Physiol. 38, 696.
— L'élément mécanique décompression et l'élément biochimique hypo-oxygénation dans la genèse des lésions sanguines et pulmonaires chez les animaux en atmosphères raréfiées. C. r. Acad. Sci. Paris 184, 1356—1358 (1927). Ref. Ber. Physiol. 43, 88.
— et P. CHEVALLIER: Dosages comparatifs de l'oxygène et de l'acide carbonique des sangs artériel et veineux à Paris, à Chamonix et au Mont Blanc. C. r. Acad. Sci. Paris 158, 958—961 (1914).
BERNEAUD, K.: Über die Beeinflussung des Blutes durch die BRUNSsche Unterdruckatmung. Fol. haemat. (Leipzig) 19, 132—147. Ref. Zbl. Physiol. 30, 259 (1915).
BEYNE, J., L. BINET et M. V. STRUMZA: Variation numérique des hématies en dépression atmosphérique. Relation avec les besoins en oxygène. C. r. Soc. Biol. Paris 116, 988—990 (1934). Ref. Ber. Physiol. 83, 127.
— — — Sur le mécanisme de la polyglobulie d'origine respiratoire. C. r. Soc. Biol. Paris 118, 1177—1179 (1935).
— et A. DE JENEY: Recherches sur l'action de la dépression atmosphérique sur le globule rouge du sang circulant. Soc. Méd. mil. franç., Bull. mens. Paris 19, 245—247 (1925).
BIEHLER, W.: Blutkonzentration und Ausscheidung des Alkohols im Hochgebirge. Arch. f. exper. Path. 107, 20—42 (1923). Ref. Ber. Physiol. 35, 903.
BINET, L.: La rate dans ses relations avec la fonction respiratoire. Arch. méd.-chir. Appar. respirat. 2, 237—242 (1927). Ref. Ber. Physiol. 44, 396.
BORCHARDT, P.: Blutharnsäurewerte bei gesunden und tuberkulösen Menschen im Hochgebirge. Z. Tbk. 50, 473—479 (1928).
BREHME, TH. u. P. GYÖRGY: Untersuchungen über Höhenklimawirkung. Biochem. Z. 186, 213—224 (1927). Ref. Ber. Physiol. 43, 248.
BROOKS, J.: Oxydation of hemoglobin to methemoglobin by oxygen; relation between rate of oxydation and partial pressure of oxygen. Proc. roy. Soc. London 118, 560—577 (1935).
BÜRKER, K.: Die physiologischen Wirkungen des Höhenklimas auf das Blut. Zbl. Physiol. 25, 1107 (1912).
— Die physiologischen Wirkungen des Höhenklimas auf das Blut und ihre Deutung. Münch. med. Wschr. 1913 II, 2442—2446.
— E. Jooss, E. MOLL u. E. NEUMANN: Die physiologischen Wirkungen des Höhenklimas. II. Die Wirkungen auf das Blut. Z. Biol. 61, 379—516 (1913). Ref. Zbl. Physiol. 27, 1299.
BÜTTNER, H. E.: Das Verhalten des Reststickstoffes im Blut nach Gaben von Arsen, Phosphor, chlorsaurem Natrium und bei Sauerstoffmangel. Z. exper. Med. 93, 391—401 (1934). Ref. Ber. Physiol. 79, 622.
CAMPBELL, W. A.: High altitude and the blood. Trans. amer. climat. Assoc. (Philad.) 28, 16—32 (1912).
CASPARI, W. u. A. LOEWY: Über den Einfluß gesteigerter Körpertemperatur auf das Verhalten der Blutgase; ein Beitrag zur Genese der Bergkrankheit. Biochem. Z. 28, 405—417 (1910).

CHIATELLINO, A.: Variazioni della resistenza globulare per effetto del clima di alta montagna. Arch. di Fisiol. **25**, 310—324 (1927). Ref. Ber. Physiol. **43**, 575.

— e S. GOLDBERGER: Modificazioni del sangue da soggiorno in alta montagna in rapporto con la funzione della milza. Boll. Soc. Biol. sper. **4**, 7—9 (1929). Ref. Ber. Physiol. **50**, 776.

— e V. MADON: Ricerche sul ricambio emoglobinico e sull'accelerazione dell'eritropoiesi per effetto del clima di alta montagna. Arch. di Fisiol. **28**, 552—563 (1930). Ref. Ber. Physiol. **59**, 107. — Französisch: Arch. ital. de Biol. (Pisa) **86**, 111—113 (1931/32).

CIMMINO, A.: Influenza delle basse pressioni barometriche sulle agglutinine. Ann. Igiene **42**, 300—312 (1932). Ref. Z. physik. Ther. **34**, Ref.-T., 122.

— Influenza delle basse pressioni barometriche sulla resistenza globulare. Morgagni **74**, 1587—1591 (1932).

COHNHEIM, O. u. O. H. WEBER: Die Blutbildung im Hochgebirge. Dtsch. Arch. klin. Med. **110**, 225—230 (1913). Ref. Zbl. Physiol. **27**, 409.

CORDIER, D.: Modifications de l'équilibre acide-base au cours des asphyxies progressives. Ann. de Physiol. **10**, 301—330 (1934). Ref. Ber. Physiol. **79**, 362.

— Étude sur les agents de l'acidose asphyxique. Ann. de Physiol. **11**, 162—175 (1935). Ref. Ber. Physiol. **89**, 354.

CRAANDYK, M. M.: Beiträge zum morphologischen Blutbilde im Hochgebirge. Fol. haemat. (Leipzig) **23**, 11—81 (1918/19). Ref. Zbl. Physiol. **34**, 28 (1921).

CULPEPPER, W. L.: Blood changes in the aviator. Mil. Surgeon (Washington) **48**, 180—185 (1921). Ref. Ber. Physiol. **7**, 201.

DALAND, J.: Altitude sickness the result of hemoglobin deficiency. Internat. Clin., XXXIII. s. **4**, 124—128 (1923).

DAUTREBANDE, L.: De la richesse en acide carbonique du plasma artériel par rapport au sang total dans l'hypercapnie et l'acapnie. C. r. Soc. Biol. Paris **101**, 497—500 (1929).

DELRUE, G. et A. VISCHER: Modifications de taux du glutathion sanguin durant le séjour à haute altitude. C. r. Soc. Biol. Paris **113**, 942—944 (1933). Ref. Ber. Physiol. **75**, 484.

DEL ZOPPO, R.: Azione delle depressioni barometriche sul valore complementare e sulla velocità di sedimentazione del globuli rossi. Fol. med. (Napoli) **21**, 1091—1101 (1935).

v. DESCHWANDEN, I.: Der Glutathiongehalt des Blutes im Hochgebirge und bei Bestrahlung mit natürlicher Höhensonne. Strahlenther. **39**, 278—282 (1931).

DETRE, L. u. S. MIRGAY: Über die Ursache der Erythrocytenvermehrung im Höhenklima. Orv. Hétil. (ung.) **1928 II**, 1244, 1245. Ref. Z. physik. Ther. **36**, Ref.-T., 278.

— — Höhenklimaerythrocytose als Folge der Höhenklimaacidose. Med. Klin. **1928 II**, 1628.

DOUGLAS, C. G.: The determination of the total oxygen capacity and blood volume at different altitudes by the carbon monoxide method. J. of Physiol. **40**, 472—479 (1910).

DRASTICH, L.: Die Rolle der Milz für die Blutveränderungen in der verdünnten Luft. I. Pflügers Arch. **217**, 598—609 (1927). Ref. Ber. Physiol. **44**, 396. — Französisch Ref. C. r. Soc. Biol. Paris **97**, 1768—1770 (1928).

— Abaissement de la concentration d'hémoglobine dans les érythrocytes des animaux sous l'influence de l'air raréfié. C. r. Soc. Biol. Paris **98**, 1040, 1041 (1928, April).

— Über den Einfluß der Luftverdünnung auf die Hämoglobinkonzentration in den Blutkörperchen und über die Wirkung der Milz auf die Blutregeneration. Biochem. Z. **195**, 189—205 (1928). Ref. Ber. Physiol. **46**, 421.

— u. G. LEJHANEC: Makrocyten im Blut und Luftverdünnung. Pflügers Arch. **218**, 528 (1927).

DREYER, G. and E. W. A. WALKER: The effect of altitude on blood volume, together with further observations on the blood in warm-blooded and cold-blooded animals. Lancet **1913 II**, 1175—1177.

DUBIN, M.: Changes in the diameters of erythrocytes produced by low pressures. Quart. J. exper. Physiol. **24**, 31—36 (1934). Ref. Ber. Physiol. **79**, 618.

DUGGE, M.: Adrenalin-Blutdruckkurve und Serum-Kalkspiegel im Hochgebirge. Beitr. Klin. Tbk. **65**, 96—111 (1926).

ELIAS, H. u. H. KAUNITZ: Über das durchschnittliche Volumen des einzelnen Erythrocyten bei Sauerstoffmangel und seine Beeinflussung durch Kohlehydratfütterung. Wien. med. Wschr. **1932 II**, 1290.

— — Über das weiße Blutbild bei Sauerstoffmangel. Klin. Wschr. **1933 I**, 393.

ELIAS, H., A. LÖFFLER u. M. TAUBENHAUS: Zur Lehre des Stoffwechsels im Unterdruck. II. Gesamt-N, Rest-N und seine Fraktionen in verschiedenen Gefäßbezirken
bei unvollständigem Hunger und bei Luftverdünnung. Z. exper. Med. **73**, 755—778
(1930). Ref. Ber. Physiol. **59**, 594.
— u. M. TAUBENHAUS: Zur Lehre des Stoffwechsels bei Unterdruck. II. Das Bluteiweißbild
bei Luftverdünnung. Z. exper. Med. **72**, 69—80 (1930). Ref. Ber. Physiol. **59**, 595.
FERRALORO, G.: La diminuzione dell'alcalinità potenziale del sangue nell'aria rarefatta.
Arch. di Sci. biol. **8**, No 1/2, 99—111 (1926). Ref. Ber. Physiol. **36**, 649. — Giorn. Med.
mil. **73**, 523—525 (1925).
FINSTERWALD, H.: Das Blutbild der Tuberkulose im Hochgebirge. II. Der Capillarkreislauf
im Hochgebirge bei Gesunden und Tuberkulösen und seine Beziehung zu der in der
Höhe beobachteten Blutkörperchen- und Hämoglobinvermehrung. Beitr. Klin. Tbk.
54, 239—251 (1923).
FITZGERALD, M. P.: The changes in the breathing and the blood at various high altitudes.
Philos. Trans. roy. Soc. London **203** B, 351—371 (1913).
— Further observations on the changes in the breathing and the blood at various high
altitudes. Proc. roy. Soc. London **88** (Ser. B), 248—258 (1914).
FLEISCH, A.: Das Sauerstoffdefizit des arteriellen Blutes bei vermindertem Luftdruck.
Pflügers Arch. **219**, 690—697 (1928).
FÖRSTER, J.: Luftverdünnung und Blutregeneration durch „Hämopoietine". Biochem. Z.
145, 309—317 (1914). Ref. Ber. Physiol. **26**, 201.
— Die Wirkung des Luftdrucks auf den Gaswechsel der roten Blutkörperchen. Biochem. Z.
169, H. 1/3, 93—98 (1926). Ref. Ber. Physiol. **36**, 648.
FORBES, W. H.: Blood sugar and glucose tolerance at high altitudes. Amer. J. Physiol.
116, 309—316 (1936). Ref. Ber. Physiol. **97**, 222.
FRADKIN, S.: Die Entstehung der Hyperglobulie durch niedrigen Luftdruck als Test für
Flieger; die Rolle der Milz (span.). Prensa méd. argent. **15**, 994—997 (20. Jan. 1929).
FRENKEL-TISSOT, H. C.: Das Verhalten des Blutzuckers im Hochgebirge bei normalen und
pathologischen Zuständen. Dtsch. Arch. klin. Med. **133**, 286—305 (1920). Ref. Ber.
Physiol. **4**, 516.
— Die biochemischen und biophysikalischen Beziehungen zwischen dem Erythrocyten- und
dem Eiweißsystem des Blutes Gesunder im Hochgebirge. Schweiz. med. Wschr. **1922 I**,
613—617, 635—641. Ref. Ber. Physiol. **18**, 90.
FRITZ, G.: Beiträge zur Physiologie des Höhenklimas. I. Wirkung des verminderten Luftdrucks auf p_H- und CO_2-Bindungsvermögen des Blutes. Biochem. Z. **170**, 236—243
(1926). Ref. Ber. Physiol. **37**, 131.
— Die Wirkung des verminderten Luftdrucks auf die Zusammensetzung des Blutes
(ung.). Magy. orv. Arch. **27**, 107—111 (1926). Ref. Zbl. Hyg. **13**, 123.
— Die Wirkung des verminderten Luftdrucks auf das Säure-Basengleichgewicht des Blutes
und auf den Alkaligehalt (ung.). Magy. orv. Arch. **27**, 384—393 (1926). Ref. Ber. Physiol.
38, 249.
GABATHULER, A. jun.: Über den Einfluß der Milz und des mehrtägigen Aufenthalts in
Luftverdünnung auf die Hämoglobin-Erythrozytenvermehrung im Blute der Kaninchen.
Z. exper. Med. **65**, 498—521 (1929). Ref. Ber. Physiol. **51**, 742.
GABBE, E.: Über Vorkommen und Bedeutung löslicher Schwefelverbindungen in den
Blutkörperchen. Klin. Wschr. **1929 II**, 2077—2080.
GEMELLI, A.: Sulla composizione del sangue degli aviatori. Boll. Ist. sieroter. milan. **1**,
105—110 (1917).
GESELL, R. and A. B. HERTZMANN: Tissue and blood acidity: coördination of the dual
function of the haemoglobin during low oxygen administration. Proc. Soc. exper. Biol.
a. Med. **24**, 260—262 (1926). Ref. Ber. Physiol. **40**, 686.
— — The regulation of respiration. XI. Effects of changes in alveolar oxygen pressure
on tissue acidity and blood acidity. Amer. J. Physiol. **82**, 591—607 (1927). Ref. Ber.
Physiol. **44**, 394.
GIANNINI, G.: Über die Wirkung starker Luftverdünnung auf die Erythrocytenzahl und
den Hämoglobingehalt des Blutes bei normalen und milzlosen Tieren. Z. exper. Med.
64, 431—451 (1929). Ref. Ber. Physiol. **50**, 550.
GILBERT, O. M.: Differential leucocytes at various altitudes. Colorado Med. (Denver)
8, 418—424, 2 charts (1911).

GLASS, J. u. D. ADLERSBERG: Experimentelle Untersuchungen über den Einfluß der Herabsetzung des Luftdruckes auf die Verteilung des Chlors und des Wassers im Blut. Polskie Arch. Med. wewn. 11, 52—65 (1933). Ref. Acta aerophysiol. 1, F. 3, 61. Ref. Ber. Physiol. 74, 106.

GOLDBERGER, S.: Il comportamento della glicemia in alta montagna e dopo irradiazione solare. Boll. Soc. Biol. sper. 4, 710, 711 (1929). Ref. Ber. Physiol. 53, 371.

— Il comportamento del potere vasocostrittore del siero in alta montagna. Boll. Soc. Biol. sper. 7, 507, 508 (1932). Ref. Ber. Physiol. 69, 537.

GORDON, A. J. and M. DUBIN: Alleged presence of "hemopoietine" in blood serum of rabbits subjected to low pressures. Amer. J. Physiol. 107, 704—708 (1934).

GREENE, C. H. and C. W. GREENE: The utilisation of oxygen in the blood at different stages of anoxemia. Amer. J. Physiol. 62, 542—556 (1922). Ref. Ber. Physiol. 20, 199.

GREENE, C. W. and C. H. GREENE: The partial pressure of oxygen in the blood during progressively induced anoxemia. J. of biol. Chem. 52, 137- 155 (1922). Ref. Ber. Physiol. 15, 254.

— — Does the partial pressure of oxygen in arterial blood during progressive anoxemia support the secretory theory ? Amer. J. Physiol. 59, 442, 443 (1922). Ref. Ber. Physiol. 13, 211.

— — The oxygen exhaustion of the blood as a factor in flight limitations. Mil. Surgeon (Washington) 52, 28—30 (1923).

GREENE, R.: Acute anoxemia in acclimatised person. Lancet 1931 II, 683.

GREPPI, E. ed A. RATTI: Massa del sangue ed alta montagna. (Studio sperimentale sull'uomo.) 9, 58—70 (1925). Ref. Ber. Physiol. 31, 913.

GRIFFEL, W.: Fett- und Cholesteringehalt des Serums von Kaninchen unter dem Einfluß der Luftverdünnung. Biochem. Z. 222, 290—300 (1930). Ref. Ber. Physiol. 57, 761.

GUILLEMARD, M.: Sur l'azotémie au cours du mal de montagne. C. r. Acad. Sci. Paris 181, 628, 629 (1925).

GUTSTEIN, M.: Über ein typisches Verhalten des Blutes unter dem Einfluß des O_2-Mangels. Fol. haemat. (Leipzig) 26, 211—220 (1921). Ref. Ber. Physiol. 8, 435.

— Über den Einfluß des Sauerstoffmangels auf das Blut. Dtsch. med. Wschr. 1921 I, 145.

HAGGARD, H. W. and Y. HENDERSON: Hemato-respiratory functions. III. The fallacy of asphyxial acidosis. IV. How oxygen deficiency lowers the blood alkali. J. of biol. Chem. 43, 3—13, 15—27 (1920). Ref. Ber. Physiol. 4, 388, 389.

HALL, F. G.: The effect of altitude on the affinity of hemoglobin for oxygen. J. of biol. Chem. 115, 485—490 (1936). Ref. Ber. Physiol. 98, 425.

— D. B. DILL and E. S. GUZMAN BARRON: Comparative physiology in high altitudes. J. cellul. a. comp. Physiol. 8, 301—313 (1936). Ref. Ber. Physiol. 96, 571.

HARA, H.: Reduced atmospheric pressure (oxygen deficiency) and hydrogen-ion concentration of blood. J. Biophysics 2, CXXV—CXXVII (1927). Ref. Ber. Physiol. 46, 681.

HARTMANN, H.: Das Blutbild in großen Höhen. Klin. Wschr. 1933 I, 458—460.

— u. A. v. MURALT: Blutmilchsäure und Höhenklimawirkung. Biochem. Z. 271, 74—88 (1934).

HEILMEYER, L., K. RECKNAGEL u. L. ALBUS: Blutbestand, Blutzusammensetzung, Blutumsatz und Leberfunktion im Höhenklima. Z. exper. Med. 90, 573—595 (1933). Ref. Ber. Physiol. 77, 112.

HEIMANN, W.: Blutbildung und Blutregeneration unter Luftdruckerniedrigung. Acta aerophysiol. 1, F. 2, 61—64 (1934).

HENDERSON, Y.: The adjustment to the barometer of the hemato-respiratory functions in man. Proc. nat. Acad. Sci. U.S.A. 6, 62, 63 (1920). Ref. Ber. Physiol. 8, 47.

— Hemato-respiratory functions. V. Relation of oxygen tension of blood alkali in acclimatisation to altitude. J. of biol. Chem. 43, 29—33 (1929). Ref. Ber. Physiol. 4, 389 (s. auch unter HAGGARD).

— and H. W. HAGGARD: The influence of oxygen deficiency and related conditions upon the hemato-respiratory functions. Amer. J. Physiol. 51, 176 (1920/21).

— and E. M. RADLOFF: Two stages in the effects of decreasing oxygen. Amer. J. Physiol. 101, 54 (1932). Ref. Ber. Physiol. 69, 526.

HERLITZKA, A.: Gli equilibri chimici del sangue nel mal di montagna. Arch. di Fisiol., Suppl. Bd. 24, 676—691 (1926). Ref. Ber. Physiol. 40, 548.

HOLMQUIST, A. G.: Die Einwirkung des Höhenklimas und der Bergkrankheit auf den Gehalt des Blutes an Adrenalin, Calcium und Zucker und der Einfluß der Sonnenstrahlung hierbei. Acta aerophysiol. 1, F. 3, 21—37 (1934).

HURTADO, A.: Studies at high altitudes. Blood observations on the Indian natives of the Peruvian Andes. Amer. J. Physiol. 100, 487—505 (1932).

HUSZCZA, A.: Die biologischen Reaktionen des Blutes bei Änderungen des atmosphärischen Druckes (poln.). Lek. Wojsk. 20, 425, 501, 588 (1932).

— Die biologischen Reaktionen des Blutes bei Änderungen des atmosphärischen Druckes. Acta aerophysiol. 1, F. 1, 82 (1933).

IZQUIERDO, J.-J.: Réalité de l'hyperglobulie des hautes altitudes. C. r. Soc. Biol. Paris 87, 1195, 1196 (1922). Ref. Ber. Physiol. 18, 93.

— Einige Beobachtungen, die das wirkliche Vorkommen einer Vermehrung den roten Blutkörperchen in der Höhe beweisen. Bol. Inst. Hig. México 1, No 4, 97 (1923). Ref. Ber. Physiol. 25, 339.

IZUMIYAMA, K.: Über den Einfluß der Luftdruckveränderungen auf die Zusammensetzung des Blutes. II. Über- und Unterdruckatmung bei Tieren (Verhältnis zwischen Blutzusammensetzung und Atemtypen.) Tohoku J. exper. Med. 11, 374—406 (1928). Ref. Ber. Physiol. 49, 357.

JANICKI, ST.: Der Einfluß künstlich herabgesetzten Druckes auf die Zahl der weißen Blutkörperchen und der Blutplättchen (poln.). Med. doświadcz. i społ. 20, 222—237 (1935). Ref. Ber. Physiol. 98, 262.

JEZLER, A. u. A. VISCHER: Morphologische Blutveränderungen nach körperlicher Arbeit im Hochgebirge. Verh. schweiz. naturforsch. Ges. 1935, 377. Ref. Ber. Physiol. 93, 106. — Schweiz. med. Wschr. 1936 I, 398.

JOKL, E.: Blutbild und Sauerstoffmangel unter besonderer Berücksichtigung des Sports. Dtsch. med. Wschr. 1933 I, 1001—1004. Ref. Ber. Physiol. 74, 681.

JUHASZ-SCHÄFFER, S.: Die Wirkung des Höhenklimas auf die Erythrocyten (ung.). Gyógyászat 2, 798—800 (1928). Ref. Z. physik. Ther. 37, Ref.-T., 117.

KAULBERSZ, J.: Resistenz der roten Blutkörperchen und die Zahl der Reticulocyten im Höhenklima. Z. exper. Med. 86, 785—808 (1933). Ref. Ber. Physiol. 73, 113.

— Die Widerstandsfähigkeit der Blutkörperchen im Höhenklima (poln.). Med. doświadcz. i społ. 18, 1—39 (1934). Ref. Ber. Physiol. 81, 103.

— Les variations quantitatives du potassium et du calcium des globules rouges sous l'influence du climat de la haute montagne. Bull. internat. Acad. pol. Sci., Cl. Méd. No 6/10, 481—494 (1934). Ref. Ber. Physiol. 81, 479.

— u. E. WISCHNOWITZER: Über die Resistenz der Blutkörperchen bei künstlich herabgesetztem Luftdruck. Z. exper. Med. 89, 238—245 (1933).

— — Die Erythrocytenresistenz in künstlich verdünnter Luft (poln.). Med. doświadcz. i społ. 18, 167—178 (1934). Ref. Ber. Physiol. 83, 129.

KAULEN: Über den Einfluß des Fliegens auf das Blutbild bei Menschen, Kaninchen und Mäusen. Dtsch. med. Wschr. 1917 II, 1562.

KESTNER, O., W. GROSS u. Mitarb.: Blutuntersuchungen im Hochgebirge. Z. Biol. 70, 95—98 (1919).

KEYS, A., F. G. HALL and E. S. GUZMAN BARRON: The position of the oxygen dissociation curve of human blood at high altitude. Amer. J. Physiol. 115, 292—307 (1936). Ref. Ber. Physiol. 95, 314.

KNIPPING, H. W.: Über die Anoxämie. Klin. Wschr. 1934 I, 721—723. Ref. Ber. Physiol. 80, 644.

— A. KOCH u. G. MATTHIESSEN: Klinische und chemische Untersuchungen über die Anoxämie. Beitr. Klin. Tbk. 84, 447—472 (1933/34).

KNOLL, W.: Blut und Blutbild im Hochgebirge. Schweiz. med. Wschr. 1924 I, 121—127. Ref. Ber. Physiol. 25, 459.

KOCIAN, V.: La composition morphologique du sang des oiseaux suivant les variations de la pression atmosphérique. C. r. Soc. Biol. Paris 122, 730, 731 (1936). Ref. Ber. Physiol. 96, 409.

KODERA, K.: Studien über den Einfluß der Einatmung von Sauerstoff sowie von kohlensäurereicher bzw. sauerstoffarmer Luft auf den Energieumsatz und den intermediären Kohlehydratstoffwechsel. IV. Mitt. Beeinflussung der Verteilung der Milchsäure zwischen Plasma und Erythrocyten. Tohoku J. exper. Med. **23**, 415—424 (1934). Ref. Ber. Physiol. **83**, 355.

KOEHLER, A. E., E. H. BRUNQUIST and A. S. LOEVENHARDT: The production of acidosis by anoxaemia. Amer. J. Physiol. **63**, 404 (1923). Ref. Ber. Physiol. **19**, 415. — J. of biol. Chem. **55**, Nr 2, IX, X (1923). Ref. Ber. Physiol. **31**, 684. — J. of biol. Chem. **64**, Nr 2, 313—373 (1925). Ref. Ber. Physiol. **33**, 389.

KOLOZS, E.: Über das Verhalten der Blutgerinnung und der Blutplättchen bei Luftverdünnung. Biochem. Z. **222**, 301—312 (1930). Ref. Ber. Physiol. **58**, 522.

KOSLOVSKAJA i KRJUKOVA: Blutmorphologie bei Hochflügen (russ.). Vopr. med. obespeč. vosdušn. flota (Leningrad) **1934**, 115—123.

KRAMER, K. u. H. SARRE: Über den Sauerstoffspannungsausgleich zwischen Alveolen und Blut. Z. Biol. **96**, 89—100 (1935).

KRESTOWNIKOFF, A. N.: Material zur Frage der Veränderungen des weißen Blutbildes auf einer Höhe von 4200 m. Arb.physiol. **6**, 362—368 (1933). Ref. Ber. Physiol. **73**, 282.

LAQUER, F.: Höhenklima und Blutneubildung. Dtsch. Arch. klin. Med. **110**, 189—224 (1913). Ref. Zbl. Physiol. **27**, 409.

— Über den Milchsäuregehalt des Blutes im Höhenklima. Z. Biol. **70**, 99—110 (1920).

— Über die Wirkungen des Hochgebirges auf das Blut und den Flüssigkeitsaustausch zwischen Blut und Gewebe. Klin. Wschr. **1922** I, 163—166. Ref. Ber. Physiol. **12**, 508.

— Untersuchungen der Gesamtblutmenge im Hochgebirge mit der GRIESBACHschen Kongorotmethode. Klin. Wschr. **1924** I, 7—10. Ref. Ber. Physiol. **25**, 339.

— Über den Milchsäuregehalt des Blutes im Höhenklima. II. Mitt. Einfluß der Muskelarbeit. Pflügers Arch. **203**, 35—41 (1924).

— Blutbildung im Hochgebirge. Handbuch der normalen und pathologischen Physiologie, Bd. 6/II, S. 719—727. 1928.

LEJHANEC, G.: Wirkung verdünnter Luft auf die Zahl der Blutzellen (tschech.). Biol. Listy **14**, 121—129 (1928). Ref. Ber. Physiol. **48**, 669.

— Influence de l'air raréfié sur le nombre des hématies. C. r. Soc. Biol. Paris **99**, 982—984 (1928). Ref. Ber. Physiol. **50**, 80.

LINTZEL, W. u. T. RADEFF: Über die Wirkung der Luftverdünnung auf Tiere. I. Mitt. Hämoglobingehalt, Erythrocytenzahl, Herzgewicht. Pflügers Arch. **222**, 674—689 (1929). Ref. Ber. Physiol. **54**, 196.

— II. Mitt. Hämoglobinbildung und Eisenhaushalt. Pflügers Arch. **224**, 451—461 (1930). Ref. Ber. Physiol. **57**, 261.

— III. Mitt. Wirkung von Luftverdünnungen verschiedenen Grades. Pflügers Arch. **226**, 307—318 (1930). Ref. Ber. Physiol. **59**, 595.

LIPPMANN, A.: Blutzusammensetzung und Gesamtblutmenge bei Hochgebirgsbewohnern. Klin. Wschr. **1926** II, 1406. Ref. Ber. Physiol. **39**, 829.

LÖHNER, L.: Hat das Höhenklima Einfluß auf das Glucosebindungsvermögen der Erythrocyten? Pflügers Arch. **214**, 552—560 (1926). Ref. Ber. Physiol. **39**, 539.

LOEWY, A.: Neuere Untersuchungen über die Wirkung der Luftverdünnung und des Höhenklimas. Zugleich ein Beitrag über den Einfluß der Atmung auf die Blutbeschaffenheit. Jber. Physiol. **1**, 188—197 (1920).

— Blut und Blutkreislauf im Hochgebirge. Klin. Wschr. **1934** I, 545—549. Ref. Ber. Physiol. **80**, 293.

— u. J. FÖRSTER: Die Wirkung der Luftverdünnung auf den Gaswechsel des Blutes. Biochem. Z. **145**, 318—323 (1924). Ref. Ber. Physiol. **26**, 202.

— u. R. HELLER: Erythrozytenzahl und Hämoglobingehalt bei unter starker Luftverdünnung geborenen Meerschweinchen. Z. exper. Med. **87**, 33—37 (1933). Ref. Ber. Physiol. **73**, 280.

LO MONACO CROCE, T.: Eritrocitosi da alte quote e riflessi condizionali. Fisiol. e Med. **7**, 601—616 (1936). Ref. Ber. Physiol. **98**, 262.

— L'eritrometria negli organismi sottoposti ad aria rarefatta. Fisiol. e Med. **7**, 733—746 (1936).

Lozoya, S. J.: Das Volumen des kreisenden Plasmas und Blutes in der Höhe und seine Veränderungen mit der Zeit und durch Muskelübung (span.). Arch. lat.-amer. Cardiol. y Hemat. 6, 241—264 (1936). Ref. Ber. Physiol. 100, 255.

Lutz, R. R. and L. C. Wyman: The effect of low pressure and ether anesthesia on blood alkali. Amer. J. Physiol. 73, 264—273 (1925).

Macleod, J. J. R.: The concentration of lactic acid in the blood in anoxaemia and shock. Amer. J. Physiol. 55, Nr 2, 184—196 (1921). Ref. Ber. Physiol. 7, 440.

Magara, M.: Variation of hydrogen ion concentration under low atmospheric pressure. Bull. nav. med. Assoc. Japan 17, 1 (1928).

Marañón, G.: Les variations de la glycémie des pilotes par la méthode des réactions. C. r. Soc. Biol. Paris 82, 631—633 (1919). — Siglo méd. (Madrid) 66, 573 (1919).

Marczewski, M. St.: Influence d'une diminution brève de la pression atmosphérique sur les globules rouges. J. Physiol. et Path. gén. 32, 385—394 (1934). Ref. Ber. Physiol. 84, 424.

Margaria, R. ed E. Sapegno: Massa sanguigna, globuli rossi ed emoglobina in individui acclimatati, in montagna ed al piano. Atti Accad. naz. Lincei 8, 712—717 (1928). Ref. Ber. Physiol. 50, 776.

Martin, C. E., J. Field II and V. E. Hall: Blood lactates in various anoxemic states. Proc. Soc. exper. Biol. a. Med. 25, Nr 4, 273—274 (1928). Ref. Ber. Physiol. 45, 805.

Marulli, A.: Sull'eritrocitosi da aria rarefatta. 4. Congr. internat. Nav. aér. Rome 1927. Tome 4, p. 582—587; französisch Tome 6, p. 498—503. — Studium 18, 399—403 (1928).

Masing, E. u. P. Morawitz: Höhenklima und Blutbildung. Dtsch. Arch. klin. Med. 98, 301—307 (1910). — Atti Lab. sci. A. Mosso (Torino) 3, 84—90 (1912).

Mathon, G.: Action des eaux minerales et de la dépression atmosphérique sur le teneur du sang et des organes en glutathion réduit (étude expérimentale). Thèse de Lyon 1935. Ref. J. aviat. Med. 7, 145 (1936).

Mazza, S. y A. Bianchi: Vergleichende Blutuntersuchungen an den gleichen Personen in 1200 und 3500 m Höhe (span.). Bol. Inst. Clín. quir. Univ. Buenos Aires 4, 454—460 (1928). — Prensa méd. argent. 15, 726—729 (1928).

Messerle, N.: Experimentelle Untersuchungen über die Höhenklimawirkung. Z. exper. Med. 60, 34—44 (1928). Ref. Ber. Physiol. 45, 799.

— Das Verhalten des Blutzuckers im Höhenklima und nach natürlichen Höhen-Sonnen-bädern. Schweiz. med. Wschr. 1928 I, 271, 272. Ref. Ber. Physiol. 47, 109.

Meyer, E. u. R. Seyderhelm: Über Blutuntersuchungen bei Fliegern. Dtsch. med. Wschr. 1916 II, 1245. Ref. Zbl. Physiol. 32, 227 (1918).

Meyer, L.: Über den Einfluß des Höhenklimas auf das Blutbild. Münch. med. Wschr. 1920 II, 1320.

Meyer, O. O., M. H. Seevers and S. R. Beatty: The effect of reduced atmospheric pressure on the leukocyte count. Amer. J. Physiol. 113, 166—174 (1935). Ref. Ber. Physiol. 92, 606.

Meyer, P.: Bedeutung der Hämoglobinvermehrung bei Sauerstoffmangel. Klin. Wschr. 1932 I, 69.

Miura, H.: Über die Veränderungen des kolloid-osmotischen Drucks des Blutserums bei progressiver Sauerstoffverdünnung, zugleich über das Verhalten der Leber dabei. Tohoku J. exper. Med. 30, 49—71 (1936).

— Die Veränderungen der zirkulierenden Blutmenge durch die Einatmung von sauerstoff-armer, -reicher und kohlensäurereicher Luft. Tohoku J. exper. Med. 30, 72—84 (1936).

Monge, C.: L'érythrémie des altitudes. Arch. Mal. Coeur 22, 641—651 (1929). — Paris: Masson & Cie. 1929. Ref. Z. physik. Ther. 38, Ref.-T., 139. Vgl. auch C. Monge unter III A. 1. a.

Morawitz, P.: Höhenklima und Blutregeneration. Dtsch. med. Wschr. 1910 I, 389.

Müller, F., J. Cronheim u. M. Müller-Munk: Die unter dem Einfluß des Höhenklimas im Blut auftretende Sauerstoffzehrung. Biochem. Z. 234, 302—306 (1931). Ref. Ber. Physiol. 62, 341.

Muller, G. L. and J. H. Talbott: The effect of high altitudes on the cholesterol, lecithin and fatty acids in the plasma of healthy men. Arch. int. Med. 47, 855—860 (1931). Ref. Z. physik. Ther. 41, Ref.-T., 199.

Muggia, A.: Influenza del clima di alta montagna sul valore complementare del sangue. Giorn. Batter. 1, 24—33 (1926). Ref. Zbl. Hyg. 12, 802.

v. Muralt, A.: Zur Frage der Blutregulation im Höhenklima. Schweiz. med. Wschr. **1935 I**, 461—465. Ref. Ber. Physiol. **89**, 356.

Myerson, A., J. Loman, H. T. Edwards and D. B. Dill: Composition of blood in artery, in internal jugular vein and in femoral vein during oxygen want. Amer. J. Physiol. **98**, 373—377 (1931, Okt.).

Naegeli, C.: Experimentelle Untersuchung über die Wirkung der Luftverdünnung auf die Resistenz roter Blutkörperchen gegenüber hypotonischen Kochsalzlösungen. Biochem. Z. **231**, 95—102 (1931). Ref. Ber. Physiol. **61**, 94.

Nakao, H.: Die Kohlensäurekapazität des normalen und milzlosen Tieres bei Normaldruck und bei Unterdruck. (Beiträge zur Physiologie der Drüsen von L. Asher, Nr 103.) Biochem. Z. **178**, 382—394 (1926).

Nayashida, M.: Beiträge zur Kenntnis der zentral-nervösen Regulation des Blutes. V. Mitt. Über den Einfluß der verdünnten Luft auf das Blutbild des Kaninchens mit durchschnittenem Rückenmark im besonderen auf die Veränderungen der Erythrocyten. J. Kumamoto med. Soc. **12**, 374—376 (1936).

Nechkovitch, M.: Influence de la dépression atmosphérique sur les animaux en état d'hypoglycémie. C. r. Soc. Biol. Paris **94**, No 10, 681—683 (1926). Ref. Ber. Physiol. **38**, 243.

Nitzescu, J.-J. et M. Benetato: Influence de la dépression barométrique sur l'acide lactique et le phosphore minéral du sang artériel. C. r. Soc. Biol. Paris **102**, 181—183 (1929). Ref. Ber. Physiol. **54**, 195.

— et I. Cosma: La rate et la dépression barométrique. Mécanisme de l'hyperglobulie des altitudes. C. r. Soc. Biol. Paris **98**, No 5, 412—415 (1928). Ref. Kongreßzbl. inn. Med. **51**, 103.

— La dépression barométrique d'altitude produit-elle une polyglobulie aiguë? C. r. Soc. Biol. Paris **98**, 1615—1617 (1928). Ref. Kongreßzbl. inn. Med. **52**, 756.

Ocaranza, F.: Die Höhenhyperglobulie (span.). Gac. méd. México, I. s., **4**, 157—170 (1919/20).

Ørskov, S. L.: Der Gehalt an Milchsäure und „X-Säuren" im Blut und in Organen bei Ruhe, nach Muskelarbeit und bei verminderter Sauerstoffzufuhr. Biochem. Z. **245**, 239—251 (1932).

Peters, E.: Zur Physiologie des Höhenklimas. Dtsch. med. Wschr. **1920 I**, 181, 182.

— Serumeiweißuntersuchungen im Hochgebirge. Z. physik. u. diät. Ther. **25**, H. 12, 548—551 (1921). Ref. Ber. Physiol. **12**, 385.

Peterson, R. F. and W. G. Peterson: The differential count of leucocytes at high altitudes. J. Labor. a. clin. Med. **20**, 723—726 (1935). Ref. Ber. Physiol. **87**, 355.

Popescu-Inotesti, C. u. G. Gabriel: Beeinflussung von Blut und Kreislauf durch Sauerstoffmangel und Kohlensäureüberladung. Zbl. inn. Med. **45**, Nr 12, 202—212 (1924). Ref. Ber. Physiol. **26**, 207.

Pugnani, E.: Ricerche sull'azione della fatica e delle radiazioni attiniche sull'attività perossidasica dei globuli bianchi del sangue. Giorn. Batter. **13**, 7—16 (1934, Juli).

Rabbeno, A.: Azione dell'aria rarefatta sul contenuto in colesterina e grassi del sangue. Arch. di Sci. biol. **9**, 161—167 (1926). Ref. Ber. Physiol. **40**, 409.

Radeff, T.: Über den Katalasegehalt des Blutes bei Luftverdünnung. Biochem. Z. **220**, 445—452 (1930). Ref. Ber. Physiol. **56**, 97.

Ravenna, P.: Modificazioni della produzione di anticorpi osservate nell'uomo sano durante il soggiorno in alta montagna. Minerva med. (ital.) **1**, 893—896 (1933).

Reale, M.: Über die Erythrocytensenkungsreaktion im Hochgebirge. Z. Tbk. **67**, 97—99 (1933).

Recht, G.: Über kernhaltige Erythrocyten bei Sauerstoffmangel. Mitt. Ges. inn. Med. Wien **21**, 107 (1922).

Rigoni, M.: Il potere di scissione dell'H_2O_2 da parte del sangue nel clima d'alta montagna. Arch. di Fisiol. **28**, 537—540 (1930). Ref. Ber. Physiol. **59**, 108.

Rittmann, R.: Beiträge zur Kenntnis der chemischen Änderungen des Blutes bei der Asphyxie; Verhalten des Calciums, Kaliums, Reststickstoffes, Fibrinogens, Albumin-Globulingehaltes und der Blutkörperchensenkungsgeschwindigkeit unter Sauerstoffmangel. Z. exper. Med. **56**, 262—270 (1927).

Rodel, I.: Der Einfluß von wiederholtem kurzfristigem Aufenthalt in der Unterdruckkammer auf das Blut. 28 p., 8°. Zürich 1932.

ROSSI, A. ed E. SAPEGNO: Glicemia, potere riducente e contenuto in glutatione del sangue in alta montagna. Boll. Soc. Biol. sper. 9, 888—890 (1934). Ref. Ber. Physiol. 84, 431.

RUBOWITZ, M.: Über den isoelektrischen Punkt des Hämoglobins im Höhenklima. Biochem. Z. 266, 190—196 (1933). Ref. Ber. Physiol. 77, 287.

RÜHL, A.: Über die Wirkung niedrigen Luftdruckes auf die arterielle CO_2-Spannung. Klin. Wschr. 1935 II, 1300. Vortr. Berl. physiol. Ges., Sitzg 26. Apr. 1935.

RUPPANNER, E.: Das leukozytäre Blutbild im Hochgebirge. Schweiz. med. Wschr. 1920 I, 105—108. Ref. Ber. Physiol. 2, 40.

RYFFEL, J. H.: Experiments on lactic acid formation in man. J. of Physiol. 39, XXIX (1910).

SANDOR, G.: Über die blutbildende Wirkung des Serums von Tieren, die in verdünnter Luft gehalten wurden. Z. exper. Med. 82, 633—646 (1932). Ref. Ber. Physiol. 69, 531.

SCARTAZZINI, H.: Über das Vorkommen zweier Reaktionstypen des roten Blutbildes im Hochgebirge. 27 S., 8°. (Zürich) Berlin 1926. — Beitr. Klin. Tbk. 64, 691—717 (1926).

SCHEMENSKY, W.: Physikalisch-chemische Blutveränderungen unter der Einwirkung des Hochgebirges. Z. klin. Med. 111, 205—213 (1929). Ref. Ber. Physiol. 53, 757.

SCHLAGINTWEIT, E.: Über die Sauerstoffversorgung im Hochgebirge. Z. Biol. 70, 111—117 (1920).

SCHMIDT, L. E. CHR.: Die Blutzuckerreaktion bei Hypoxämie. Z. exper. Med. 97, 813—818 (1936). Ref. Ber. Physiol. 93, 99.

SCHNEIDER, E. C. and L. C. HAVENS: The changes in the content of haemoglobin and red corpuscles in the blood of man at high altitudes. Amer. J. Physiol. 36, 380—397 (1915). Ref. Zbl. Physiol. 30, 347.

— B. R. LUTZ and H. W. GREGG: The changes in the content of hemoglobin and erythrocytes of the blood in man during short exposures to low oxygen. Amer. J. Physiol. 50, 216—227 (1919/20). — Air Serv. Inform. Circ. (Washington) 1, 81—85 (1920).

SCHRENK, H. H., F. A. PATTY and W. P. YANT: Blood chemistry changes resulting from comparatively rapid asphyxia by atmospheres deficient in oxygen. Publ. Health. Rep. 47, 136—146 (15. Jan. 1932).

SCHUBERT, G.: Über die Natur und funktionelle Bedeutung der Erythrocytenspeicher bei akutem und chronischem Sauerstoffmangel. Pflügers Arch. 235, 256—270 (1934). Ref. Ber. Physiol. 85, 347.

SEKIGUCHI, E.: Influence of low atmospheric pressure on colloid-osmotic pressure of blood. Bull. nav. med. Assoc. Japan 25, Nr 10, 65 (1936). Ref. Ber. Physiol. 97, 608.

SELESNJEW, A. W.: Über den Einfluß des Sauerstoffmangels auf das morphologische Blutbild der Tiere im normalen und pathologischen Zustande unter den Bedingungen eines akuten Versuchs. Virchows Arch. 273, 178—190 (1929). Ref. Ber. Physiol. 52, 428.

SEYFARTH, C.: Über Blutveränderungen bei Luftdruckerniedrigung (Höhenklima), insbesondere der vitalgranulierten Erythrocyten. Klin. Wschr. 1927 I, 487—489. Ref. Ber. Physiol. 40, 687.

SHIBUYA, K.: Experimentelle Untersuchungen über das Verhalten des tierischen Knochenmarks bei Luftverdünnung. Z. exper. Med. 63, 353—359 (1928). Ref. Ber. Physiol. 50, 41.

SIMADA, S.: Über den Einfluß der Luftverdünnung auf die Reticulozyten und die Blutplättchen. Jap. J. med. Sci. 8, Trans. Int. Med. etc. 4, 206 (1936).

SIMOES RAPOSO L.: La polyglobulie provoquée par l'abaissement de la pression atmosphérique et la pathogénie du mal des altitudes. C. r. Soc. Biol. Paris 110, 1040, 1041 (1932). Ref. Ber. Physiol. 69, 531.

SINGER, W.: Zur experimentellen Physiologie der Höhenanoxämie. Z. exper. Med. 66, 45—66 (1929). Ref. Ber. Physiol. 53, 72.

— Über den Schuldsauerstoff bei Höhenanoxämie. Z. exper. Med. 78, 712—727 (1931). Ref. Ber. Physiol. 64, 506.

SPITZ, A.: Über das Verhalten des Rest-Kohlenstoffs des Blutes bei Anoxämie. Z. exper. Med. 93, 465—472 (1934). Ref. Ber. Physiol. 81, 99.

SSERAFIMOW, B. N.: Einfluß des Gebirgsaufenthalts auf die Resistenz der menschlichen Erythrocyten. Fol. haemat. (Leipzig) 54, 261—267 (1936). Ref. Ber. Physiol. 94, 257.

STAINES, M. E., T. L. JAMES and C. ROSENBERG: Lymphocyte increase and altitude. Arch. int. Med. (Chicago) 14, 376—382 (1914).

Stammers, A. D.: Oxygen content, capacity und percentage saturation in arterial blood
at Johannesburg (altitude 5750 feet). Proc. physiol. Soc. J. of Physiol. **78**, 21 P. (1933).
— The polymorphonuclear-lymphocyte ratio at an altitude of 5750 feet. J. of Physiol.
78, 335—338 (1933). Ref. Ber. Physiol. **74**, 682.

Starling, E. H., J. Barcroft and W. B. Hardy: The dissociation of oxy-haemoglobin
at high altitudes. Rep. Brit. Assoc. advanc. Sci. 1913. London 1914, p. 260—262.

Stewart, G. E., R. O. Greep and O. O. Meyer: Effect of reduced oxygen tension upon
formed elements of blood of hypophysectomized animals. Proc. Soc. exper. Biol. a.
Med. **33**, 112—114 (1935). Ref. Kongreßzbl. inn. Med. **85**, 253.

Straube, W.: Über Blutveränderungen durch Unterdruckatmung. Z. physik. Ther. **34**,
264—271 (1927/28).

Strohl, A., L. Binet et B. Fournier: Réponse de la rate à la dépression barométrique.
Sur la polyglobulie des altitudes. C. r. Soc. Biol. Paris **97**, 148, 149 (1927). Ref. Ber.
Physiol. **44**, 397.

Sundstroem, E. S.: Studies on adaptation of man to high altitudes. 4. Effect of high
altitudes on the carbon dioxide content and on the hydrogen ion concentration of the
blood. Berkeley, California 1919. Univ. California Press. 10 p., 4°. 1919. — Univ.
California Publ. Physiol. **5**, Nr 8, 113—120.

Talbott, J. H.: Studies at high altitudes. II. Morphology and oxygen combining capacity
of the blood. Fol. haemat. (Lpz.) **55**, 23—36 (1936). Ref. Ber. Physiol. **96**, 78.

Tanaka, H.: Influence of low. pressure on p_H of human blood. Bull. nav. med. Assoc.
Japan (Abstr. Sect.) **21**, 1 (1932).
— Experimental study of rise and fall of ammonia in blood due to low atmospheric pressure.
Bull. nav. med. Assoc. Japan (Abstr. Sect.) **24**, 23 (1935).
— and T. Kikuchi: Influence of low atmospheric pressure on hydrogen ion concentration
and contents of oxygen as well as carbon dioxide in blood. Bull. nav. med. Assoc. Japan
24, 41 (1935).
— — and T. Tomita: Influence of low atmospheric pressure on blood sugar. Bull. nav.
med. Assoc. Japan (Abstr. Sect.) **24**, 32 (1935).
— and F. Motobayashi: Influence of low atmospheric pressure on lactic acid in blood.
Bull. nav. med. Assoc. Japan (Abstr. Sect.) **24**, 1 (1935).

Taubenhaus, M.: Zur Lehre des Stoffwechsels im Unterdruck. IV. Mitt. Über die Verteilung
des Reststickstoffes auf Vollblut und Plasma bei Nahrungskarenz und bei Luftverdünnung. Z. exper. Med. **76**, 210—219 (1931). Ref. Ber. Physiol. **62**, 131.

Toth, A.: Serumuntersuchungen im Hochgebirge mittels der Elektrodialyse. Biochem. Z.
201, 412—423 (1928). Ref. Ber. Physiol. **48**, 791.

Tyler, D. B. and F. M. Baldwin: Development of anemias in rats after exposure to low
oxygen tensions. Proc. Soc. exper. Biol. a. Med. **31**, 823, 824 (1934). Ref. Ber. Physiol.
82, 309.

Vecchi, A.: Le modificazioni della formula ematologica in alta montagna. Haematologica
(Pavia) **17**, 517—527 (1936).

Verdina, C.: Sul contenuto del sangue in calcio e magnesio in alta montagna. Giorn.
Batter. **1**, 146—152 (1926).
— Ricerche comparative sul potere battericida del sangue al piano ed in alta montagna.
Azione della fatica e delle irradiazioni solari. Giorn. Batter. **2**, 101—110 (1927, Febr.).
— Ricerche comparative sul potere battericida del sangue al piano ed in alta montagna;
azione della fatica durante l'allenamento. Giorn. Batter. **3**, 290—297 (1928, Apr.).

Vergara Lope: Die Hyperglobulie der Höhen ist keine Erscheinung der Hämatopoese
(span.). Gac. méd. México, III. s. **7**, 417—424 (1912). Crón. méd. Lima **30**, 251—257
(1913).

Vergara Lope, D.: Die Blutviskosität und Molekulartension bei den Bewohnern der
Hochebenen (span.). Gac. méd. México, III. s. **8**, 317—328 (1913).
— Die Hämatologie der Höhen (span.). Gac. méd. México, IV. s. **1**, 3—16 (1919).

Verzár, F.: Untersuchungen über den Mechanismus der Blutkörperchenregulierung im
Hochgebirge. 3. Tagg frei. Ver.igg schweiz. Physiologen, 28. Jan. 1933. Schweiz.
med. Wschr. **1933** I, 460.
— Serum-Bilirubin und Erythropoese im Hochgebirge. Biochem. Z. **257**, 113—129
(1933).

VIALE, G.: L'acidosi nell'aria rarefatta. Arch. di Fisiol. 21, 39—59 (1923). Ref. Ber. Physiol. 21, 243.

— Variazioni della catalasi nel sangue in alta montagna. Rend. Atti Accad. naz. Lincei, 2. Sem. 33, H. 7/8, 290—293 (1924). Ref. Ber. Physiol. 31, 855.

— et J. DI LEO LIRA: Rôle de la rate dans l'hyperglobulie par l'air raréfié. Rev. Soc. argent. Biol. 3, 440, 441 (1927). — Abstr.: C. r. Soc. Biol. Paris 97, 1239, 1240 (4. Nov. 1927).

WALKER, E. W. A.: A contribution to the study of the effect of altitude on the blood. Rep. Brit. Assoc. advanc. Sci. 1913. London 1914, p. 675.

WANNER: Über das Verhalten der Leukocyten im Höhenklima. Korresp.bl. Schweiz. Ärzte 43, 941—946 (1913). — Ann. schweiz. Ges. Baln. 1914, H. 10, 24—30.

WANNER, Fr.: Einfluß des Höhenklimas auf die Widerstandsfähigkeit der roten Blutkörperchen. Dtsch. Z. Chir. 116, 769—782 (1912). Ref. Mschr. Unfallheilk. 20, 64.

WEBER, H.: Die Viskosität des Blutes und Blutserums im Hochgebirge. Z. Biol. 70, 211—224 (1919).

— Viskosimetrische Befunde bei Muskelarbeit im Hochgebirge. Z. Biol. 70, 225—229 (1919).

WILLIAMSON, R.: The increase in the number of red cells and the percentage of haemoglobin in acute oxygen want. Brit. J. exper. Path. 10, 246—248 (1929). Ref. Ber. Physiol. 53, 232.

WINTERSTEIN, H. u. K. GOLLWITZER-MEIER: Über die Atmungsfunktion des Blutes im Hochgebirge. Pflügers Arch. 219, 202—212 (1928). Ref. Ber. Physiol. 46, 417.

WISCHNOWITZER, E. L.: Einfluß herabgesetzten atmosphärischen Druckes auf den Cholesterinspiegel im Blut (poln.). Acta Biol. exper. (Warszawa) 9, 323—350 (1935). Ref. Ber. Physiol. 96, 74.

— Der Einfluß des verminderten Luftdrucks auf den Cholesterolgehalt des Blutes. Z. exper. Med. 97, 780—797 (1936).

WITTKOWER, E.: Über die Basen-Säureverhältnisse bei Luftverdünnung. Pflügers Arch. 233, 607—621 (1933).

WLADIMIROW, G. E., I. M. DEDJULIN u. Z. A. RAIKO: Über den Einfluß des Besteigens hoher Berge auf den Milchsäuregehalt des Blutes nach dem Material der 2. Alpiniade der Roten Armee (russ.). Trudy vojenno-med. Akad. Kirowa 5, 55—63 (1936). Ref. Ber. Physiol. 98, 614.

YAMAKITA, M. and TAYOJIRO KATO: Clinical and experimental anoxaemias and the effect of oxygen administration. Tohoku J. exper. Med. 3, 608—652 (1922). Ref. Ber. Physiol. 19, 530.

YOSIZUMI, S.: Experimental research in anoxaemia (anaemic type). Jap. J. med. Sci., Trans. Biophysics 2, 66, 67 (1931). Ref. Ber. Physiol. 67, 316.

ZACH, C.: L'azione emopoietica del clima di alta montagna. Riforma med. 48, 843—845 (28. Mai 1932).

v. ZALKA, E.: Blutkörperchenzahl und Organveränderungen nach Luftverdünnung und reticuloendotheliales System. Z. exper. Med. 76, 120—135 (1931).

c) Atmung.

Bis Ende 1909.

AGGAZZOTTI, A.: La diminuzione dell'anidride carbonica che osservasi negli alveoli polmonari dell'uomo quando questo ritorna alla pressione barometrica normale dopo aver subita l'azione dell'aria rarefatta. Rend. Atti Accad. Lincei 13, 2 H. 3, 208 (1904). Ref. Biochem. Zbl. 3, 286. — Französisch: Lab. sci. int. M. Rosa (Turin) 1, 271—281 (1904).

— Influenza della depressione barometrica sulla tensione parziale dell'anidride carbonica e dell'ossigeno negli alveoli polmonari. Rend. Atti Accad. Lincei 13, 2 H. 4, 224 (1904). Ref. Biochem. Zbl. 3, 287. — Französisch: Arch. ital. de Biol. (Turin) 42, 53—62 (1904).

— Il ricambio respiratorio delle cavie sulla vetta del Monte Rosa. Rend. Atti Accad. Lincei 13, H. 8, 493. — Französisch: Arch. ital. de Biol. (Turin) 41, 402—417 (1904). Ref. Zbl. Physiol. 18, 535.

AGGAZZOTTI, A.: Ricerche sulla compositione nell'aria negli alveoli polmonari alla pressione normale e nell'aria rarefatta. Rend. Atti Accad. Lincei **13**, H. 12, 732 (1904). — Französisch: Arch. ital. de Biol. (Turin) **42**, 14—22 (1904/05).
— Action de la pression barométrique sur la composition de l'air dans les poumons de l'homme. Vortr.ber. 6. internat. Physiol.-Kongr. Brüssel. Zbl. Physiol. **18**, 827 (1904). — Arch. internat. Physiol. **2** (35) (1904/05).
ARON, E.: Über die Einwirkung verdichteter und verdünnter Luft auf den intratrachealen Druck beim Menschen. Arch. f. path. Anat. **130**, 297—306 (1892). Ref. Schmidts Jb. **289**, 117.
— Über die Einwirkung barometrisch verschiedener Luftarten auf den intrapleuralen und Blutdruck beim Kaninchen. Virchows Arch. **143**, 399—412 (1896). Ref. Zbl. Physiol. **10**, 172.
BABÀK, E. u. J. ROČEK: Über die Temperaturkoeffizienten des Atemrhythmus bei reicher und bei ungenügender Versorgung des Atemzentrums mit Sauerstoff. Pflügers Arch. **130**, 477—506 (1909).
BERNARD, CL.: Leçons sur les effets des substances toxiques et médicamenteuses. 488 S., 8°. Paris 1857. Ref. Schmidts Jb. **101**, 16.
BOHR, CH.: Die funktionellen Änderungen in der Mittellage und Vitalkapazität der Lungen. Dtsch. Arch. klin. Med. **88**, 385—434 (1907).
BONER, J. H.: Über Einwirkung des Höhenklimas auf Respiration und Circulation und deren Consequenzen. Korrespl.bl. Schweiz. Ärzte **5**, 578—586 (1875).
BOYCOTT, A. E. and J. C. HALDANE: The effects of low atmospheric pressures on respiration. J. of Physiol. **37**, 355—377 (1909).
BOYLE, R.: New pneumatical experiments about respiration. Philos. Trans. roy. Soc. Lond. **5**, 2011—2058 (1670). Französisch: Collect. Acad. partie étrg. **6**, 23—59 (1761).
— A new experiment concerning an effect of the varying weight of the atmosphere etc. Philos. Trans. roy. Soc. Lond. **7**, 5156—5159 (1672).
BRIGGS, W. A.: Anomalies of respiration in high altitudes. Amer. Med. **5**, 838 (1903).
BÜRGI, E.: Der respiratorische Gaswechsel bei Ruhe und Arbeit auf Bergen. Arch. f. (Anat. u.) Physiol. **1900**, 509—543. Ref. Zbl. Physiol. **15**, 596.
COINDET, L.: De la respiration sur les altitudes. Gac. méd. México **1**, 3, 17 (1864).
DURIG, A.: Über Aufnahme und Verbrauch von Sauerstoff bei Änderung seines Partiardrucks in der Alveolarluft. Arch. f. (Anat. u.) Physiol. **1903** (Suppl.), 209—369. Ref. Zbl. Physiol. **17**, 730.
— Beiträge zur Physiologie des Menschen im Hochgebirge. II. Pflügers Arch. **113**, 213 bis 316 (1906).
FORLARINI: La funzione respiratoria in montagna. Arch. ital. Clin. med. **28**, 4, 506.
FRAENKEL et GEPPERT: Sur la respiration dans l'air raréfié. C. r. Acad. Sci. Paris **96**, 1740 (1883).
FUCHS, R. F.: Physiologische Studien im Hochgebirge. 2. Versuche über den respiratorischen Stoffwechsel im Hochgebirge (von R. F. FUCHS u. TH. DEIMLER). Sitzgsber. physik.-med. Soz. Erlangen **40**, 204—264 (1909). Ref. Biochem. Zbl. **10**, 227. — Atti Lab. sci. A. Mosso (Torino) **3**, 67—74 (1912).
GRUNMACH, E.: Über den Einfluß der verdünnten und verdichteten Luft auf die Respiration und Zirkulation. Z. klin. Med. **5**, 469—475 (1882). Ref. Zbl. med. Wiss. **1883**, 410.
HALDANE, J. S. and E. P. POULTON: The effects of want of oxygen on respiration. J. of Physiol. **37**, 390—407 (1908). Ref. Zbl. Physiol. **23**, 124 (1909).
— and J. G. PRIESTLEY: The regulation of the lung-ventilation. J. of Physiol. **32**, 225 bis 266 (1905).
HALLION et TISSOT: Recherches expérimentales sur l'influence des variations rapides d'altitude sur les phénomènes chimiques et physiques de la respiration à l'état de repos (recherches faites au cours d'une ascension en ballon). C. r. Soc. Biol. Paris **1901**, 1030. Ref. Zbl. Physiol. **15**, 727.
HEWETT, F. C.: On the influence of altitude and pressure on the "vital capacity" of man. Brit. med. J. **1875**, Nr 778, 667. Ref. Zbl. med. Wiss. **1876**, 287.
HILL, L. and M. FLACK: The effect of excess of carbon dioxide and of want of oxygen upon the respiration and the circulation. J. of Physiol. **37**, 77—111 (1908). Ref. Hermann-Weiß Jber. **1908**, 112.

KEMPNER, G.: Über den Sauerstoffverbrauch des Menschen bei Einatmung sauerstoffarmer Luft. Z. klin. Med. 4, 391—401 (1882). Ref. Schmidts Jb. 196, 3.

— Über den Einfluß mäßiger Sauerstoffverarmung der Einatmungsluft auf den Sauerstoffverbrauch der Warmblüter. Virchows Arch. 89, 290—302. Ref. Zbl. med. Wiss. 1883, 312.

— Neue Versuche über den Einfluß des Sauerstoffgehalts der Einatmungsluft auf den Ablauf der Oxydationsprozesse im tierischen Organismus Arch. f. (Anat. u.) Physiol. 1884, 396—433. Ref. Zbl. med. Wiss. 1885, 119.

KUSS, G.: Étude expérimentale des variations des échanges respiratoires de l'homme pendant un séjour prolongé à l'altitude de 4350 m. J. Physiol. et Path. gén. 7, 982—997 (1905). Ref. Biochem. Zbl. 4, 731 (1905).

LE BLANC, F.: Sur l'asphyxie par insuffisance d'oxygène. C. r. Acad. Sci. Paris 78, 980 (1874). Ref. Zbl. med. Wiss. 1874, 638.

v. LIEBIG, G.: Über die Wirkung des Luftdruckes auf die Einatmung. Arch. f. (Anat. u.) Physiol. 1880, 126—141. Ref. Schmidts Jb. 187, 230.

— Das Atmen unter vermindertem Luftdrucke. Dtsch. med. Wschr. 1886 I, 307, 325.

— Einige Beobachtungen über das Atmen unter vermindertem Luftdrucke. Münch. med. Wschr. 1891 I, 437—439. — Sitzgsber. Ges. Morph. u. Physiol. München 7, H. 1, 49 (1891).

— Die Veränderung der Lungencapazität mit dem Luftdrucke. Berl. klin. Wschr. 1892 I, 506—508.

— Die Saugkraft des Thorax unter verschiedenem Luftdruck. Sitzgsber. Ges. Morph. u. Physiol. 9, H. 1, 16—27 (1893).

LOEWY, A.: Über die Atmung im luftverdünnten Raum. Verh. physiol. Ges. Arch. f. (Anat. u.) Physiol. 1892, 545—547.

— Über die Respiration und Circulation unter verdünnter und verdichteter sauerstoffarmer und sauerstoffreicher Luft. Arch. ges. Physiol. 58, 409—415 (1894).

— Untersuchungen über Respiration und Zirkulation bei Änderung des Druckes und des Sauerstoffgehalts der Luft. 155 S., 8°. Berlin: August Hirschwald 1895. Ref. Schmidts Jb. 249, 211.

v. LORTET: Perturbations de la respiration, de la circulation et surtout de la calorification à de grandes hauteurs, sur le Mont Blanc. C. r. Acad. Sci. Paris 69, 707—711 (1869).

MARCET, W.: Résumé de recherches expérimentales sur la fonction respiratoire à diverses altitudes. Arch. Sci. physiques et nat. 62, 240—254 (1878). Bibl. univ. Genève. Ref. Schmidts Jb. 186, 69. — Englisch: Proc. roy. Soc. London 27, 293—304 (1878).

— A summary of an inquiry into the function of respiration at various altitudes on the Island and Peak of Teneriffe. Proc. roy. Soc. London 28, 498—519 (1879). Ref. Schmidts Jb. 186, 69.

— A chemical inquiry into the phenomena of human respiration. Proc. roy. Soc. London 46, 340—345 (1889). Ref. Zbl. Physiol. 3, 704.

— On the chemical phenomena of human respiration while air is being rebreathed in a closed vessel. Proc. roy. Soc. London 49, 103—117 (1891).

MOSSO, A.: Periodische Atmung und Luxusatmung. Arch. f. (Anat. u.) Physiol. 1886, Suppl., 37—116.

— La ressemblance du mal de montagne avec l'empoisonnement par l'oxyde de carbone et études sur la respiration. Arch. ital. de Biol. (Turin) 35, 51—74. Ref. Zbl. Physiol. 15, 262 (1901).

— Comment agissent sur les poumons l'oxyde de carbone et l'air raréfié. Arch. ital. de Biol. (Turin) 35, 90—102 (1901). Ref. Schmidts Jb. 272, 217.

— La rapidità dello scambio gassoso nei polmoni durata della reazione per l'anidride carbonica inspirata. L'espirazione attiva. Rend. Atti Accad. Lincei 13, H. 10, 529 (1904). — Französisch: Arch. ital. de Biol. (Turin) 41, 3, 418—425. Ref. Zbl. Physiol. 18, 534 (1904).

— Come sulle montagne diminuisca la sensibilità per l'anidride carbonica inspirata. Rend. Atti Accad. Lincei 13, H. 10, 519. Ref. Zbl. Physiol. 18, 535 (1904). — Französisch: Arch. ital. de Biol. (Turin) 41, 426—438 (1904).

— Nella depressione barometrica diminuisce la sensibilità per l'anidride carbonica. Esperienze sugli animali. Rend. Atti Accad. Lincei 13, 591. Ref. Zbl. Physiol. 18, 535 (1904). — Französisch: Arch. ital. de Biol. (Turin) 41, 3, 438—445 (1904).

— L'arresto del respiro e le modificazioni della sua durata nell'aria rarefatta e sulla montagna. Rend. Atti Accad. Lincei 13, H. 11, 597. — Französisch: Arch. ital. de Biol. (Turin) 41, 446—460 (1904). Ref. Zbl. Physiol. 18, 569 (1903).

Mosso, A.: L'acapnie produite par les injections de soude dans le sang. Arch. ital. de
   Biol. (Turin) **42**, 186—199 (1904/05).
— La respirazione periodica (fenomeno di Cheyne-Stokes) quale si produce nell'uomo
   sulle Alpi per effetto dell'acapnia. Mem. Accad. Sci. Torino **1904**, 2 s., 55. — Französisch:
   Arch. ital. de Biol. (Turin) **43**, 81—133 (1905). Ref. Schmidts Jb. **288**, 15.
— Dépression barométrique et pression partielle de CO_2 dans l'air respiré. Observations
   faites sur les singes. Rend. Accad. Lincei **14**, H. 31, 6 (1905). — Arch. ital. de Biol.
   (Turin) **43**, 209—215 (1905). Ref. Zbl. Physiol. **19**, 956.
— Démonstration des centres respiratoires spinaux au moyen de l'acapnie. Arch. ital.
   de Biol. (Turin) **43**, 216—224 (1905). Ref. Zbl. Physiol. **19**, 956.
— e G. Marro: L'acapnia prodotta nell'uomo dalla diminuita pressione barometrica.
   Atti Accad. Lincei **12**, 453 (1903). — Französisch: Arch. ital. de Biol. (Turin) **39**, 387
   bis 394 (1903). Ref. Zbl. Physiol. **17**, 636 (1903).
Mosso, U.: La respiration de l'homme sur le Mont Rosa. L'élimination de l'acide carbonique
   à de grandes hauteurs. Arch. ital. de Biol. (Turin) **25**, 247—254 (1895). Ref. Zbl.
   Physiol. **10**, 661.
Plavec, W.: Über die Bedeutung der Blutgase für die Atembewegungen. Pflügers Arch. **79**,
   195—210 (1900).
Riva-Rocci, S.: La funzione respiratoria in montagna. Riv. Clin. (Milano) **28**, 506—552
   (1889).
Robin, A., M. Binet et Dupasquier: Les échanges respiratoires aux hautes altitudes.
   Bull. Acad. Méd. Paris, III. s. **46**, 644—651 (1901). — Bull. gén. Thér. Paris **142**, 898—908
   (1901).
Setschenow, J.: Zur Frage über die Atmung in verdünnter Luft. Pflügers Arch. **22**,
   252—261 (1880).
— Über die Sauerstoffspannung in der Lungenluft unter verschiedenen Bedingungen.
   Pflügers Arch. **23**, 406—412 (1880).
— Die Theorie der Lungenluftzusammensetzung. Pflügers Arch. **24**, 165—176 (1881).
Soley, S. E.: The influence of altitude upon respiration. Rocky Mountain med. Rev. Colorado
   Springs 1, 88—92 (1880/81).
Spallitta, F.: Sugli effetti prodotti dalle variazioni della pressione normale intra et extra-
   toracica, studio sperimentale. Labor. Fisiol. Univ. Palermo 1892. Ref. Zbl. Physiol.
   6, 165. — Französisch: Arch. ital. de Biol. (Turin) **17**, 287—295 (1892).
Speck: Über den Einfluß der Atemmechanik und des Sauerstoffdrucks auf den Sauerstoff-
   verbrauch. Pflügers Arch. **19**, 171—190 (1879). Ref. Schmidts Jb. **187**, 231.
— Untersuchungen über die Wirkung des verschiedenen Sauerstoffgehalts der Luft auf
   die Atmung des Menschen. Z. klin. Med. **12**, 447—532 (1887). Ref. Zbl. med. Wiss.
   1888, 501.
Staehelin, R.: Der Gaswechsel des Menschen im Höhenklima (Basel). 40 S., 8°. Leipzig 1901.
Tissot, J.: Action de la décompression sur l'intensité des échanges respiratoires pendant
   le travail musculaire. C. r. Soc. Biol. Paris **54**, 683, 685 (1902).
— Recherches expérimentales sur l'action de la décompression sur les échanges respiratoires
   chez l'homme. C. r. Soc. Biol. Paris **54**, No 21, 682 (1902). — C. r. Acad. Sci. Paris **134**,
   1255—1258 (1902).
— Recherches sur l'influence des variations d'altitude sur les échanges respiratoires. C. r.
   Acad. Sci. Paris **136**, 2, 118 (1903). Ref. Zbl. Physiol. **17**, 160. — J. de Physiol.
   5, No 1, 55—64 (1903). Ref. Zbl. Physiol. **17**, 193.
— Sur la signification des expériences faites en ballon sur les échanges respiratoires. C. r.
   Acad. Sci. Paris **136**, 308. Ref. Zbl. Physiol. **17**, 160 (1903).
— La respiration dans une atmosphère dont l'oxygène est considérablement raréfié n'est
   accompagnée d'aucune modification des combustions intraorganiques, évaluées d'après
   les échanges respiratoires. C. r. Soc. Biol. Paris **56**, 876—878 (1904). — C. r. Acad.
   Sci. Paris **138**, 1454 (1904). Ref. Zbl. Physiol. **18**, 474.
— Recherches expérimentales sur l'influence de la diminution progressive de la tension
   de l'oxygène de l'air atmosphérique sur les phénomènes méchaniques et chimiques de
   la respiration. J. de Physiol. **12**, 492—507 (1910). Ref. Zbl. Physiol. **24**, 897.
— et Hallion: Les phénomènes physiques et chimiques de la respiration à différentes
   altitudes pendant une ascension en ballon. C. r. Acad. Sci. Paris **133**, 949—951 (1901).
   Ref. Zbl. Physiol. **15**, 821.

VALLOT, J.: Sur les modifications que subit la respiration par suite de l'ascension et de l'acclimatement à l'altitude du Mont-Blanc. C. r. Acad. Sci. Paris **137**, 1283 (1903).

v. VIVENOT, R. jun.: De l'influence de la compression et de la raréfaction de l'air sur les actes mécaniques et chimiques de la respiration. Gaz. méd. Paris **23**, 330, 342, 389, 420 (1868).

WARD, R. O.: Alveolar air in Monte Rosa. J. of Physiol. **37**, 378—389 (1908). — Atti Lab. sci. A. Mosso (Torino) **3**, 216 (1912).

ZUNTZ, N.: Über die Bedeutung des Sauerstoffmangels und der Kohlensäure für die Innervation der Atmung. Arch. f. (Anat. u.) Physiol. **1897**, 379—390 (Verh. Berl. physiol. Ges.). Ref. Zbl. Physiol. **11**, 504 (1897).

— [u. H. SCHRÖTTER]: Über 2 Ballonfahrten, bei welchen die Hauptaufmerksamkeit dem Studium der Atmung gewidmet war. Arch. f. (Anat. u.) Physiol. **1902**, Suppl., 436.

1910 bis Ende 1936.

AGGAZZOTTI, A.: Hautatmung im Hochgebirge. Zbl. Physiol. **24**, 807. Vortr.ber. 8. internat. Physiol.-Kongr. Wien 1910.

ANTHONY, A. J.: Die Berechnung der alveolaren Sauerstoffspannung bei Atmung sauerstoffarmer Luftgemische und bei Luftdruckverminderung. Beitr. Klin. Tbk. **87**, 693—697 (1936). Ref. Ber. Physiol. **95**, 47.

— Die Bestimmung der Lungenventilation bei verschiedenem Luftdruck. Beitr. Klin. Tbk. **87**, 698—702 (1936). Ref. Ber. Physiol. **95**, 47.

ANTONINI, G.: Sulla ventilazione polmonare dell'uomo in movimento et in montagna. Gazz. med. lombar. **93**, No 4, 5; No 5, 1 (1934).

ASHER, L.: Kreislauf und Atmung des Säugetieres bei hochgradigem Sauerstoffmangel. Klin. Wschr. **1928 II**, 1693.

BAYEUX, R.: La respiration maximum aux très hautes altitudes. C. r. Acad. Sci. Paris **174**, 1037—1039 (1922). Ref. Ber. Physiol. **13**, 319.

— Modifications structurales du poumon sous l'influence des grandes décompressions barométriques. C. r. Acad. Sci. Paris **180**, No 22, 1701—1703 (1925). Ref. Ber. Physiol. **33**, 117.

BÉHAGUE, GARSAUX et CH. RICHET fils: Rythme et fréquence respiratoires des animaux soumis à la dépression barométrique. C. r. Acad. Sci. Paris **184**, 542—544 (1927). Ref. Ber. Physiol. **40**, 685.

BENZINGER, TH. u. H. HARTMANN: Die Zusammenhänge zwischen Atemvolumen und Gasstoffwechsel, untersucht mit fortlaufend registrierenden Methoden. Luftfahrtmed. **1**, 129—140 (1936).

BEROLD, F.-G.: Über die Atmung bei Sauerstoffmangel. 34 S., 8⁰. Diss. Hamburg 1935. Ref. Ber. Physiol. **98**, 610.

BEYNE, J.: Physiologie de l'aviateur. La respiration aux hautes altitudes. Nature (London) **1**, 427—431 (1922).
Quelques recherches sur la relation qui unit le débit respiratoire maximum et la pression atmosphérique. J. Physiol. et Path. gén. **21**, 30—36 (1923). Ref. Ber. Physiol. **21**, 73.

— J. GAUTRELET et N. HALPERN: Rôle des sinus carotidiens dans la régulation de la respiration en dépression atmosphérique. C. r. Soc. Biol. Paris **113**, 585—587 (1933). Ref. Ber. Physiol. **75**, 111.

— R. GOIFFON et J. WALTZ: Émission d'oxygène par le poumon d'un animal respirant dans un gaz inerte. C. r. Soc. Biol. Paris **110**, 788—790 (11. Juli 1932).

BLUMENFELD: Über die Verteilung des Flächendrucks der Atmosphäre auf die äußere und innere Oberfläche (Lunge) des Menschen in verschiedenen Höhenlagen. Schweiz. med. Wschr. **1936 II**, 1089—1091. Ref. Ber. Physiol. **99**, 619.

BOUCKAERT, J. J., L. DAUTREBANDE and C. HEYMANS: Sinus caroticus and respiratory reflexes. Influence of CO_2, hydrogen ion concentration and anoxaemia. J. of Physiol. **71**, V, VI (1931). Ref. Ber. Physiol. **61**, 248.

BRISCOE, G.: Observations on the respiration of airmen. "The medical problems of flying." p. 203—213. London: His. Maj. St. Off. 1920.

BRUNS, O.: Die künstliche Luftdruckerniedrigung über den Lungen. Münch. med. Wschr.
    1910 II, 2169—2171.
CAMIS, M.: Pression intrapleurale et pression atmosphérique. Arch. ital. de Biol. (Pisa)
    91, 185—190 (1934).
— e G. LORENZANI: Osservazioni sulla pressione endopleurica in svariate condizioni baro-
    metriche. Ateneo parmense **4**, 681—689 (1932).
CAMPBELL, J. M. H., C. G. DOUGLAS, J. S. HALDANE and F. G. HOBSON: The response of
    the respiratory centre to carbonic acid, oxygen and hydrogen ion concentration. J. of
    Physiol. **46**, 301—318 (1913).
CHEVILLARD, L. et A. MAYER: Recherches sur l'influence de la tension d'oxygène sur les
    échanges. III. Influence de la tension de l'oxygène contenu dans l'air inspiré sur les
    échanges gazeux de la souris. Ann. de Physiol. **11**, 225—230 (1935). Ref. Ber. Physiol.
    89, 333.
CHRISTENSEN, E. HOHWÜ u. A. KROGH: Fliegeruntersuchungen. II. Mitt. Die Wirkung
    niedriger O_2-Spannung auf Höhenflieger. Skand. Arch. Physiol. (Berlin u. Leipzig) **73**,
    144—154 (1936). Ref. Ber. Physiol. **94**, 250.
CORDIER, D. et A. MAYER: Recherches sur l'influence de la tension d'oxygène sur les
    échanges. I. Influence de la tension de l'oxygène contenu dans l'air inspiré sur la
    consommation d'oxygène des mammifères. Études sur le chien. Ann. de Physiol.
    11, 199—210 (1935). Ref. Ber. Physiol. **89**, 333.
DECHARNEUX, D.: L'influence de l'altitude sur la respiration de deux chiens privés de leurs
    sinus carotidiens. C. r. Soc. Biol. Paris **116**, 352—355 (1934). Ref. Ber. Physiol. **81**, 473.
DEIMLER, T. M.: Versuche über den respiratorischen Stoffwechsel im Hochgebirge, p. 125 bis
    207, 8°. Erlangen 1910.
DILL, D. B., E. H. CHRISTENSEN and H. T. EDWARDS: Gas equilibria in the lungs at high
    altitudes. Amer. J. Physiol. **115**, 531—538 (1936).
— H. T. EDWARDS and R. A. McFARLAND: Respiratory responses to changes in air
    density. Arb.physiol. **9**, 341—344 (1936). Ref. Ber. Physiol. **98**, 609.
— J. H. TALBOTT, H. T. EDWARDS and A. FÖLLING: Oxygen transport. J. of biol. Chem.
    87, XXVI—XXVIII (1930). Ref. Ber. Physiol. **57**, 431.
v. DIRINGSHOFEN, H. u. B.: Elektrokardiographie, Blutdruckschreibung und Pneumo-
    tachographie im Motorfluge. Acta aerophysiol. **1**, F. 1, 48—60 (1933).
DOI, Y.: Studies on respiration and circulation in the cat. I. The influence of an acute-
    anoxic anoxaemia on respiration and circulation. J. of Physiol. **55**, 43—49 (1921).
    Ref. Ber. Physiol. **8**, 424.
DOUGLAS, C. G.: Periodic breathing at high altitudes. J. of Physiol. **40**, 454—474 (1910).
— Die Regulation der Atmung beim Menschen. Erg. Physiol. **14**, 338—430 (1914).
— and J. S. HALDANE: The causes of absorption of oxygen by the lungs of man. Proc.
    roy. Soc. London 84 B, 1. Ref. Zbl. Physiol. **26**, 942 (1912). — J. of Physiol. **44**, 305—354
    (1912). Ref. Zbl. Physiol. **25**, 814 (1911).
DU BOIS, E. F.: Physiology of respiration in relationship to problems of naval medicine;
    high altitudes. U. S. nav. med. Bull. **26**, 833—843 (1928, Okt.).
DURIG, A. u. N. ZUNTZ: Die Nachwirkung der Arbeit auf die Respiration in größeren Höhen.
    Skand. Arch. Physiol. (Berlin u. Leipzig) **29**, 133—148 (1913).
ELLIS, M. M.: Respiratory volumes of men during short exposures to constant low oxygen ten-
    sions attained by rebreathing. Air Serv. Inform. Circ. (Washington) 1, Nr. 99, 45—50 (1920).
FERRARI-LELLI, F. e V. ACCORINTI: Azione dell'ipobarometria e del freddo sull'apparecchio
    respiratorio dei conigli. 5. Congr. internat. Nav. aér. La Haye 1931. Tome 2,
    p. 1554—1566. Ref. Ber. Physiol. **64**, 505.
FITZGERALD, M. P.: Further observations on the changes in the breathing and the blood
    at various high altitudes. Proc. roy. Soc. London 88 (Ser. B 602), 248—258 (1914).
FLEISCH, A.: Die Atmungsmechanik bei vermindertem Luftdruck. Pflügers Arch. **214**,
    595—611 (1926).
— Die Atmung bei Sauerstoffmangel. Ges. Ärzte Zürich. Schweiz. med. Wschr. **1929 II**, 801.
— Erregbarkeit des Atmungszentrums durch Schlaf. Pflügers Arch. **221**, 378—385
    (1928/29).
FORRER, A. e. S. GOLDBERGER: Assorbimento massimo di ossigeno in alta montagna e in
    pianura. Boll. Soc. Biol. sper. 8, 1744—1776 (1933). Ref. Ber. Physiol. **79**, 363. —
    Acta aerophysiol. **1**, F. 3, 3—8 (1934).

FRASER, L. McP., R. S. LANG and J. J. R. MACLEOD: Some observations on the effects of anoxemia on the respiratory center in decerebrate animals. Amer. J. Physiol. **55**, 159—174 (1920/21). Ref. Ber. Physiol. **7**, 308.

FRONIUS, H.: Die Physiologie des Atmens während des Fliegens. Schweiz. med. Wschr., 9. Sept. **1933 I**, 878—880. Ref. J. aviat. Med. **5**, Nr 2, 74.

— Atmung und Stoffwechsel trainierter und untrainierter Personen bei Höhenflügen. Arb.physiol. **7**, 44—61 (1933).

GEIGEL: Die Atemleistung der Flieger. Münch. med. Wschr. **1917 II**, 1253.

GEMMILL, C. L., E. M. K. GEILING and D. L. REEVES: The respiratory effect of prolonged anoxemia in normal dogs before and after denervation of the carotid sinuses. Amer. J. Physiol. **109**, 709—713 (1934). Ref. Ber. Physiol. **84**, 80.

— and D. L. REEVES: The effect of anoxemia in normal dogs before and after denervation of the carotid sinuses. Amer. J. Physiol. **105**, 487—495 (1933). Ref. Ber. Physiol. **76**, 91.

GESELL, R. and A. B. HERTZMANN: Tissue and blood acidity. Coördination of the dual function of the hemoglobin during low oxygen administration. Proc. Soc. exper. Biol. a. Med. **24**, 260—262 (1926). Ref. Ber. Physiol. **40**, 686.

— — The regulation of respiration. XI. Effects of changes in alveolar oxygen pressure on tissue acidity and blood acidity. Amer. J. Physiol. **82**, 591—607 (1927). Ref. Ber. Physiol. **44**, 394.

— TH. BERNTHAL, G. GORHAM and H. KRUEGER: Effects of lowered alveolar oxygen on various respiratory phenomena. Amer. J. Physiol. **90**, 358, 359 (1929). Ref. Ber. Physiol. **53**, 746.

— C. BRASSFIELD, H. KRUEGER, H. NICHOLSON and M. PELECOVICH: Effect of low oxygen pressure on respiratory phenomena. Proc. Soc. exper. Biol. a. Med. **27**, 849, 850 (1930, Mai). Ref. Ber. Physiol. **57**, 757.

— H. KRUEGER, G. GORHAM and TH. BERNTHAL: The regulation of respiration. A study of the correlation of numerous factors of respiratory control during altered pressures of alveolar oxygen. Amer. J. Physiol. **94**, 300—338 (1930). Ref. Ber. Physiol. **57**, 757.

— and D. A. McGINTY: The regulation of respiration. XIII. Effects of changes in oxygen content of artificially administered gaseous mixtures on expired carbon dioxide and oxygen as studied with continuous electrometric methods. Amer. J. Physiol. **83**, 323—334 (1927/28).

— and C. MOYER: A comparison of the effects of anoxemia and carbondioxide saturation on costal and abdominal breathing. Quart. J. exper. Physiol. **24**, 331—336 (1935). Ref. Ber. Physiol. **87**, 116.

GILLERT, E.: Atmungsphysiologische Betrachtungen bei großen Höhen. Z. Flugtechn. u. Motorluftsch. **1929**, H. 14/15, 390—393.

— Die Atmung des Fliegers, ihre Beeinflussung durch physikalische, technische und toxikologische Bedingungen. Luftfahrtforsch. **10**, Nr 3, 87—144 (1933).

GREENE, R.: Observations on the composition of alveolar air on Everest, 1933. J. of Physiol. **82**, 481—485 (1934). Ref. Ber. Physiol. **84**, 425.

GRÖGLI, A.: Experimentelles über Sauerstoff- und Kohlensäuregrenzwerte in der Atmungsluft. Arch. f. Hyg. **95**, 160—173 (1925). Ref. Ber. Physiol. **32**, 374.

GUILLEMARD, H. et R. MOOG: Étude expérimentale sur les variations des échanges respiratoires et de la déshydratation de l'organisme sous l'action du climat de haute montagne. J. de Physiol. **12**, 869—884 (1910). Ref. Zbl. Physiol. **25**, 288.

HALDANE, J. S.: Respiration. 427 p., 12 pl., 8°. Monogr. 1922. Yale Univ. Press.

— J. C. MEAKINS and J. G. PRIESTLEY: The respiratory response to anoxemia. J. of Physiol. **52**, Nr 6, 420—432 (1919).

HARROP, G.: The relation of the diffusion constant to mountain sickness. Proc. Soc. exper. Biol. a. Med. **19**, Nr 6, 279, 280 (1922). Ref. Ber. Physiol. **14**, 360.

HASSELBALCH, K. A. u. D. LINDHARD: Analyse des Höhenklimas in seinen Wirkungen auf die Respiration. Skand. Arch. Physiol. (Berlin u. Leipzig) **25**, 361—398 (1911).

HENDERSON, Y.: On the chemical control of breathing, particularly the mode of action of moderate decrease of oxygen. Verh. internat. Kongr. Physiol. **1932**, 113—115. Ref. Ber. Physiol. **72**, 306.

— H. W. HAGGARD and R. C. COBURN: The acapnia theory now. J. amer. med. Assoc. **77**, 424—426 (1921).

Henderson, Y. and E. M. Radloff: The chemical control of breathing, as shown in the acid base balance of the blood under progressive decrease of oxygen. Amer. J. Physiol. 101, 647—661 (1932). Ref. Ber. Physiol. 70, 523.

— — and L. A. Greenberg: Anoxemia, asphyxia and acidosis. Amer. J. Physiol. 105, 49 (1933). Ref. Ber. Physiol. 75, 483.

Hennig, H.: Methode zur gleichzeitigen Bestimmung der Empfindlichkeit gegen Sauerstoffmangel (Asher) und des Sauerstoffverbrauchs. Z. exper. Med. 94, 259—268 (1934). Ref. Ber. Physiol. 82, 306.

— Über Veränderungen in der Größe des Sauerstoffverbrauchs unter dem Einfluß zunehmenden Sauerstoffmangels der Atmungsluft. Z. exper. Med. 95, 168—180 (1935). Ref. Ber. Physiol. 86, 434.

Herlitzka, A.: La respirazione nella stratosfera. Gazz. Osp. 55, 1545—1550 (1934). — Riv. aeronaut. 10, No 9, 441—456 (1934). — Studium (Napoli) 24, 292—296 (1934).

Hertzmann, A. B. and R. Gesell: Regulation of respiration. XXII. Effects of low alveolar oxygen on hydrogen ion concentration of cerebro-spinal fluid of dog. Amer. J. Physiol. 87 15—19 (1928, Nov.).

Herxheimer, H., R. Kost u. K. Ryjaczek: Untersuchungen über den Gasaustausch im Höhenklima bei leichter und schwerer Muskelarbeit. Arb.physiol. 7, 308—325 (1933). Ref. Ber. Physiol. 77, 610.

— E. Wissing u. E. Wolff: Spätwirkungen erschöpfender Muskelarbeit auf den Sauerstoffverbrauch. II. Versuche im Höhenklima. Z. exper. Med. 52, 447—463 (1926). Ref. Ber. Physiol. 39, 227.

Hill, A. V.: The work done by the lungs at low oxygen pressures. J. of Physiol. 46, XXVII (1913).

Hough, T.: The influence of increase of alveolar tension of oygen on the respiratory rate and the volume of air respired while breathing a confined volume of air. Amer. J. Physiol. 26, Nr 1, 156—168 (1910). Ref. Zbl. Physiol. 26, 287 (1912).

— Variations in the response of healthy men to the dyspnoic conditions produced by breathing a confined volume of air. Amer. J. Physiol. 28, Nr 7, 369—390 (1911). Ref. Zbl. Physiol. 25, 341 (1912).

Hurtado, A.: Respiratory adaptation in Indian natives of Peruvian Andes. Amer. J. physic. Anthropol. 17, 137—165 (1932).

— Nolan Kaltreider and W. S. McCann: Respiratory adaptation to anoxemia. Amer. J. Physiol. 109, 626—637 (1934). Ref. Ber. Physiol. 84, 261.

Izquierdo, I.: Beitrag zur Physiologie der Atmung in großen Höhen (span.). Gac. méd. México 55, 687—710, 2 cht. (1923).

Izquierdo, J. J.: Le débit respiratoire maximum des habitants des hautes altitudes. C. r. Soc. Biol. Paris 87, 639, 640 (1922).

— Beitrag zur Physiologie der Atmung in der Höhe; Verbrauch bei maximaler Atmung (port.). Mem. Soc. cient. „Antonio Alzate" México 46, 109—149, 2 pl. (1922).

— Der maximale Respirationsverbrauch der Bewohner der Stadt Mexico (span.). Rev. mex. Biol. 7, 101—106 (1927). — Gac. méd. México 59, 111—131 (1928). — J. Physiol. et Path. gén. 25, 495—499 (1927).

Jacobj, C.: Beiträge zur mechanischen Wirkung des Luftdrucks im Höhenklima. III. Die in der Lunge mit dem Luftdruck in Wechselwirkung stehenden Kräfte. Arch. f. exper. Path. 104, 201—216 (1921). Ref. Ber. Physiol. 30, 734.

— Zur Frage der mechanischen Wirkung des Luftdrucks im Höhenklima. Arch. f. exper. Path. 171, 137—150 (1933). Ref. Ber. Physiol. 75, 483.

Jongbloed, J.: Der „kritische" Sauerstoffdruck in Einatmungs- und Alveolarluft. Acta aerophysiol. 1, F. 3, 45—48 (1934).

Jongbloed, M. J.: Sur le rôle des sinus carotidiens et des nerfs aortiques dans la régulation de la respiration pendant la dépression atmosphérique. Ann. de Physiol. 12, 457—470 (1936). Ref. Ber. Physiol. 96, 561.

Kagiyama, S.: Gas metabolism under lower atmospheric pressure. J. Kumamoto med. Soc. 9, 501 (1933).

Kaiser, W.: Die Sauerstoffdrosselung in der Atemluft bei Atmosphärendruck (Stickstoffnarkose). Med. Welt 2, 1595—1599 (27. Okt. 1928). — Z. M. F. 19, 489—493 (1928). Ref. Ber. Physiol. 49, 356.

— Über die Atmung des Höhenfliegers. Luftfahrtforsch. 6, 33—58 (1930).

LILJESTRAND, E.: Über die Größe der Kohlensäureabgabe bei Verminderung des Kohlensäurepartiardrucks in den Alveolen. Skand. Arch. Physiol. (Berlin u. Leipzig) **33**, 153 bis 182 (1916). Ref. Zbl. Physiol. **31**, 381 (1917).

LINTZEL, W.: Über den Gaswechsel weißer Ratten bei Luftverdünnung. Ber. Physiol., **61**, 365. 12. Tagg dtsch. physiol. Ges. Bonn 1931.

— Über die Wirkung der Luftverdünnung auf Tiere. V. Gaswechsel weißer Ratten. Pflügers Arch. **227**, 693—708 (1931). Ref. Ber. Physiol. **64**, 106.

MACĚLA, I.: Hämatorespiratorische Dynamik beim Flug sowie zu diagnostisch-prognostischen Zwecken (tschech.). Sborn. lék. **27**, 177—278 (1926).

MARGARIA, R.: L'azione dell'anidride carbonica su animali in ambiente a pressione parziale di ossigeno ridotta. Arch. di Sci. biol. **11**, 453—466 (1928). Ref. Ber. Physiol. **48**, 392.

— Ricambio respiratorio in seguito al lavoro in montagna e al piano. Arch. di Fisiol. **26**, 525—536 (1928). Ref. Ber. Physiol. **49**, 774.

— e C. TALENTI: Modificazioni dei caratteri del respiro in seguito a respirazione di miscele a bassa concentrazione di O_2. Acta aerophysiol. **1**, F. 1, 14—27 (1933).

MARULLI, A.: Contributo allo studio dell'apnea volontaria quale metodo d'indagine del meccanismo respiratorio negli aviatori. 5. Congr. internat. Nav. aér. La Haye 1931. Tome 2, p. 1592—1599. Ref. Ber. Physiol. **64**, 507.

MATTHES, K.: Untersuchungen über den Gasaustausch in der menschlichen Lunge. II. Mitt. Der Ausgleich der Sauerstoffspannung zwischen Alveolen und Blut. Naunyn-Schmiedebergs Arch. **181**, 640—654 (1936). Ref. Ber. Physiol. **95**, 590.

— M. BÖHME u. K. TIETZE: Untersuchungen über den Gasaustausch in der menschlichen Lunge. IV. Mitt. Der Gasaustausch in der Lunge bei körperlicher Arbeit. Naunyn-Schmiedebergs Arch. **181**, 666—673 (1936). Ref. Ber. Physiol. **95**, 591.

MICHEL, F.: Le débit respiratoire dans les ascensions en avion et en montagne. 60 p., 8°. Thèse de Lyon **1921**.

MISSIURO, W.: Kreislauf und respiratorischer Stoffwechsel während des Fluges (poln.). Przegl. sport. lék. **1932**, 44.

— Anoxämie, Gaswechsel und Kreislauf (poln.). Przegl. sport. lék. **1932**, 143.

OGATA, H.: The influence of acute anoxaemia on respiration. (Wirkung akuter Anoxämie auf die Atmung.) J. Biophysics 1, Nr 1, XVI (1923). Ref. Ber. Physiol. **31**, 852.

— Studies in anoxaemia. I. The influence of acute anoxyc anoxaemia with oxygen-poor air on respiration. J. Biophysics 1, Nr 1, 1—20 (1923). Ref. Ber. Physiol. **27**, 128.

— II. The influence of acute anoxyc anoxaemia caused by reducing the alveolar surface on respiration. J. Biophysics 1, Nr 2, 83—90 (1924). Ref. Ber. Physiol. **31**, 84.

— III. The influence of acute anoxyc anoxaemia caused by the haemorrhague on respiration and blood pressure. J. Biophysics 1, Nr 2, 91—108 (1924). Ref. Ber. Physiol. **31**, 84.

— IV. Cyanide anoxaemia. J. Biophysics 1, Nr 2, 109—120 (1924). Ref. Ber. Physiol. **31**, 85.

PIÉRY et F.-M. MICHEL: Le débit respiratoire dans les ascensions en montagne et en avion. Lyon méd. **131** II, 637—644 (1922 II).

PRINZMETAL, M., L. LONERJAN and SELLING BRILL: Effects of anoxemia on intrapleural pressure in dogs. Proc. Soc. exper. Biol. a. Med. **29**, 191—193 (1931). Ref. Ber. Physiol. **66**, 436.

DI PRISCO: I voli nella stratosfera ed il problema della respirazione. Morgagni **75**, 1341—1344 (1933).

REIN, H.: Über Höhenatmung. Luftfahrtmed. Abh. **1**, 23—29 (1936).

ROHRER, F.: Die Erregbarkeit des Atemzentrums im Höhenklima. Ann. schweiz. Ges. Baln. **1922**, 70—78. Ref. Ber. Physiol. **20**, 306.

ROMANESE, R.: Sugli effetti della lenta e graduale sottrazione di ossigeno dell'aria inspirata. Boll. Soc. Biol. sper. **2**, 887—889 (1928). Ref. Ber. Physiol. **45**, 212.

RÜHL, A.: Über Höhenakapnie. Verh. 47. Kongr. inn. Med. Wiesbaden, 25.—28. März **1935**, 54—58. Ref. Ber. Physiol. **90**, 116.

— H. RUCKERT u. S. THADDEA: Über die Wirkung niedrigen Luftdrucks auf die arterielle Kohlensäurespannung. Z. exper. Med. **98**, 133—150 (1936). Ref. Ber. Physiol. **94**, 416.

SARRE, H. u. K. KRAMER: Der Sauerstoffspannungsaustausch in der Lunge bei niederen Sauerstoffdrucken. Verh. dtsch. Ges. inn. Med. **47**, 64—67 (1935).

SCHALTENBRAND, G.: Luftdruck, Kreislauf, Atmung und Liquordruck. III. Über das Verhältnis vom Liquordruck zum Blutdruck und zur Atmung. Acta aerophysiol. **1**, F. 2, 41—49 (1934).

SCHNEIDER, E. C.: A comparison of the respiratory and circulatory effects of anoxemia and carbondioxide. Amer. J. Physiol. **59**, 449—450 (1922). Ref. Ber. Physiol. **12**, 488.
— The respiratory exchange and alveolar air changes in man at high altitudes. Amer. J. Physiol. **65**, 107—127 (1923). Ref. Ber. Physiol. **24**, 96. — Air med. Serv. (Washington) **1923/24**, 21—29.
— The gaseous exchange in man during short exposures to a low barometric pressure. Proc. Soc. exper. Biol. a. Med. **21**, Nr 8, 427 (1924). Ref. Ber. Physiol. **29**, 97.
— The respiratory exchange of man during and after muscular exercise at low barometric pressure. Amer. J. Physiol. **85**, 404 (1928).
— The vital capacity of the lungs at low barometric pressure. Amer. J. Physiol. **100**, 426—432 (1932). Ref. Ber. Physiol. **68**, 313.
— Respiration at high altitudes. Yale J. Biol. a. Med. **4**, 537—550 (1932). Ref. Ber. Physiol. **69**, 527.
— and R. W. CLARKE: The respiratory exchange during and after muscular work under low barometric pressures. Amer. J. Physiol. **72**, 200 (1925).
— — Studies on muscular exercise under low barometric pressure. II. The frequency and volume of respiration. Amer. J. Physiol. **75**, 297—307 (1926). Ref. Ber. Physiol. **36**, 391.
— — Respiratory changes during an airplane flight to high altitudes. Amer. J. Physiol. **86**, 354—359 (1926).
— and B. R. LUTZ: Alveolar air and respiratory volume at low oxygen tensions. Air Serv. Inform. Circ. (Washington) **1**, Nr 99, 51—61 (1920).
— — The reactions of the cardiac and respiratory centers to changes in oxygen tension. Air Serv. Inform. Circ. (Washington) **1**, Nr 99, 73—79 (1920).
— D. TRUESDELL and R. W. CLARKE: Oxygen consumption in men during short exposures to low barometric pressures. Amer. J. Physiol. **70**, Nr 2, 283—299 (1924). Ref. Ber. Physiol. **31**, 393.
— — — Respiratory changes during and after a period of anoxemia. Amer. J. Physiol. **71**, Nr 3, 714—728 (1925). Ref. Ber. Physiol. **31**, 852.
— — — The influence of carbon dioxide on man during exposure to reduced barometric pressure. Amer. J. Physiol. **78**, 393—404 (1926). Ref. Ber. Physiol. **39**, 690.
SCHNEIDER, L.: Die Beeinflussung der Atmung des Fliegers durch physikalische und technische Bedingungen. Naturwiss. **1934**, H. 32, 546.
v. SCHROETTER, H.: Neuere Untersuchungen zur Wirkung des Höhenklimas auf den Gasaustausch in den Geweben. Erg. Physiol. **24**, 525—565 (1925).
SCHUBERT, G.: Zur Statik der Atemorgane in verdünnter Luft. Pflügers Arch. **224**, 260—267 (1930). Ref. Ber. Physiol. **55**, 765. — 5. Congr. internat. Nav. aér. La Haye 1931, p. 1413—1417. Ref. Ber. Physiol. **64**, 505.
SCHWARZ, W.: Der Einfluß des Luftdruckes auf die Lungenvolumina. Acta aerophysiol. **1**, F. 3, 53—56 (1934).
SELLADURAI, S. and S. WRIGHT: Mode of action of respiratory stimulants. I. Mode of action of oxygen lack. Quart. J. exper. Physiol. **22**, 233—248 (1932). Ref. Ber. Physiol. **71**, 571.
SOMMERVELL, T. H.: Note on the composition of alveolar air at extreme heights. J. of Physiol. **60**, 282 (1925).
STRAUB, H.: Störungen der physikalisch-chemischen Atmungsregulation. Darin S. 107. Der Einfluß des Sauerstoffs, die Bergkrankheit. Erg. inn. Med. **25**, 1—191 (1924).
TALENTI, C.: Sulla compositione dell'aria alveolare negli individui sottoposti a depressione barometrica in aria ed in varie depressione. Arch. di Sci. biol. **14**, 125—156 (1930).
— e R. MARGARIA: Resistenza alla depressione barometrica di animali a capacità respiratoria ridotta. Arch. di Sci. biol. **14**, 190—202 (1929). — Französisch: Arch. ital. de Biol. (Pisa) **83**, 66—71 (1930). Ref. Ber. Physiol. **55**, 765.
— — Andamento del ricambio respiratorio dell'uomo nei vari periodi di una rapida depressione e recompressione barometrica. 5. Congr. internat. Nav. aér. La Haye 1931. Tome 2, p. 1398—1412. Ref. Ber. Physiol. **65**, 96.
TAMM, W.: Die Versuchsanordnungen für Gaswechselversuche. Luftfahrtforsch. **6**, H. 2, 59 (1930).
TANAKA, H. and H. HARA: Gas metabolism in low atmospheric pressure. Bull. nav. med. Assoc. Japan **20** (1. Jan.; 1. Apr. 1931).

TILMANN, O.: Gaswechsel im Unterdruck. Verh. dtsch. Ges. Kreislaufforsch. **1936**, 299—302. Ref. Ber. Physiol. **97**, 607.

TORELLI, G.: Sur les variations du débit respiratoire maximum par rapport à la pression atmosphérique. J. Physiol. et Path. gén. **27**, 752—761 (1929, Dez.).

VACEK, TH.: Contribution à l'étude de l'adaptation fonctionelle des poumons des mammifères. C. r. Soc. Biol. Paris **93**, No 31, 1107, 1108 (1925). Ref. Ber. Physiol. **34**, 680.

VERZÀR, F.: The influence of lack of oxygen on tissue respiration. J. of Physiol. **45**, 39—52 (1912). Ref. Zbl. Physiol. **26**, 857 (1912).

— Die Änderung der Vitalkapazität im Hochgebirge. Schweiz. med. Wschr. **1933** I, 17—20.

— Die Regulation des Lungenvolumens. Pflügers Arch. **232**, 322—341 (1933).

VIALE, G.: La perspiration cutanée en haute montagne. Arch. ital. de Biol. (Turin) **60**, 408—416. Ref. Zbl. Physiol. **28**, 598 (1914).

WINTERSTEIN, H.: Die Atmung im Hochgebirge. Med. Klin. **1927** II, 1996, 1997. Ref. Ber. Physiol. **44**, 783.

WRIGHT, S.: Mode of action of oxygen lack and carbon dioxide excess on respiration in the rabbit. Quart. J. exper. Physiol. **24**, 169—175 (1934). Ref. Ber. Physiol. **81**, 472.

— Further observations on the mode of action of oxygen lack on respiration. Quart. J. exper. Physiol. **26**, 63—77 (1936). Ref. Ber. Physiol. **95**, 190.

d) Kreislauf.

Bis Ende 1909.

AGGAZZOTTI, A.: Come si formano le emorragie nelle ossa degli uccelli per forti rarefazioni. Giorn. Accad. Med. Torino, IV. s. **9**, 301—309 (1903).

ARON, E.: Über die Einwirkung barometrisch verschiedener Luftarten auf den intrapleuralen und Blutdruck bei Kaninchen. Virchows Arch. **143**, 399—412 (1896). Ref. Zbl. Physiol. **10**, 172.

BARTLETT, F. H.: Modification de la pression du sang sous l'influence de la respiration dans l'air raréfié. C. r. Soc. Biol. Paris **55**, No 28, 1183 (1903).

— On the variations of blood-pressure during the breathing of rarefied air. Amer. J. Physiol. **10**, Nr 3, 149—163. Ref. Zbl. Physiol. **17**, 768 (1903).

v. BASCH, S.: Über den Einfluß der Atmung von comprimirter und verdünnter Luft auf den Blutdruck des Menschen. Med. Jb. Wien **1877**, 489—499, 1 pl. Ref. Schmidts Jb. **177**, 195.

CAMUS, L.: Étude expérimentale de l'influence des variations d'altitude sur la pression sanguine. J. Physiol. et Path. gén. **1903**, 643—656. Ref. Biochem. Zbl. **3**, 54 (1905).

COINDET, L.: De la respiration et de la circulation sur les altitudes du Mexique. Rec. de Mém. Méd. mil. Paris, III. s. **21**, 193, 290 (1868). Ref. Schmidts Jb. **148**, 109.

DIETRICH, J.: Die Wirkung comprimierter und verdünnter Luft auf den Blutdruck. Arch. f. exper. Path. **18**, 242—259 (1884).

FRUMINA, R.: Über die Störung des Lungenkreislaufs unter dem Einfluß verminderten oder vermehrten Luftdrucks. Z. Biol. **52**, 1—15 (1909).

GARDINER, C. F. and H. W. HOAGLAND: Human blood pressure and pulse as affected by altitude. Med. Rec. New York **69**, 380—383 (1906).

GERME, L.: Recherches sur les lois de la circulation pulmonaire sur la fonction hémodynamique de la respiration et l'asphyxie suivies d'une étude sur le mal de montagne et de ballon. 429 S., 8°. Paris: Masson & Cie. 1895.

GRUNMACH, E.: Über den Einfluß der verdünnten und verdichteten Luft auf die Respiration und Zirkulation. Z. klin. Med. **5**, 469—475. Ref. Zbl. med. Wiss. **1883**, 410.

HELLER, R., W. MAGER u. H. v. SCHRÖTTER: Über das physiologische Verhalten des Pulses bei Veränderungen des Luftdrucks. Z. klin. Med. **33**, 341—380 (1897); **34**, 129—165 (1898). Ref. Schmidts Jb. **268**, 192.

HILL, L. and M. FLACK: The effect of excess of carbon dioxide and of want of oxygen upon the respiration and the circulation. J. of Physiol. **37**, 77—111 (1908). Ref. Hermann-Weiss' Jber. **1908**, 112.

DE JAGER, S.: Over den invloed van het ademen van verdichte en verdunde lucht op de slagaderlijke bloedsdrukking. Nederl. Tijdschr. Geneesk. **21**, 525—532 (1885).

— Die Schwankungen in dem arteriellen Blutdruck bei Blasebalgrespiration und bei Respiration in comprimierter und verdünnter Luft. Arch. ges. Physiol. **36**, 309—347 (1885). — Französisch: Arch. néerl. Sci. exactes (Haarlem) **20**, 303—347 (1886).

KNAUER, H.: Über den Einfluß des Aufenthalts in verdünnter Luft auf die Form der Puls-curve. 30 S. 8°. Berlin 1878. Ref. Zbl. med. Wiss. **1879**, 189.

LAPICQUE, L.: Phénomènes vaso-moteurs étudiées par le manomètre au cours d'une ascension en ballon. C. r. Soc. Biol. Paris **57**, 194—196 (1904).

LAZARUS u. SCHIRMUNSKI: Über die Wirkung des Aufenthalts in verdünnter Luft auf den Blutdruck. Z. klin. Med. **7**, 299—313 (1883).

v. LIEBIG, G.: Der Einfluß des Luftdruckes auf die Circulation. Du Bois-Reymonds Arch. **1888**, 235—282. Ref. Zbl. Physiol. **2**, 365.

— Wirkung der Veränderung des Luftdruckes auf den Blutdruck. Sitzgsber. morph.-physiol. Ges. München **12**, 37—45 (1897). Ref. Zbl. Physiol. **11**, 641.

LOEWY, A.: Über die Respiration und Circulation unter verdünnter und verdichteter sauer-stoffarmer und sauerstoffreicher Luft. Arch. ges. Physiol. **58**, 409—415 (1894).

— Untersuchungen über Respiration und Zirkulation bei Änderung des Druckes und des Sauerstoffgehalts der Luft. 155 S., 8°. Berlin: August Hirschwald 1895. Ref. Schmidts Jb. **249**, 211.

v. LORTET: Perturbations de la respiration, de la circulation et surtout de la calorification à de grandes hauteurs sur le Mont Blanc. C. r. Acad. Sci. Paris **69 II**, 707—711 (1869, Sept.).

MERCIER, A.: Influence du séjour dans les grandes altitudes sur le nombre des pulsations cardiaques. C. r. Soc. Biol. Paris, X. s. **1**, 481 (1894). Ref. Zbl. Physiol. **8**, 816.

MERMOD, A.: Étude de l'influence de l'altitude sur la fréquence des battements du coeur. Bull. Soc. vaudoise Sci. natur. (Lausanne), II. s. **13**, 391—399 (1874).

MOSSO, A.: La pression du sang dans l'air raréfié. Arch. ital. de Biol. (Turin) **43**, 341—355 (1905). Ref. Schmidts Jb. **290**, 213.

v. PARROT, J. J. F. W.: Reise in den Pyrenäen. 165 S., 8°. Berlin: Reimer 1823. Darin S. 63 u. 90.

PEARCE, F. S.: The nervous cardiac symptoms of high altitude. J. Balneol. a. Climat. (London) **7**, 114—119 (1903).

— The nervous cardiac symptoms due to high altitudes. Amer. Med. Philad. **5**, 261—263 (1903). — Trans. amer. climat. Assoc. Philad. **18**, 196—202 (1902).

PETIT, H.: Variations de la pression artérielle dans les marches en plaine et en montagne. C. r. Soc. Biol. Paris **59**, 707 (1905).

POZZI, S.: Tracé sphymographique pris en ballon à une hauteur de deux mille cent cinquante mètres. Gaz. méd. Paris **1886**, 18. Ref. Zbl. med. Wiss. **1886**, 467.

RIEGEL, F. u. FRANK: Über den Einfluß der verdichteten und verdünnten Luft auf den Puls. Dtsch. Arch. klin. Med. **17**, 401—417 (1871). Ref. Zbl. med. Wiss. **1876**, 617.

ROULIN: Observations sur la vitesse du pouls à différents degrés de pressions atmosphériques. J. de Physiol. de Magendie **6**, 1—13 (1826).

SCHREIBER, J.: Die Wirkung des veränderten Luftdruckes in den Lungen auf den Blut-kreislauf des Menschen. II. Arch. f. exper. Path. **12**, 117—193 (1880). Ref. Schmidts Jb. **187**, 229.

SPEHL, P. et E. DESGUIN: Influence de la dépression barométrique sur la quantité de sang contenue dans les poumons. Arch. ital. de Biol. (Turin) **51**, 23—29 (1909). Ref. Hermann-Weiss' Jb. **1909**, 115.

STADELMAN, E.: Two interesting cases of altitude heart. Amer. Med. Philad. **4**, 129 (1902).

STÄHELIN, R.: Über das Verhalten des maximalen und minimalen Blutdrucks beim Menschen in verdünnter Luft. Med. Klin. **1909 I**, 381—363.

DE C. WARD, R.: Sphygmograph curves from fifteen thousand seven hundred and from nineteen thousand two hundred feet above sea level. J. Boston Soc. med. Sci. **2**, 223, 1 pl. (1897/98). Ref. Zbl. med. Wiss. **37**, 727.

WILLIAMSON, J. M.: On the supposed relation between haemorrhage and altered barometric pressure. Lancet **1876 II**, 321, 322.

1910 bis Ende 1936.

ANASTASIU, V.: Arterieller Druck beim Fliegen (rum.). Rap. Congr. internat. Nav. aér. Bruxelles 1925. Tome 1, p. 105—108; Tome 3, p. 263.

— Contribution à l'étude de la tension artérielle chez les aviateurs. 4. Congr. internat. Nav. aér. Rome 1927. Tome 4, p. 415—429.

ANASTASIU, V. C.: La tension artérielle chez les aviateurs. J. Méd. Bordeaux **55**, 874—876 (1925).

ASHER, L.: Kreislauf und Atmung des Säugetieres bei hochgradigem Sauerstoffmangel. Klin. Wschr. **1928 II**, 1693.

— H. KAWAI u. N. SCHEINFINKEL: Das Funktionieren des Herzens und des Zentralnervensystems von Säugetieren bei hochgradigem Sauerstoffmangel. Z. Biol. **89**, 139—148 (1929). Ref. Ber. Physiol. **52**, 442.

— u. N. SCHEINFINKEL: Das Funktionieren des Herzens und des ZNS von Säugetieren bei hochgradigem Sauerstoffmangel. II. Z. Biol. **91**, 66—72 (1930). Ref. Ber. Physiol. **60**, 764.

BERNTHAL, T. G., D. W. BRONK, N. CORDERO, R. GESELL: Regulation of respiration; effects of low and high alveolar oxygen pressure and of sodium cyanide on carotid and femoral flow of blood as studied with continuous electrometric method. Amer. J. Physiol. **83**, 435—444 (1928, Jan.).

BEYNE, J.: Les réactions de la pression artérielle chez l'homme au cours du vol en avion. J. Physiol. et Path. gén. **30**, 890—899 (1932, Dez.). Ref. Ber. Physiol. **73**, 128.

— Les variations de la tension artérielle chez l'homme sous l'influence de la pression atmosphérique. Médecine **13**, 670—681 (1932, Sept.).

— H. GAUTRELET et N. HALPERN: Les variations de la tension artérielle en dépression atmosphérique. J. Physiol. et Path. gén. **33**, 486—498 (1935). Ref. Ber. Physiol. **91**, 357.

BÖGER, A., R. COBET u. W. STEPP: Steigerung der Herzleistung durch Unterdruckatmung. Naunyn-Schmiedebergs Arch. **160**, 329—342 (1931).

BOGUE, J. Y. and G. STELLA: Afferent impulses in carotid sinus nerve (nerve of HERING) during asphyxia and anoxemia. J. of Physiol. **83**, 459—465 (1935).

BORGARD, W.: Analyse der im Unterdruck auftretenden Kreislaufveränderungen. Klin. Wschr. **1934 II**, 1642—1645.

— Über das Verhalten des Kreislaufs bei plötzlicher Rückkehr vom Unterdruck zum Normaldruck. Klin. Wschr. **1935 I**, 198—200. Ref. Ber. Physiol. **86**, 435.

— Ergebnisse elektrokardiographischer Untersuchungen bei Erniedrigung des atmosphärischen Druckes. Arb. physiol. **9**, 308—328 (1936). Ref. Ber. Physiol. **95**, 460.

— u. E. KOCH: Elektrokardiogramm im Unterdruck. Münch. med. Wschr. **1934 I**, 556, 557.

BOUCKAERT, J. J., L. DAUTREBANDE and C. HEYMANS: Sinus caroticus and respiratory reflexes. Influence of CO_2, hydrogen ion concentration and anoxemia (Prelim. comm.). J. of Physiol. **71**, V, VI (1931). Ref. Ber. Physiol. **61**, 248.

BRONK, D. W. and R. GESELL: Low alveolar oxygen pressure, sodium cyanide and the carotid and femoral flow of blood. Proc. Soc. exper. Biol. a. Med. (N. Y.) **24**, 257 (1926/27).

BRÜHL, W.: Die Einatmung verdünnter Luft in ihrer Wirkung auf den Kreislauf und das Herz. 28. S., 8°. Diss. Marburg 1911.

CHRISTENSEN, E. HOHWÜ u. H. E. NIELSEN: Die Brauchbarkeit der Fremdgasmethoden zur Bestimmung des Herzminutenvolumens bei niedrigem Druck. Skand. Arch. Physiol. (Berlin u. Leipzig) **75**, 149—154 (1936).

CLOETTA, L.: Untersuchungen über das Verhalten von Blutdruck und Puls bei Ruhe und Arbeit unter verschiedenen Luftdruckbedingungen. 25 S., 8°. Diss. Zürich 1930.

CLOETTA, M.: Über die Zirkulation in der Lunge und deren Beeinflussung durch Über- und Unterdruck. Arch. f. exper. Path. **66**, 409—464 (1911). Ref. Zbl. Physiol. **25**, 64.

CLOUGH, F. E.: Blood pressure variation as influenced by rapid changes in altitude. A study of 100 normal men. Arch. int. Med. **11**, 590—592 (1913).

CLUZET, J., A. PIÉRY, P. PONTHUS et MILHAUD: Sur les modifications de l'électrocardiogramme chez l'animal soumis aux fortes dépressions barométriques, en chambre pneumatique. Lyon Méd. **156**, 182—184 (1935).

— — — — Effets de la raréfaction atmosphérique sur le coeur (étude électrocardiographique). Arch. Électr. méd. **43**, 97—109 (1935). Ref. Ber. Physiol. **89**, 573. — Bull. Acad. Méd. Paris **113**, 661—667 (1935).

COBET, R.: Experimentelle Untersuchungen über die Beziehungen zwischen Blutdrucksteigerung und Dyspnoe. Dtsch. Arch. klin. Med. **143**, 253—272 (1924).

CROUZON, O.: Note sur la tension artérielle de deux aviateurs, après un vol plané de 2050 mètres d'altitude. C. r. Soc. Biol. Paris **72**, 530—532 (1912).

CRUCHET, R.: Influence des variations de la pression atmosphérique sur la pression artérielle et le mal des aviateurs; rôle régulateur des inhalations d'oxygène. 3. Congr. internat. Nav. aér. Bruxelles 1925. Tome 1, p. 184—189. — Presse méd. **33**, 1489—1491 (1925). Ref. Zbl. Hyg. **12**, 386.

CRUCHET, R. et L. LAMBERT: Influence des variations de la pression atmosphérique sur la pression artérielle et le mal des aviateurs. J. Méd. Bordeaux 55, 499—508 (1925).

DAMIANI, F.: Sindrome cardiaca dell'altipiano abissino. Giorn. Med. mil. 84, 1177—1182 (1936).

DAVID, O. u. G. GABRIEL: Capillarbeobachtungen bei herabgesetztem Sauerstoffpartialdruck. Klin. Wschr. 1923 I, 1028.

DÉNIAU, P.: Variations de la pression artérielle et dépression atmosphérique; étude expérimentale chez l'homme et chez l'animal. Essais thérapeutiques. Thèse de Lyon 1935. Ref. J. aviat. Med. 7, 145 (1936).

DIETRICH, S. u. H. SCHWIEGK: Angina pectoris und Anoxie des Herzmuskels. Z. klin. Med. 125, 195—242 (1933).

DILIŽENSKAJA, E. S. i S. G. FILIPPOVIČ: Kreislauffunktionen bei Fliegern (russ.). Klin. Med. 14, 1445—1448 (1936).

v. DIRINGSHOFEN, H. u. B.: Elektrokardiographie, Blutdruckschreibung und Pneumotachographie im Motorflug. Acta aerophysiol. 1, F. 1, 48—60 (1933).

— u. BELONOSCHKIN, B.: Über Blutdrucksteigerung infolge psychischer Erregung vorm Flug. Klin. Wschr. 1932 II, 1465, 1466.

DOI, Y.: Studies on respiration and circulation in the cat. I. The influence of an acute anoxaemia on respiration and circulation. J. of Physiol. 55, 43—49 (1921). Ref. Ber. Physiol. 8, 424.

DONAL, J. S. and C. J. GAMBLE: The cardiac output in man. Changes in alveolar oxygen and carbon dioxide tensions during rebreathing and the bearing of these upon the triple extrapolation method of estimating cardiac output. Amer. J. Physiol. 116, 495—504 (1936).

DREYER, N. B.: Some effects of anoxemia on the circulation. Canad. med. Assoc. J. 16, 26—29 (1926).

DUBUS, A.: Variation de la pression artérielle au cours d'un vol d'observation. C. r. Soc. Biol. Paris 82, 1055 (1919).

EICHLER, P.: Herzruptur nach Bergfahrt. Klin. Wschr. 1927 II, 1519.

ELLIS, M. M.: Pulse rate and blood pressure responses of men. II. Under low oxygen tensions attained by rebreathing. Air Serv. Inform. Circ. (Washington) 4, Nr 359, 75 (1922).

ÉTIENNE, G.: Le coeur des aviateurs. Médecine (Paris) 2, 420 (1921/22).

— et G. LAMY: Le coeur des aviateurs. Bull. Acad. Méd. Paris, III. s. 80, 151—153 (1918).

— — Le coeur des aviateurs, pathogénie et conséquences. Paris méd. 29, 293—296 (1918).

— — L'hypertrophie du coeur chez les aviateurs. Arch. Mal. Coeur 11, 510—519 (1918). — C. r. Soc. Biol. Paris 82, 625—655 (1919).

— — L'adaptation du coeur des aviateurs. Rev. méd. Est (Nancy) 50, 115—118 (1922).

EWIG, W.: Kreislaufregulationen im Hochgebirge. Verh. dtsch. Ges. inn. Med. (Disk.) 44, 520 (1932).

— u. K. HINSBERG: Kreislaufstudien im Hochgebirge. Klin. Wschr. 1930 II, 1812—1814.

— — Kreislaufstudien. III. Beobachtungen im Hochgebirge. Z. klin. Med. 115, 732—777 (1931).

FASSHAUER, W.: Die Carotissinusreflexe als Kriterium für centrale Zustandsänderungen bei Luftdruckverminderung. Ber. Physiol. 96, 668. 14. Tagg dtsch. physiol. Ges. Gießen, 1936.

FEDERN, S.: Blutdruck und Bergkrankheit. Wien. klin. Wschr. 1917 I, 270—274.

FERRO-LUZZI, G.: Contributo allo studio sulla fisiologia e patologia degli adolescenti in montagna. III. Sul comportamento della pressione arteriosa in rapporto con l'altitudine. Arch. di. Fisiol. 32, 379—386 (1933). Ref. Ber. Physiol. 75, 313.

FERRY, G.: Les deux temps du mal des aviateurs; le coeur de l'aviateur. J. Méd. Bordeaux 55, 876—878 (1925). — 3. Congr. internat. Nav. aér. Bruxelles 1925. Tome 1, p. 147—153.

FINSTERWALD, H.: Das Blutbild der Tuberkulose im Hochgebirge. II. Der Capillarkreislauf im Hochgebirge bei Gesunden und Tuberkulösen und seine Beziehung zu der in der Höhe beobachteten Blutkörperchen- und Hämoglobinvermehrung. Beitr. Klin. Tbk. 54, 239—251 (1923).

FLEISCH, A., J. SIBUL u. V. PONOMAREW: Über nutritive Kreislaufregulierung. I. CO_2- und O_2-Mangel als auslösende Reize. Pflügers Arch. 230, 814—834 (1932). Ref. Ber. Physiol. 71, 409.

GALEOTTI, G.: Pressione sanguigna ed aviazione. Giorn. Med. mil. **67**, 72—78 (1919).

GARSAUX, P.: Influence de la dépression atmosphérique sur la tension artérielle. C. r. Soc. Biol. Paris **82**, 647—649 (1919).

GILBERT, N. C. and C. W. GREENE: A sphygmographic study of the pulse during the rebreather test. Air Serv. Inform. Circ. (Washington) **3**, Nr 237, 116—121 (1921).

— — Studies in the response of the circulation to low oxygen tension. IV. A sphygmographic study of the pulse during the rebreather test. Arch. int. Med. **27**, 688—698 (1921).

GOLDBERGER, S.: Il comportamento del potere vasocostrittore del siero in alta montagna. Boll. Soc. Biol. sper. **7**, 507, 508 (1932). Ref. Ber. Physiol. **69**, 537.

GOLLWITZER-MEIER, KL.: Einfluß verschiedener Formen von Sauerstoffmangel auf die Zirkulationsgröße. Verh. dtsch. Ges. inn. Med. **1927**, 157—159, 164—166. Wiesbadener Kongr., 25.—28. Apr.

— Anoxämie und Kreislauf. Pflügers Arch. **220**, 434—447 (1928). Ref. Ber. Physiol. **47**, 783.

— Über den Einfluß des Sauerstoffmangels auf die Kreislaufperipherie. Zbl. inn. Med. **1930**, 271—275. Ref. Ber. Physiol. **56**, 112.

GRANDJEAN, E.: Forschungen über Blutdruck bei Fliegern (dän.). Ugeskr. Laeg. **82**, 1112—1117 (1920). Ref. Ber. Physiol. **6**, 249.

GREENE, C. W.: Studies on the response of the circulation to low oxygen tension. I. Types of variation in blood pressure and heart rate. Amer. J. Physiol. **49**, 118 (1919/20).

— and N. C. GILBERT: Studies on the responses of the circulation to low oxygen tension. II. The electrocardiogramm during extreme oxygen want. Amer. J. Physiol. **51**, 181 (1920).

— — III. Changes in the pacemaker and in conduction during extreme oxygen want as shown in the human electrocardiogram. Air Serv. Inform. Circ. (Washington) **3**, Nr 237. 75—106 (1921).

— V. Stages in the loss of function of the rhythm producing and the conducting tissue of the human heart during anoxaemia. Amer. J. Physiol. **56**, 475—486 (1921). Ref. Ber. Physiol. **11**, 516.

VI. The cause of the changes observed in the heart during extreme anoxaemia. Amer. J. Physiol. **60**, 155—192 (1922). Ref. Ber. Physiol. **14**, 169.

— E. PAYNE and R. SIDDLE: Reactions to progressive anoxaemia in animals with denervated heart. Amer. J. Physiol. **72**, Nr 1, 194, 195 (1925). Ref. Ber. Physiol. **33**, 580.

GREMELS, H. and E. H. STARLING: On the influence of hydrogen ion concentration and of anoxaemia upon the heart volume. J. of Physiol. **61**, Nr 2, 297—304 (1926). Ref. Ber. Physiol. **36**, 658.

GROBER, J.: Untersuchungen über den Einfluß der Höhenlage auf den Blutdruck. Z. physik. Ther. **31**, 145—152 (1926); **32**, 93—110 (1926). Ref. Ber. Physiol. **38**, 855. — Z. physik. Ther. **35**, 10—23 (1928). Ref. Ber. Physiol. **46**, 244.

GROLLMANN, A.: Physiological variations of the cardiac output of man. VII. The effect of high altitude on the cardiac output and its related functions. An account of experiments conducted on the summit of Pike's Peak Colorado. Amer. J. Physiol. **93**, 19—40 (1930). Ref. Ber. Physiol. **57**, 621.

GROSSMANN, M.: Über den Blutdruck im Hochgebirge. Z. klin. Med. **102**, 86—101 (1925). Ref. Ber. Physiol. **33**, 886.

GUHR, M.: Blutdruck und Pulszahl Thyreotoxiker während und nach dem Aufenthalt in der Höhenluft. Verh. dtsch. Ges. inn. Med. **44**, 496—502 (1932).

GUILLEMARD, H. et G. REGNIER: Recherches sur les variations de la pression artérielle en haute montagne. C. r. Soc. Biol. Paris **75**, 342 (1913).

HARLANDT, W.: Der Einfluß des Sauerstoffmangels auf die Ruhefrequenz des menschlichen Herzens. 12 S., 8⁰. Diss. Hamburg 1936.

HARRISON, T. R. and A. BLALOCK: The regulation of circulation. VI. The effects of severe anoxemia of short duration on the cardiac output of morphinized dogs and trained unnarcotized dogs. Amer. J. Physiol. **80**, 169—178 (1927). Ref. Ber. Physiol. **43**, 435.

— A. BLALOCK u. a.: The regulation of circulation. VIII. The relative importance of nervous, endocrine and vascular regulation on the response of the cardiac output to anoxemia. Amer. J. Physiol. **83**, 284—301 (1927). Ref. Ber. Physiol. **46**, 709.

— CH. P. WILSON u. a.: The regulation of circulation. VII. The effects of anoxemia of mild degree on the cardiac output of unnarcotized dogs. Amer. J. Physiol. **83**, 275—283 (1927). Ref. Ber. Physiol. **46**, 709.

HARTMANN, H. u. A. v. MURALT: Pulsfrequenz und Höhenanpassung. Acta aerophysiol.
    1, F. 3, 38—41 (1934).
HECHT, V.: Über den Einfluß mittlerer Höhenlagen auf Kreislauf- und Atmungsorgane bei
    raschem Höhenverlust. I. Mitt. Wien. med. Wschr. 1927, 1048—1053. Ref. Ber.
    Physiol. 45, 799.
HEGER, P. et J. DE MEYER: Altitude et coeur droit. Trav. Inst. Solvay 12, No 2, 1—20
    (1912/13). — Libre jubilaire de Richet 1912, p. 171.
— — État du coeur et de la circulation pulmonaire aux différentes pressions barométriques.
    Ann. Soc. roy. Sci. méd. et natur. Bruxelles 71, 56—63. Ref. Zbl. Physiol. 27, 446 (1913).
HERBST, R.: Das Verhalten des Kreislaufs bei starker Verminderung des Luftdrucks.
    Zbl. inn. Med. 53, 1102 (1932). — Verh. dtsch. Ges. inn. Med. 44, 513—517 (1932).
— Die Abhängigkeit des Schlagvolumens von der Atmung. Verh. 9. Tagg dtsch. Ges.
    Kreislaufforsch. 1935, 114—117, 160, 161.
— Der Einfluß des Sauerstoffmangels auf den Kreislauf. Luftfahrtmed. 1, 20—25 (1936).
— u. K. H. MANIGOLD: Kreislaufinsuffizienz und Sauerstoffmangel. Z. klin. Med. 129,
    710—718 (1936).
— — Das Verhalten von Kreislauf und Atmung bei Sauerstoffmangel. Arb.physiol.
    9, 166—181 (1936). Ref. Ber. Physiol. 94, 84.
HEYMANS, C., STANLEY J.-G. NOWAK et A. SAMAAN: Sur l'action vasomotrice réflexe,
    centrale et périphérique de l'acide carbonique, de l'anoxémie et de l'asphyxie. C. r.
    Soc. Biol. Paris 117, 248—251 (1934). Ref. Ber. Physiol. 84, 440.
HODGSON, J. E.: A note on circulatory variations and their effects, observed during air
    flights. J. Army med. Corps 32, 473—479 (1919).
HÖRTNAGL, H.: Über das Verhalten des Pulses bei Erstbesteigungen in den Bergen von
    Bolivien. Wien. klin. Wschr. 1930 I, 774—778.
HUDAK, A.: Blutdruck. (Beobachtungen bei Fliegern.) (jugoslav.) Vojno-san. Glasnik.
    1, 41—55 (1930, Jan.—Juni).
JACOBJ, C.: Beiträge zur mechanischen Wirkung des Luftdrucks im Höhenklima. IV. Die
    Beeinflussung der Luftdruckwirkung in unserem Körper durch die in den Geweben
    gelösten Gase. Arch. f. exper. Path. 104, 217—238 (1921). Ref. Ber. Physiol. 30, 734.
JAENISCH, R. u. K. HAUG: Der Blutdruck der Hypertoniker bei Luftdruckverminderung.
    Münch. med. Wschr. 1929 II, 1670, 1671. Ref. Ber. Physiol. 54, 196.
JARISCH, A. and H. WASTL: Observations on the effect of anoxaemia upon heart and
    circulation. J. of Physiol. 61, 583—594 (1926). Ref. Ber. Physiol. 38, 98.
JOSUÉ, O.: La pression artérielle des pilotes-aviateurs. C. r. Soc. Biol. Paris 82, 639—641
    (1919). — Arch. Méd. mil., 14. Mai 1918.
KAISER, W.: Blutkreislaufuntersuchungen im Unterdruck. Med. Welt 1928, Nr 26, 973 bis
    975. — Z. Flugtechn. u. Motorluftsch. 19, H. 10, 225—227 (1928).
KATZ, L. H., W. W. HAMBURGER and W. J. SCHUTZ: The effect of generalized anoxemia
    on the electrocardiogramm of normal subjects. Its bearing on the mechanism of attacks
    of angina pectoris. Amer. Heart J. 9, 771—781 (1933/34).
KLEINSCHMIDT, A.: Untersuchungen zum Einfluß der Kohlensäure auf Blutdruck und
    Kreislaufreflexe in verschiedenen Höhen. Luftfahrtmed. 1, 203—217 (1936).
KOCH, A.: Einige Untersuchungen über die Pulsfrequenz im Unterdruck. Acta aerophysiol.
    1, F. 2, 56—60 (1934).
KOCH, E.: Das Verhalten des Kreislaufs in großen Höhen. Luftfahrtmed. Abh. 1, 30—39
    (1936).
— Das Elektrokardiogramm bei Luftdruckverminderung. Luftfahrtmed. Abh. 1, 40—43
    (1936).
KOUNTZ, W. B. and CH. M. GRUBER: The electrocardiographic changes in anoxemia. Proc.
    Soc. exper. Biol. a. Med. 27, 170—172 (1929). Ref. Ber. Physiol. 55, 227.
— and M. HAMMOUDA: Effect of asphyxia and of anoxemia on the electrocardiogramm.
    Amer. Heart J. 8, 259—268 (1933). Ref. Kongreßzbl. inn. Med. 69, 488.
KUHN, H.: Über die Funktion des Herzens im Hochgebirge. Z. exper. Path. u. Ther. 14,
    39—53 (1913).
LARSEN, K.: Über die Veränderungen im Elektrokardiogramm bei Sauerstoffmangel
    (dän.). Hosp.tid. 1936, 277—284. Ref. Ber. Physiol. 96, 415.
— Effect of anoxemia on the human electrocardiogramm. Acta med. scand. (Stockholm),
    Suppl. 78, 141—149 (1936). Ref. Kongreßzbl. inn. Med. 89, 432.

LAUBRY, CH., J. WALSÉR et L. DEGLANDE: Influence de l'asphyxie expérimentale sur le coeur. Arch. Mal. Coeur **26**, 153—171 (1933).

LE WALD, L. T. and G. H. TURRELL: The aviator's heart, roentgen ray studies under conditions simulating high altitudes. Air Serv. Inform. Circ. (Washington) **1**, 3—35, 8 pl. (1920). — Amer. J. Roentgenol. **7**, 67—89 (1920). Ref. Ber. Physiol. **2**, 557.

LIEBESNY, P.: Capillarkreislaufbeobachtungen im Höhenklima. Wien. med. Wschr. **1921 II**, 2177—2180. Ref. Ber. Physiol. **12**, 102.

— Der Einfluß des Höhenklimas auf den Capillarkreislauf und die Beziehung des letzteren zu der in Höhenlagen beobachteten Blutkörperchen- und Hämoglobinvermehrung. Schweiz. med. Wschr. **1922 I**, 431—435. Ref. Ber. Physiol. **14**, 96.

LIECHTI, M.: Elektrokardiographische Untersuchungen über den Einfluß des verminderten Luftdrucks. 19 S., 8⁰. Diss. Zürich 1934.

VAN LIERE, E. J.: The influence of anoxemia on the heart and the rôle of the pericardium in cardiac dilatation. Amer. J. Physiol. **81**, Nr 2, 512 (1927). Ref. Ber. Physiol. **43**, 110.

— The effect of anoxemia on the heart as studied by the X-ray. Amer. J. Physiol. **82**, 727—732 (1927).

— Effect of prolonged anoxemia on the heart and spleen in the mammal. Amer. J. Physiol. **116**, 290—294 (1936).

— and R. S. ALLEN: Significance of pericardium in acute cardiac dilatation produced by anoxemia. Amer. J. Physiol. **83**, 225—230 (1927, Dez.).

— and G. CRISLER: A study of vagospasm. Action of vagus on heart during acute anoxemia. Amer. J. Physiol. **105**, 469—472 (1933). Ref. Ber. Physiol. **76**, 497.

LINTZEL, W. u. T. RADEFF: Über die Wirkung der Luftverdünnung auf Tiere. I. Mitt. Hämoglobingehalt, Erythrocytenzahl, Herzgewicht. Pflügers Arch. **222**, 674—689 (1929). Ref. Ber. Physiol. **54**, 196.

— — III. Mitt. Wirkung von Luftverdünnungen verschiedenen Grades. Pflügers Arch. **226**, 307—318 (1930). Ref. Ber. Physiol. **59**, 595.

LOEFFLER, W.: Die Wirkung des Hochgebirges auf den Kreislauf. Klin. Wschr. **1927 I**, 503—506.

LOEWY, A.: Blut und Blutkreislauf im Hochgebirge. Klin. Wschr. **1934 I**, 545—549. Ref. Ber. Physiol. **80**, 293.

— u. A. E. MAYER: Über experimentell erzeugte akute Herzerweiterungen beim Menschen. Klin. Wschr. **1926 II**, 1213—1216.

LÜSCHER, E.: Über den Kreislauf auf der Station Jungfraujoch (3460 m ü. M.). Schweiz. med. Wschr. **1923 I**, 509—516. Ref. Ber. Physiol. **24**, 370.

MAČELA, I.: Hämatorespiratorische Dynamik beim Flug sowie zu diagnostisch-prognostischen Zwecken (tschech.). Sborn. lék. **27**, 177—278 (1926).

MCEACHERN, D. and E. COWLES: Comparative sensitivity to oxygen-want and to sodium lactate of the hearts of normal and thyroxinized animals. Amer. J. Physiol. **93**, 673 (1930). Ref. Ber. Physiol. **58**, 109.

MCMICHAEL, J. and K. M. MORRIS: Acute oxygen lack and capillary permeability in man. J. of Physiol. **87**, 74 P. (1936). Ref. Ber. Physiol. **96**, 256.

MANGINELLI, L.: Variazioni della pressione sanguigna in aeroplano: esperienze in volo. Giorn. Med. mil. **67**, 78—89 (1919).

MARIN, J.: Arterieller Druck und Luftfahrt (span.). Primer Congr. Méd. y Cir. nav. y mil. de Chile 1929, p. 540.

MATEEFF: Zirkulationsstörungen bei niedrigem Barometerdruck und Gravitation. Clin. bulgara **4**. Ref. Dtsch. med. Wschr. **1933 II**, 1749.

MATEEFF, D.: Gravitationsstörungen des Kreislaufs bei vermindertem Luftdruck. Acta aerophysiol. **1**, F. 1, 72—78 (1933).

— u. W. SCHWARZ: Der orthostatische Kreislaufkollaps — Gravitationsshock — bei vermindertem Luftdruck. Pflügers Arch. **236**, 77—92 (1935). Ref. Ber. Physiol. **90**, 142.

MATHIEU DE FOSSEY, A. et P. GARSAUX: Étude de la tension artérielle en atmosphère raréfiée. C. r. Soc. Biol. Paris **84**, 517 (1921). Ref. Ber. Physiol. **7**, 442.

MATHISON, G. C.: The effects of asphyxia upon medullary centres. I. The vaso-motor centre. J. of Physiol. **42**, 283—300 (1911). Ref. Zbl. Physiol. **26**, 548 (1912).

MIKI, Y.: Experimentelle Untersuchung über die Dauer des Kammer-Ekg. Z. exper. Med. **27**, 323—388 (1922).

MIROLJUBOFF, V. G.: Wirkung der Luftfahrt auf das Herzkreislaufsystem (russ.). Klin.
    Med. 9, Nr 21, 958—970 (1931).
— i I. A. ČERNOGOROV: Elektrokardiogrammstudien in verdünnter Luft (russ.). Klin. Med.
    12, Nr 8, 1163—1169 (1934).
MISSIURO, W.: Kreislauf und respiratorischer Stoffwechsel während des Fluges (poln.).
    Przegl. sport. lék. 1932, 44.
— Anoxämie, Gaswechsel und Kreislauf (poln.). Przegl. sport. lék. 1932, 143.
MOULINIER, R.: La tension artérielle chez les aviateurs et vol aux hautes altitudes. Caducée
    10, 300 (1910). — Gaz. Sci. méd. Bordeaux 31, 457 (1910).
— et R. CRUCHET: Fatigue et asthénie cardiaque des aviateurs. C. r. Soc. Biol. Paris
    82, 680 (1919).
MULINOS, M. G.: The relation of hypoxemia to the carotid sinus of the dog. J. of Pharmacol.
    51, 135 (1934). Ref. Ber. Physiol. 81, 473.
OPITZ, E.: Herzmuskelveränderungen durch Störung der Sauerstoffzufuhr. Z. Kreislauf-
    forsch. 27, 227—237 (1935).
— Elektrokardiogramm bei Sauerstoffmangel. Verh. dtsch. Ges. Kreislaufforsch. 1936,
    295—299. Ref. Ber. Physiol. 97, 97.
— u. O. TILMAN: Experimentelle Untersuchungen über das Verhalten des Blutkreislaufs
    und der Atmung im Unterdruck. Luftfahrtmed. 1, H. 2, 69—81 (1936).
— — II. Mitt. Das Verhalten des arteriellen und venösen Blutdruckes im Unterdruck.
    Luftfahrtmed. 1, 101—115 (1936).
— — III. Mitt. Über das Elektrokardiogramm im Unterdruck. Luftfahrtmed. 1, 153—177
    (1936).
PALOMBA, G.: Variazioni del potere vasocostrittore del siero di sangue dopo la fatica in
    alta montagna. Boll. Soc. Biol. sper. 8, 28—30 (1933). Ref. Ber. Physiol. 73, 683.
POPESCU-INOTESTI, C. u. G. GABRIEL: Beeinflussung von Blut und Kreislauf durch Sauer-
    stoffmangel und Kohlensäureüberladung. Zbl. inn. Med. 45, Nr 12, 202—212 (1924).
    Ref. Ber. Physiol. 26, 207.
RADNAI, P.: Über das elektrokardiographische Bild der durch akute Anoxämie verursachten
    Herzmuskelanoxämie. Z. klin. Med. 128, 401—406 (1935). — Orv. Hetil. (ung.) 79,
    921—923 (1935).
RANKE, O. F.: Das Verhalten der Vasomotoren und des Herzens im Unterdruck. Luft-
    fahrtmed. 1, 120—128 (1936).
RESNIK, W. H.: Observations on the effect of anoxemia on the heart. I. Auriculo-ventri-
    cular conduction. J. clin. Invest. 2, Nr 1, 93—115 (1925). Ref. Ber. Physiol. 38, 850.
— II. Intraventricular conduction. J. clin. Invest. 2, 117—123 (1925). Ref. Ber. Physiol.
    38, 851.
— III. Changes in the auricles with particular reference to the relationship between
    anoxemia and auricular fibrillation. J. clin. Invest. 2, 125—141 (1926). Ref. Ber. Physiol.
    38, 851.
REVIGLIO, G. M.: Contributo alla conoscenza delle modificazioni dei diametri cardiaci e del
    volume del cuore riscontrata all'indagine roentgenologica nei piloti. Rass. Med. applic.
    al Lavoro Ind. (Torino) 5, 154—159 (1934). Ref. J. aviat. Med. 7, 51.
v. ROHDEN, FR.: Zur Blutzirkulation bei geschlossenem und offenem Thorax und deren
    Beeinflussung durch Über- und Unterdruck. Dtsch. Arch. klin. Med. 109, 383—400 (1913).
ROTHSCHILD, M. A. and M. KISSIN: Production of the anginal syndrome by induced general
    anoxemia. Proc. Soc. exper. Biol. a. Med. 29, 577, 578 (1932). — Amer. Heart J. 8,
    729—744 (1933). Ref. Kongreßzbl. inn. Med. 72, 598.
— — Induced general anoxemia causing S-T-deviation in the electrocardiogramm. Amer.
    Heart J. 8, 745—754 (1933). Ref. Zbl. inn. Med. 72, 600.
ROZOVSKA, E. S. u. G. P. ZAKRIVIDOROGA: Wirkung der Herz-Kreislaufreizung bei Anoxämie
    (russ.). Eksper. Med. 1935, 151—156.
SANDS, J. and A. C. DE GRAFF: The effects of progressive anoxemia on the heart and
    circulation. Amer. J. Physiol. 74, 416—435 (1925). Ref. Ber. Physiol. 36, 176.
SANTUCCI, G.: La teletrasmissione dei suoni cardiaci e polmonari. Il teletrasmettitore
    cardiopolmonare di Pende. Riforma med. 1931, No 47, 1771—1774.
SCHALTENBRAND, G.: Luftdruck, Kreislauf, Atmung und Liquordruck. III. Mitt. Über
    das Verhältnis vom Liquordruck zum Blutdruck und zur Atmung. Acta aerophysiol.
    1, F. 2, 41—49 (1934).

SCHNEIDER, E. C.: The influence of low oxygen tension on venous blood pressure in man. Amer. J. Physiol. 51, 180 (1920).
— A comparison of the respiratory and circulatory effects of anoxemia and carbondioxide. Amer. J. Physiol. 59, 449, 450 (1922). Ref. Ber. Physiol. 12, 488.
— The circulatory responses of man to a sudden and extreme anoxemia. Air med. Serv. (Washington) 5, 30—32 (1923/24).
— G. E. CHELEY and D. L. SISCO: The circulation of the blood in man at high altitudes. III. The effects of physical exertion on the pulse rate, arterial and venous pressure. Amer. J. Physiol. 15, Nr 3, 380—417 (1916). Ref. Zbl. Physiol. 31, 497 (1917).
— and R. W. CLARKE: Studies on muscular exercise under low barometric pressure. IV. The pulse rate, arterial blood pressure and oxygen pulse. Amer. J. Physiol. 88, 633—649 (1929). Ref. Ber. Physiol. 51, 267.
— and C. A. HEDBLOM: Blood pressure with special reference to high altitudes. Amer. J. Physiol. 23, 90—104 (1908/09). Ref. Zbl. Physiol. 23, 89.
— and B. R. LUTZ: The reactions of the cardiac and respiratory centers to changes in oxygen tension. Air Serv. Inform. Circ. (Washington) 1, Nr 99, 73—79 (1920).
— — Circulatory responses to low-oxygen tensions. Air med. Serv. (Washington) 1, 86—98 (1920).
— and D. L. SISCO: The circulation of the blood in man at high altitude. I. The pulse rate, arterial, capillary and venous pressure. Amer. J. Physiol. 34, 1—28 (1914). Ref. Zbl. Physiol. 28, 671 (1914).
— — II. The rate of blood flow and the influence of oxygen on the pulse rate and blood flow. Amer. J. Physiol. 34, 29—47 (1914). Ref. Zbl. Physiol. 28, 672 (1914).
— and DOROTHY TRUESDELL: A study of the influence of various circulatory conditions on the reaction to the low oxygen of rebreathing. Air Serv. Inform. Circ. (Washington) 3, Nr 237, 122—133 (1921). — Amer. J. Physiol. 56, 241—248 (1921). Ref. Ber. Physiol. 11, 98.
— — The effects on the circulation and respiration of an increase in the carbon dioxide content of the blood in man. Amer. J. Physiol. 63, 155—175 (1922).
— — The circulatory responses of man to a sudden and extreme anoxemia. Amer. J. Physiol. 65, Nr 2, 379—385 (1923). Ref. Ber. Physiol. 22, 111.
— — The circulatory responses of man to anoxemia. Amer. J. Physiol. 71, 90—105 (1924). Ref. Ber. Physiol. 31, 851.
SCHUBERT, G.: Zur Frage der mechanischen Wirkung der Luftdruckerniedrigung auf den Lungenkreislauf. Arch. f. exper. Path. 165, 375—382 (1932). Ref. Ber. Physiol. 69, 523.
SCHWARZ, W.: Untersuchungen über die verschiedenen arteriellen Blutdruckreaktionen bei Sauerstoffmangel. Luftfahrtmed. 1, 82—100 (1936).
SERGEEV, A. A.: Wirkung eines länger dauernden Sauerstoffhungers auf das Blutkreislaufsystem (russ.). Gig. Truda 14, Nr 2, 27 (1936). Ref. Zbl. Gewerbehyg. 23, 255.
SHARPEY-SCHAFER, E. and W. A. BAIN: The effects of changes in intrapulmonary airpressure on the pulmonary and aortic circulation of the dog. Quart. J. exper. Physiol. 22, 101—147 (1932). Ref. Ber. Physiol. 70, 524.
SMITH, F. C.: The effect of altitude on blood pressure. J. amer. med. Assoc. 64, 1812—1814 (1915).
SPEHL, P. ed E. DESGUIN: Influenza della depressione barometrica sulla quantita di sangue contenuta nei polmoni. Rend. Accad. Lincei 18, 256—261. Ref. Zbl. Physiol. 24, 178 (1910). — Atti Labor. sci. A. Mosso Torino 3, 91—97 (1912).
SPYCHER, C.: Röntgenographische Untersuchung der menschlichen Herzmasse bei stark vermindertem Luftdruck. Arb.physiol. 4, 390—400 (1931).
STÄUBLI, C.: Über das Verhalten des Kreislaufsystems im Hochgebirge. Ann. schweiz. Ges. Baln. 1917, H. 13, 25—45.
STAMP, H.: Effects of altitude and depression on blood pressure. Med. Rec. 91, 499—501 (1917).
STENGEL, A., CH. C. WOLFERT and L. JONAS: The breathing of air of lowered oxygen tension as a test of circulatory functions. Amer. J. med. Sci. 161, 781—791 (1921). Ref. Ber. Physiol. 9, 538.
STERN, E.: Über die Wirkungen des Hochgebirgsklimas auf die Pulsfrequenz. Berl. klin. Wschr. 1913 I, 720—723. Ref. Zbl. Physiol. 28, 31 (1914).

STROHL, J.: Le poids relatif du coeur et l'effet des grandes altitudes. C. r. Acad. Sci. Paris **150**, 1257—1260 (1910). Ref. Biochem. Zbl. **10**, 529.

— Die Massenverhältnisse des Herzens im Hochgebirge, ein Vergleich zwischen Alpen- und Moorschneehühnern nebst Ausblick auf die Funktion der Luftsäcke. Zool. Jb. **30**, 1—45 (1910) (Zürich) (Jena 1910). Ref. Atti Labor. sci. A. Mosso Torino **3**, 218 (1912).

STRUGHOLD, H.: A cinematographic study of systolic and diastolic heart size with special reference to the effects of anoxemia. Amer. J. Physiol. **94**, Nr 3, 641—655 (1930).

— Kinematographische Studie der Herzgrößen bei Sauerstoffmangel. Z. Flugtechn. u. Motorluftsch. **1930**, H. 24, 645—652.

— Das Kinokardiogramm. Verh. physik.-med. Ges. Würzburg, N. F. **55**, H. 2, 195—205 (1930).

TALENTI, C.: Sulla gittata pulsatoria del cuore nell'aria rarefatta. Arch. Sci. biol. **10**, 87—109 (1927). Ref. Ber. Physiol. **44**, 794.

TARA, S.: Mésures de pression artérielle effectuées en avion à différentes altitudes et au cours d'un apprentissage. C. r. Soc. Biol. Paris **82**, 706—710 (1919).

TIGGES, F.: Das Elektrokardiogramm bei Hypoxämie. Z. Kreißlaufforsch. **28**, 225—234 (1936). Ref. Ber. Physiol. **94**, 432.

VACEK, T.: Untersuchungen über die funktionelle Adaptation des Herzens bei den in Sauerstoffmangel lebenden Mäusen. Pflügers Arch. **212**, 357—364 (1926). Ref. Ber. Physiol. **36**, 401.

VANNOTTI, A.: Die Wirkung des Höhenklimas auf die Hautkapillaren des Menschen. Klin. Wschr. **1931** I, 253—257. Ref. Ber. Physiol. **60**, 594.

VIGLIANI, E.: Influenza del lavoro muscolare in alta montagna sulla pressione venosa. Rass. Med. applic. al Lavoro Ind. **4**, 12—19 (1933).

VILLEMIN, F.: Les réactions cardio-vasculaires passagères et permanentes dans l'aviation fugées par les critères d'entrainement. C. r. Soc. Biol. Paris **82**, 696—698 (1919).

— Modifications passagères de la pression artérielle consécutive aux vols chez les aviateurs. Recherche de la fatigue. C. r. Soc. Biol. Paris **82**, 699—703 (1919).

— Modifications permanentes de la pression artérielle en aviation. Évolution adaptive. C. r. Soc. Biol. Paris **82**, 703—706 (1919).

WANNER: Le problème de la circulation à l'altitude. Ann. schweiz. Ges. Baln. **1917**, H. 13, 16—24.

WITHNEY, J. L.: Cardiovascular observations. J. amer. med. Assoc. **71**, 1389—1391 (1918).

WOLFF, H. G. and W. G. LENNOX: Cerebral circulation. XII. The effect on pial vessels of variations in the oxygen and carbon dioxide content of the blood. Arch. of Neur. **23**, 1097—1120 (1930).

WOLLHEIM, E.: Die zirkulierende Blutmenge und ihre Bedeutung für die Kompensation und Dekompensation des Kreislaufs. Die Blutmenge bei Unterdruckatmung usw. Z. klin. Med. **116**, 269—397 (1931). Darin S. 308.

YAMAGATA, S.: Über die Änderung des Blut- und Augendrucks durch Luftfahrt (jap.). Gun'idan-zasshi **244**, 2 (1933).

e) Verdauung, Stoffwechsel, Energiewechsel, innere und äußere Sekretion.

Bis Ende 1909.

ARAKI, T.: Über die Bildung von Milchsäure und Glykose im Organismus bei Sauerstoffmangel. Z. physiol. Chem. **15**, H. 3/4, 335—370 (1891). Ref. Schmidts Jb. **233**, 114.

— Über die Bildung von Milchsäure und Glykose im Organismus bei Sauerstoffmangel. III. Z. physiol. Chem. **16**, 454—459 (1892); **17**, 311—339 (1893). Ref. Zbl. Physiol. **16**, 804.

— Über die chemischen Änderungen der Lebensprozesse infolge von Sauerstoffmangel. IV. Z. physiol. Chem. **19**, 422—475 (1894). Ref. Zbl. Physiol. **8**, 813.

BAYEUX, R.: Influence d'un séjour prolongé à une très haute altitude sur la température animale et la viscosité du sang. C. r. Acad. Sci. Paris **148**, 1691—1694 (1909).

— Expériences, faites au Mont Blanc en 1903 sur l'activité des combustions organiques aux hautes altitudes. C. r. Soc. Biol. Paris **56**, No 13, 634—637 (1904). Ref. Zbl. Physiol. **18**, 359.

— Observations biologiques faites à Chamonix et au Mont Blanc en août et sept. 1903. C. r. Acad. Sci. Paris **138**, No 15, 920—922 (1904).

CASPARI, W.: Über die Stoffwechselversuche in Alagna und über die Einwirkung kurz-dauernden Aufenthalts in größeren Bergeshöhen auf den Stoffwechsel. Physiologische Ergebnisse der im Jahr 1906 durchgeführten Monte-Rosa-Expedition. Sp.abdr.

COHNHEIM, O., KREGLINGER (Koblenz) u. KREGLINGER (Bonn): Beiträge zur Physiologie des Wassers und des Kochsalzes. Z. physiol. Chem. **63**, 413—431 (1909). — Franzö-sisch: Arch. ital. de Biol. (Turin) **53**, 363—381 (1910). Ref. Schmidts Jb. **309**, 233.

FRÄNKEL, A.: Über den Einfluß der verminderten Sauerstoffzufuhr zu den Geweben auf den Eiweißzerfall im Organismus. Virchows Arch. **67**, 273—326. Ref. Zbl. med. Wiss. **1877**, 80.

— Über den Einfluß der verdichteten und verdünnten Luft auf den Stoffwechsel. Z. klin. Med. **2**, 56—78 (1880).

GIACOSA, P.: Studi sull'influenza delle grandi altitudini sul ricambio della materia. Rend. Ist. Lomb. Sci. e Lett. Milano, II. s. **30**, 1287—1302 (1897).

GUILLEMARD, H. et R. MOOG: Influence des hautes altitudes sur la nutrition générale. C. r. Acad. Sci. Paris **141**, 843—846 (1905). Ref. Zbl. Physiol. **19**, 881. — J. Physiol. et Path. gén. **1906**, 593—609.

— — Influence du climat d'altitude sur la déshydratation de l'organisme. C. r. Acad. Sci. Paris **145**, 823—825 (1907). Ref. Zbl. Physiol. **22**, 343.

HOPPE-SEYLER: Über die Wirkung des Sauerstoffmangels. (Vortr.ber.) Wien. klin. Wschr. **1891 I**, 254.

— Beitrag zur Kenntnis des Stoffwechsels bei Sauerstoffmangel. Festschr. f. Virchow, 16 S. 1891.

HOPPE-SEYLER, F.: Bemerkungen zur vorstehenden IV. Mitteilung des Herrn T. ARAKI über die Wirkung des Sauerstoffmangels. Z. physiol. Chem. **19**, 476—481 (1894).

— u. TR. ARAKI: Über die Einwirkung der bei Sauerstoffmangel im Harn ausgeschiedenen Milchsäure auf polarisiertes Licht und die Rotationswerte aktiver Milchsäure im allgemeinen. Z. physiol. Chem. **20**, 365—376 (1895).

HÜPPE, F.: Über Kraft- und Stoffwechsel im Hochgebirge. Pflügers Arch. **95**, H. 9/10, 447—483 (1903). Ref. Zbl. Physiol. **17**, 167.

JAQUET, A.: De l'influence du climat d'altitude sur les échanges respiratoires. Semaine méd. **1901**, No 28, 217—220. Ref. Zbl. Physiol. **15**, 361.

— u. R. STÄHELIN: Stoffwechselversuch im Hochgebirge. Arch. f. exper. Path. **46**, 274—312 (1901).

JAWORSKI, W.: Überwiegen einiger dyspeptischer Erscheinungen in großen Höhen (poln.). Gaz. lek. Warszawa, II. s. **12**, 397—402 (1892).

KARTAŠEVSKI, E. A.: Über die Wirkung des Sauerstoffmangels auf den Stoffwechsel und die Wärmeproduktion im tierischen Organismus, (russ.). 271 S., 8°. Diss. Petersburg 1906. Ref. Biochem. Zbl. **5**, 838.

LEGALLOIS: Deuxième mémoire sur la chaleur animale. 1813. — Oeuvres de Legallois, avec des notes de M. Pariset, Tome 2. Paris 1830.

LEVY, S.: Über den Einfluß der verdünnten Luft auf den Stoffwechsel der Taube. Z. klin. Med. **4**, 617—620 (1882).

LOEWY, A.: Über Störungen des Eiweißstoffwechsels beim Höhenaufenthalt. Dtsch. med. Wschr. **1905 II**, 1918—1920. Ref. Zbl. Physiol. **19**, 955. — Arch. f. Physiol. **1906**, 386—392. Ref. Zbl. Physiol. **20**, 511.

LORTET: Perturbations de la respiration, de la circulation et surtout de la calorification à de grandes hauteurs sur le Mont Blanc. C. r. Acad. Sci. Paris **69 II**, 707—711 (1869, Sept.).

LUZZATO, O.: Ematuria consecutiva a male di montagna. Gazz. Osp. **19**, 548—550 (1898).

MARCET: Observations sur la température du corps humain à différentes altitudes à l'état du repos et pendant l'acte de l'ascension. Bibliothèque Univ. de Genève. Arch. Sci. physiques et natur., V. s. **36**, 247—289 (1869). — Englisch: Philos. Mag. and J. of Sci., IV. s. **38**, 329—338 (1869).

NOTHWANG, F.: Luftdruckerniedrigung und Wasserdampfabgabe. Arch. f. Hyg. **14**, 337—363 (1892). Ref. Schmidts Jb. **237**, 266.

PENZOLDT, F. u. R. FLEISCHER: Experimentelle Beiträge zur Pathologie des Stoffwechsels mit besonderer Berücksichtigung des Einflusses von Respirationsstörungen. Virchows Arch. **87**, 210—262 (1882). Zbl. med. Wiss. **1882**, 735.

REALE, E. u. G. BOERI: Über die im Gefolge von Sauerstoffmangel im Organismus auftretenden Stoffwechselveränderungen. Wien. med. Wschr. **1895 I**, 1064; **1895 II**, 1106, 1156, 1198. Ref. Zbl. Physiol. **10**, 310.

SAITO, S. u. R. KATSUYAMA: Beiträge zur Kenntnis der Milchsäurebildung im tierischen Organismus bei Sauerstoffmangel. Z. physiol. Chem. **32**, 214—230 (1901). Ref. Schmidts Jb. **271**, 243.

v. TERRAY, P.: Über den Einfluß des Sauerstoffgehalts der Luft auf den Stoffwechsel. Pflügers Arch. **65**, 393—446 (1896). Ref. Zbl. Physiol. **11**, 83.

v. WENDT, G.: Neue Beobachtungen über den Einfluß der Höhe auf den Stoffwechsel (schwed.). Finska Läk.sällsk. Hdl. **50 II**, 226—237 (1908).

1910 bis Ende 1936.

AGGAZZOTTI, A.: L'assimilazione del glucosio in alta montagna. Giorn. Accad. Med. Torino, IV. s. **27**, 177—181 (1921).

— La glicosuria nell'uomo sottoposto a rarefazione atmosferica. Nota I. Rend. Atti Accad. naz. Lincei, I. s. **31**, H. 12, 518—521 (1922). Ref. Ber. Physiol. **18**, 113.

— Ulteriori osservazioni sulla glicosuria dell'uomo sottoposto a rarefazione atmosferica. Nota II. Rend. Atti Accad. naz. Lincei, II. s. **31**, 153—156 (1922). Ref. Ber. Physiol. **22**, 428.

ANDREEV, V. V. i N. A. TROFIMUK: Ernährung beim Höhenflug (russ.). Vojenno-san. Djelo **1936**, Nr 2/3, 74—79. Ref. Ber. Physiol. **95**, 33.

ANGELESCU, H.: Über den Eiweißstoffwechsel der Organe bei unter Luftverdünnung gehaltenen Tieren. Biochem. Z. **209**, 236—239 (1929). Ref. Ber. Physiol. **51**, 741.

APOSTOL, OD.: Igiena alimentara a aeronavigantului (rum.). Aeronautica **9**, No 11, 672—684 (1935).

ASHER: Einwirkung des Höhenklimas auf den Stoffwechsel. Ann. schweiz. Ges. Baln. **1911**, H. VII, 17.

ASHER, L.: Das Verhalten von schilddrüsenlosen und milzlosen Tieren bei Sauerstoffmangel und über die hiermit zusammenhängende Theorie der Bergkrankheit. Verh. schweiz. naturforsch. Ges. (Jahresvers. 1917, Zürich) **99**, 308 (1918). Ref. Zbl. Physiol. **34**, 450 (1921).

— u. H. WAGNER: Untersuchungen über die Spezifität der ASHERschen Methode der Prüfung der Schilddrüsenfunktion durch Sauerstoffmangel. Z. exper. Med. **68**, 32—81 (1929). Ref. Ber. Physiol. **53**, 766.

AZZI, A.: Sull'eliminazione razionata dell'urea et dell'ammoniaca nella fatica in alta montagna. Arch. di Sci. biol. **4**, 106—122 (1923). Ref. Ber. Physiol. **18**, 481.

BACHE, M.: Stoffwechselversuche bei Herabsetzung des Sauerstoffpartialdruckes in der Respirationsluft. 35 S., 8⁰. Diss. Halle 1913. Ref. Zbl. Physiol. **29**, 88 (1914).

BAIČENKO, J. P. u. A. N. KRESTOWNIKOFF: Über die Ausscheidung von Phosphor mit dem Harn auf einer Höhe von 4200 m. Arb.physiol. **6**, 369—372 (1933).

BALLINARI, A.: Untersuchungen über den Wasserstoffwechsel bei Unterdruck und unter Einfluß von Pituitrin und Euphyllin. Z. Biol. **88**, 418—428 (1929).

BAYEUX, R.: La toxicité urinaire et ses modifications par les injections hypodermiques d'oxygène pendant un séjour prolongé à l'observatoire du Mont Blanc. C. r. Acad. Sci. Paris **169**, 1179—1182 (1919).

BÉHAGUE, P., GARSAUX et CH. RICHET fils: Modifications thermiques observées sur le lapin, soumis à la dépression atmosphérique. C. r. Soc. Biol. Paris **96**, No 11, 766—768 (1927). Ref. Ber. Physiol. **41**, 211.

BINET, L. et J. LANXADE: Taux d'adrénaline dans les capsules surrénales chez les chiens soumis à la dépression barométrique. C. r. Soc. Biol. Paris **122**, 1011, 1012 (1936). Ref. Kongreßzbl. inn. Med. **89**, 114.

BONA, G. B.: Effetti dell'alimentazione unilaterale in una popolazione di alta montagna. Med. del Lavoro **23**, 22, 65 (1932).

BRAILSFORD, A. M.: Malfunctions of thyroid gland in relation to aviation. Northwest Med. **28**, 215—218 (1929, Mai).

BRASSFIELD, CH. R.: Comparison of changes in the p_H of arterial blood and saliva during variations of pulmonary ventilation. Amer. J. Physiol. **116**, 174—181 (1936). Ref. Ber. Physiol. **95**, 192.

BRODY, H. u. M. S. SHILING: A note on the relation of salivary secretion to the oxygen tension of the inspired air. Amer. J. Physiol. 91, 399—404 (1930).

BRUNQUIST, E. H., E. J. SCHNELLER and A. S. LOEVENHART: The effects of anoxemia on nitrogen metabolism. J. of biol. Chem. 62, Nr 1, 93—115 (1924). Ref. Ber. Physiol. 30, 893.

CAMPBELL, A. and L. HILL: The effect of barometric pressure on the O_2 and CO_2 tension air between the ı ɑin and the muscles. J. of Physiol. 58, XXV, XXVI (1924). Ref. Ber. Physiol. 6, 280.

CAMPBELL, J. A.: The nfluence of O_2 tension in the inspired air upon the O_2 tension in the tissues. J. of P. ysiol. 60, 20—29 (1925). Ref. Ber. Physiol. 35, 83.

— Prolonged alteratioı of oxygen pressure in the inspired air with special reference to tissue oxygen tensio , tissue carbon dioxide tension and haemoglobin. J. of Physiol. 62, 211—231 (1927). Ref. Ber. Physiol. 40, 246.

COBET, R.: Über den Mi hsäuregehalt des Gehirns bei verschiedenen Formen von Atemnot. Arch. f. exper. Path. 145, 140—145 (1929). Ref. Ber. Physiol. 54, 195.

COOK, S. F.: Effect of lɛ v pressures on cell oxidation. J. gen. Physiol. 14, 55—70 (1930, Sept.).

CORDIER, D., H. MAGNE et A. MAYER: Sur le métabolisme au cours de l'asphyxie par manque d'oxygène. Ann. de Physiol. 6, 615—633 (1930).

COSTANTINO, A.: Studi sul ricambio materiale in alta montagna e in pianura. II. L'eliminazione dell'anidride carbonica per i reni, nelle cavie tenute in ambienti a pressione atmosferica ridotta. Arch. di Sci. biol. 2, 147—160 (1921). Ref. Ber. Physiol. 9, 552.

— Études sur l'échange materiel en haute montagne et en plaine. L'élimination de l'anhydride carbonique par les reins. Arch. ital. de Biol. (Pisa) 72, 142—152 (1923). Ref. Ber. Physiol. 27, 166.

CRISLER, G. and E. J. VAN LIERE: The effect of anoxemia on the digestive movements of the stomach. Amer. J. Physiol. 97, 516 (1931). Ref. Ber. Physiol. 63, 318.

— — The effect of anoxemia on the emptying time of the stomach. Amer. J. Physiol. 101, 26 (1932). Ref. Ber. Physiol. 69, 513.

— — and W. T. BOOHER: The effect of anoxemia on the digestive movements of the stomach. Amer. J. Physiol. 102, 629—634 (1932).

— — and WILES: The mechanism of the delay in gastric emptying time caused by anoxemia. Amer. J. Digest. Dis. a. Nutrit. 2, 221—224 (1935).

CRONHEIM, G.: Über den Stoffwechsel von Leber und Milz nach Blockierung des R.E.S. bei normalem und vermindertem Luftdruck. Biochem. Z. 262, 86—98 (1933).

D'ALESSANDRIA, E.: Le funzioni lipopessica e lipodieretica del polmone sotto l'influenza delle depressioni barometriche. Gazz. internaz. med.-chir. 39, 657, 658 (31. Okt. 1931).

DAVID, O.: Einwirkungen der Atemluft auf den Eiweiß- und Kohlehydratstoffwechsel. Münch. med. Wschr. 1914 I, 868—870.

DELRUE, G.: Modifications de la sécrétion acide de l'estomac durant le séjour à l'altitude. C. r. Soc. Biol. Paris 113, 940—942 (1933). Ref. Ber. Physiol. 75, 484.

— Étude de la sécrétion acide de l'estomac. III. Sécrétion durant le séjour à haute altitude. Arch. internat. Physiol. 38, 126—137 (1934). Ref. Ber. Physiol. 80, 450.

DERAMOND, L. M.: Étude de l'influence de la dépression atmosphérique expérimentale et du vol en avion sur l'activité renale. 71 p., 8^0. Thèse de Paris 1932.

v. DESCHWANDEN, J.: Wirkung der Höhe und der Bestrahlung mit natürlicher Höhensonne auf den Kohlehydratgehalt der Leber und der Muskeln. Strahlenther. 46, 713—723 (1933).

DORNO, C.: Höhenklima und Wasserhaushalt. Z. exper. Med. 66, 487—490 (1929). Ref. Ber. Physiol. 52, 597.

DURAN, M.: Das Verhalten von normalen und mit Schilddrüsensubstanz gefütterten und schilddrüsenlosen Ratten gegen reinen Sauerstoffmangel. (ASHER, L.: Beiträge zur Physiologie der Drüsen, Nr. 44.) Biochem. Z. 106, 254—274 (1920). Ref. Ber. Physiol. 3, 215.

DURIG, A., C. NEUBERG u. N. ZUNTZ: Ergebnisse der unter Führung von Prof. PANNWITZ ausgeführten Teneriffaexpedition 1910. IV. Die Hautausscheidung in dem trockenen Höhenklima. Biochem. Z. 72, 253—284. Ref. Zbl. Physiol. 31, 81 (1917).

EDDY, N. B.: The regulation of respiration. XXVII. The effect upon salivary secretion of varying the carbon dioxide and oxygen content of the inspired air. Amer. J. Physiol. 88, 534—545 (1929).

EDWARDS, E. T.: Lactic acid in rest and work at high altitude. Amer. J. Physiol. **116**, 367—375 (1936). Ref. Ber. Physiol. **97**, 223.

EFFECTS: Great Britain. Reports of the air medical investigation committee. VIII. The — of diminished tension of oxygen, with especial reference to the activity of the adrenal glands. 51 p. 8°. London: Darwin & Co. 1919.

EIMER, K.: Höhenklima und Wasserhaushalt. Z. exper. Med. **64**, 757—771 (1929). Ref. Ber. Physiol. **50**, 643.

ELIAS, H.: Eiweißhaushalt und „Dextroseeffekt" unter besonderer Berücksichtigung des Lebens im Sauerstoffmangel. Wien. klin. Wschr. **1934 I**, 988—990.

— u. H. KAUNITZ: Über die Veränderungen im Eiweiß- und Wasserhaushalt bei Luftverdünnung und ihre Beeinflussung durch Kohlehydratzufuhr. Klin. Wschr. **1932 II**, 1959.

— — Sauerstoffmangel und Kohlehydraternährung. Verh. dtsch. Ges. inn. Med. **45**, 425, 426 (1933). Ref. Ber. Physiol. **76**, 67.

— u. M. TAUBENHAUS: Zur Lehre des Stoffwechsels bei Unterdruck. I. Z. exper. Med. **69**, 529—560 (1930). Ref. Ber. Physiol. **55**, 338.

— A. LÖFFLER u. M. TAUBENHAUS: II. Gesamt-N, Rest-N und seine Fraktionen in verschiedenen Gefäßbezirken bei unvollständigem Hunger und bei Luftverdünnung. Z. exper. Med. **73**, 755—786 (1930). Ref. Ber. Physiol. **59**, 594.

— H. KAUNITZ u. M. TAUBENHAUS: V. Über den Einfluß der Kohlehydrate auf den Rest-N bei Sauerstoffmangel. Z. exper. Med. **82**, 742—756 (1932). Ref. Ber. Physiol. **69**, 527.

— — VI. Veränderungen des Eiweißbildes im Unterdruck durch Dextrosezufuhr. Z. exper. Med. **92**, 397—408 (1933). Ref. Ber. Physiol. **79**, 344.

— — u. R. LAUB: VII. Über den Wasserhaushalt bei Sauerstoffmangel. Z. exper. Med. **92**, 409—429 (1933). Ref. Ber. Physiol. **79**, 344.

— — VIII. Über den Eiweißgehalt der Leber bei Sauerstoffmangel und seine Beeinflussung durch Dextrosezufuhr. Z. exper. Med. **92**, 430—435 (1933). Ref. Ber. Physiol. **79**, 344.

— — u. LAUB: IX. Der Rest-N und seine Fraktionen in der Leber bei O_2-Mangel. Beeinflussung durch Dextrosezufuhr. Z. exper. Med. **92**, 436—449 (1933). Ref. Ber. Physiol. **79**, 345.

— — X. Zur Hemmung der charakteristischen Veränderungen des Eiweißstoffwechsels bei Luftverdünnung durch Dextrosezufuhr. Z. exper. Med. **92**, 450—468 (1933). Ref. Ber. Physiol. **79**, 345.

— — XI. Über den Wirkungsmechanismus der Kohlehydrate bei Sauerstoffmangel (Dextroseeffekt). Z. exper. Med. **92**, 469—479 (1934). Ref. Ber. Physiol. **79**, 346.

EVANS, G.: The effect of low atmospheric pressure on the glycogen content of the rat. Amer. J. Physiol. **110**, 273—277 (1934). Ref. Ber. Physiol. **85**, 319.

— The effect of low oxygen pressures upon liver and muscle glycogen of white rat. J. of biol. Chem. **105**, XXVI (1934).

FERRALORO, G.: Ricerche sul ricambio degli idrati di carbonio in alta montagna. Arch. di Sci. biol. **13**, 109—126 (1929). Ref. Ber. Physiol. **50**, 642.

FERRIGNO, R.: Comportamento dei processi deidrogenativi nei tessuti di animale sottoposto a forti depressioni barometriche. Gazz. internaz. med.-chir. **40**, 475—479 (1932).

FRONIUS, H.: Atmung und Stoffwechsel trainierter und untrainierter Personen bei Höhenflügen. Arb. physiol. **7**, 44—61 (1933).

GALEOTTI, G. ed E. SIGNORELLI: Über die Wasserbilanz während der Ruhe und bei der Anstrengung im Hochgebirge. Biochem. Z. **41**, 268—286 (1912). Ref. Zbl. Physiol. **25**, 705 (1911). — Atti Lab. sci. A. Mosso Torino 4, 15—33 (1914).

GELLHORN, E. and A. JANUS: The influence of partial pressure of O_2 on body temperature. Amer. J. Physiol. **116**, 327—329 (1936). Ref. Ber. Physiol. **97**, 577.

GIANOTTI, M. e S. GOLDBERGER: Ricerche sul comportamento della secrezione gastrica dopo la fatica in alta montagna. Arch. di Fisiol. **30**, 32—50 (1931). Ref. Ber. Physiol. **64**, 721.

GOIFFON, R. et F. NEPVEUX: Acide oxalique et milieu sanguin; ses relations avec l'équilibre acide-base et le déficit de la ventilation. Nutrition **3**, 87—94 (1933).

GOLDBERGER, S., E. SAPEGNO ed E. EGIDI: Azione del soggiorno in alta montagna nella insufficienza pancreatica. Boll. Soc. Biol. sper. **7**, 522, 523 (1932). Ref. Ber. Physiol. **69**, 505.

GOLDBLOOM, A. and R. GOTTLIEB: Studies on icterus neonatorum. The production of icterus in animals following prolonged anoxaemia. J. clin. Invest. 8, 375—388 (1930). Ref. Ber. Physiol. 61, 250.

GRAFE, E.: Das Verhalten des Stoff- und Kraftwechsels bei starker Abweichung der Sauerstoffzufuhr vom Durchschnitt der Norm. Erg. Physiol. 21, 205—220 (1923).

GRENIER: Adaptation physiologique de l'aviateur en particulier, étude de l'équilibre acido-basique. Assoc. franç. Avancement Sci., p. 493—495. 1935. Ref. Ber. Physiol. 96, 563.

GUILLEMARD, H.: Observations sur l'action physiologique du climat de grande altitude. C. r. Acad. Sci. Paris 158, 358—360 (1914). Ref. Zbl. Physiol. 29, 367.

— H. et G. REGNIER: Observations de calorimétrie animale faites au Mont Blanc. C. r. Acad. Sci. Paris 151, 596—598 (1910).

GUILLEMARD, M. H. et R. MOOG: Étude expérimentale sur les variations des échanges respiratoires et de la déshydratation de l'organisme sous l'action du climat de haute montagne. J. Physiol. et Path. gén. 12, 869—884 (1910). Ref. Zbl. Physiol. 25, 288.

GYÖRGY, P.: Über den Zustand des Säure-Basenhaushalts im Höhenklima. Schweiz. med. Wschr. 1924 I, 416—419. Ref. Ber. Physiol. 29, 599.

HABS, H.: Über das Verhalten der Kohlehydratreserven bei vermindertem Luftdruck. Z. exper. Med. 72, 537, 538 (1930). Ref. Ber. Physiol. 57, 261.

HALDANE, S. J.: Symptoms, causes and prevention of anoxemia (insufficient supply of oxygen to the tissues), and the value of oxygen in its treatment. Brit. med. J. 1919 II, 65—71.

HAMON, F., S. KOLODNY et A. MAYER: Recherches sur l'influence de la tension d'oxygène sur les échanges. II. Influence de la vie à basse tension d'oxygène sur les échanges du lapin. Ann. de Physiol. 11, 211—224 (1935). Ref. Ber. Physiol. 89, 333.

HARTMANN, H. u. F. NOLTENIUS: Über die körperliche Leistungsfähigkeit und Höhenfestigkeit im Hungerzustand. Luftfahrtmed. 1, H. 1, 44—48 (1936).

HASSELBALCH, K. A.: Zur experimentellen Physiologie des Höhenklimas. V. Die reduzierte Ammoniakzahl des Harns bei Sauerstoffmangel. Biochem. Z. 74, 48—55 (1916). Ref. Zbl. Physiol. 31, 286 (1917).

— u. J. LINDHARD: Zur experimentellen Physiologie des Höhenklimas. IV. Biochem. Z. 74, 1—17 (1916).

HELLEBRANDT, F. A., E. BROGDON and S. L. HOOPES: Gastric acidity as influenced by exercise, psychic disturbance and anoxemia. Amer. J. Physiol. 109, 50, 51 (1934). Ref. Ber. Physiol. 83, 566.

HOLMQUIST, A. G.: Der Unterschied in der Fähigkeit des thyreotropen Hormons, den Thyroxingehalt des Blutes in- verschiedenen Höhenlagen in Stockholm und auf dem Jungfraujoch (3457 m) zu steigern. Acta aerophysiol. 1, F. 3, 9—15 (1934).

HOOGENHUYZE, C. et H. VERPLOYE: Effet de l'insuffisance d'oxygène sur l'élimination de la créatinine. Atti Lab. A. Mosso sul M. Rosa 3, 41—50 (1912).

HOUSSAY, B. A. et C.-T. RIETTI: Hypophyse et thyreoidea. Extrait du lobe antérieur d'hypophyse et sensibilité à l'anoxémie. Rev. Soc. argent. Biol. 8, 53—57 (1932). C. r. Soc. Biol. Paris 110, 144, 145 (1932). Ref. Ber. Physiol. 68, 733.

— — Hypophyse et thyreoide. Nouvelles expériences sur l'extrait antéro-hypophysaire et résistance à l'anoxémie. C. r. Soc. Biol. Paris 111, 80, 81 (1932). Ref. Ber. Physiol. 71, 277.

— — Hypophyse und Schilddrüse. X. Neue Versuche über Vorderlappenextrakt und Widerstandsfähigkeit gegen Anoxämie (span.). Rev. Soc. argent. Biol. 8, 249—253 (1932).

IZQUIERDO, J. J.: Studies on conditions of activity in endocrine glands. XXV. Polycythemia of acute anoxemia and its relation to sympathico-adrenal system. Amer. J. Physiol. 86, 145—159 (1928, Aug.).

JAQUET, A.: Stoffwechselvorgänge bei herabgesetztem Luftdruck. Schweiz. med. Wschr. 1925 I, 755—760. Ref. Ber. Physiol. 33, 863.

KALBERMATTEN, R.: Das Verhalten des Eisenstoffwechsels bei normalen und milzlosen Tieren in der Unterdruckkammer. (ASHER, L.: Beiträge zur Physiologie der Drüsen, Nr. 122.) Biochem. Z. 226, 429—440 (1930).

KAULBERSZ, G.: Über den Einfluß der Ermüdung auf die Wasserstoffionenkonzentration im Blut und im Harn im Gebirge und in der Ebene (poln.). Med. doświadcz. i społ. 8, 337—347 (1928). Ref. Ber. Physiol. 49, 764. — Französisch: J. Physiol. et Path. gén. 26, 616—623, 626—633 (1928). Ref. Kongreßzbl. inn. Med. 53, 555.

KAUNITZ, H.: Über die Bedeutung von „seröser Entzündung" für die Veränderungen des Mineralgehaltes von Leber, Herz und Gehirn bei Sauerstoffmangel durch Luftverdünnung. Z. exper. Med. **100**, 121—144 (1936). Ref. Ber. Physiol. **101**, 78.

KELLAWAY, C. H.: The effects of diminished tension of oxygen, with special reference to the activity of adrenal glands. Nat. health. insur. Med. Res. Comm. Spec. Rep. Ser. Nr 37, 1—28 (1919).

KODERA, K.: Studien über den Einfluß der Einatmung von Sauerstoff, sowie von kohlensäurereicher bzw. sauerstoffarmer Luft auf den Energieumsatz und den intermediären Kohlehydratstoffwechsel. I. Mitt. Beeinflussung des Milchsäurestoffwechsels. Tohoku J. exper. Med. **23**, 203—230 (1934). Ref. Ber. Physiol. **80**, 257.
— II. Mitt. Beeinflussung des Gaswechsels bei körperlicher Arbeit. Tohoku J. exper. Med. **23**, 298—320 (1934). Ref. Ber. Physiol. **83**, 334.
— III. Mitt. Beeinflussung der Ermüdung bei Muskelarbeit. Tohoku J. exper. Med. **23**, 321—335 (1934). Ref. Ber. Physiol. **83**, 334.
— IV. Mitt. Beeinflussung der Verteilung der Milchsäure zwiaehen Plasma und Erythrocyten. Tohoku J. exper. Med. **23**, 415—424 (1934). Ref. Ber. Physiol. **83**, 355.
— Beeinflussung der Milchsäureresynthese bei nierenexstirpierten Tieren. Tohoku J. exper. Med. **24**, 21—36 (1934).

LASNITZKI, A.: Über die Regeneration des Hautepithels bei vermindertem Luftdruck. Virchows Arch. **281**, 66—72 (1931).

LAUBENDER, W.: Über den Gaswechsel und den Eiweißumsatz im luftverdünnten Raum (tierexperimentelle Untersuchungen). Schweiz. med. Wschr. **1925 I**, 754. Ref. Zbl. Hyg. **13**, 450.

LAUFBERGER, V.: Skorbutkranke Meerschweinchen bei O_2-Mangel (tschech.). Biol. Listy **10**, Nr 1, 28—31 (1924). Ref. Ber. Physiol. **27**, 326.

LENTI, C.: Modificazioni del ricambio basale in alta montagna. Atti Accad. naz. Lincei, VI. s. **24**, 311—313 (1936). Ref. Ber. Physiol. **99**, 406.

VAN LIERE, E. J.: Gastric motility under low pressure. Amer. J. Digest. Dis. a. Nutrit. **1**, 373—376 (1934).
— Effect of anoxemia on the emptying time of human stomach. Influence of high altitudes. Arch. int. Med. **58**, 130—135 (1936).
— and G. CRISLER: The effect of anoxemia on hunger contractions. Amer. J. Physiol. **93**, 267—272 (1930). Ref. Ber. Physiol. **56**, 707.
— — The mechanism of the retarding effect of anoxemia on the emptying time of the stomach. Amer. J. Physiol. **105**, 96 (1933). Ref. Ber. Physiol. **78**, 260.
— — and D. ROBINSON: Effect of anoxemia on the emptying time of the stomach. Arch. int. Med. **51**, 796—799 (1933). Ref. Ber. Physiol. **86**, 596.
— — and I. A. WILES: The effect of anoxemia on the pyloric sphincter. Amer. J. Physiol. **111**, 330—334 (1935). Ber. Physiol. **89**, 347.
— N. A. DAVID and D. H. LOUGH: Absorption of water from the small intestine at various degrees of anoxemia. Amer. J. Physiol. **115**, 239—244 (1936). Ref. Ber. Physiol. **94**, 410.
— H. S. PARKER, S. R. CRISLER and J. E. HALL: Effect of anoxemia on secretion of urine in dog. Proc. Soc. exper. Biol. a. Med. **33**, 479, 480 (1935). Ref. Kongreßzbl. inn. Med. **85**, 177.
— and J. E. THOMAS: A study of the effect of anoxemia on the pyloric sphincter in unanesthetized dogs. Amer. J. Digest. Dis. a. Nutrit. **3**, 94—97 (1936). Ref. Ber. Physiol. **95**, 580.

LINTZEL, W.: Zur Frage des Eisenstoffwechsels. III. Beobachtungen an Tieren beim Aufenthalt in verdünnter Luft. Z. Biol. **87**, 137—144 (1928). Ref. Ber. Physiol. **45**, 786.
— Über die Wirkung der Luftverdünnung auf Tiere. IV. Über die Gewichtsabnahme akklimatisierter und hungernder Ratten. Pflügers Arch. **227**, 685—692 (1931). Ref. Ber. Physiol. **64**, 106.

LOEWY, A. (nach gemeinsam mit G. CRONHEIM ausgeführten Versuchen): Über das Verhalten der Leber unter Luftverdünnung. Biochem. Z. **185**, 287—319 (1927).
— Beobachtungen über den Eiweißabbau in übergroßen Höhen. Ein Beitrag zur Frage nach der Grenze der Akklimatisation an das Höhenklima. Arb.physiol. **3**, 596—604 (1930).
— Über die Wirkungen des Höhenklimas auf den Ernährungs- und Konstitutionszustand des Menschen Z. Volksernährg **9**, 321—324 (1934). Ref. Ber. Physiol. **85**, 536.

Loewy, A.: Wirkung der Hyperämie auf die Folgen der Luftverdünnung an Leber und Nieren. Virchows Arch. 294, 702—705 (1935). Ref. Ber. Physiol. 89, 556.
— u. C. Brahm: Säurevergiftung und Luftverdünnung. Biochem. Z. 79, 224—231 (1917).
— u. G. Cronheim: Über den Eisengehalt der Leber und Milz verschiedener Tierarten in der Norm und unter Luftverdünnung. Biochem. Z. 234, 283—301 (1931). Ref. Ber. Physiol. 62, 339.
— u. J. Leibowitz: Weitere Untersuchungen über Veränderungen der Leber durch Luftverdünnung und Autolyse. Biochem. Z. 192, 67—72 (1928). Ref. Ber. Physiol. 45, 351.
— u. J. Mosonyi: Über den Einfluß des Zentralnervensystems auf die Verfettung der Leber bei unter Luftverdünnung gehaltenen Tieren. Pflügers Arch. 218, 285—290 (1928).
— u. L. Pincussen: Über Veränderungen des Ionengehalts der Organe unter Bestrahlung und im Höhenklima. Biochem. Z. 212, 22—34 (1929).
Luft, U. C.: Irreversible Organveränderungen durch Hypoxämie im Unterdruck. Beitr. path. Anat. 98, 323—334 (1937).
McCance, R. A.: Effect of sudden severe anoxemia on function of human kidney. Lancet 1935 II, 370—372. Ref. Kongreßzbl. inn. Med. 83, 114.
Madon, V. F. ed E. Sapegno: Sul metabolismo degli idrati di carbonio in alta montagna. II. Azione dell'adrenalina (e contenuto in K e Ca del sangue). Atti Accad. naz. Lincei, VI. s. 20, 119—125 (1934). Ref. Ber. Physiol. 84, 397.
Malowan, S. L.: Einfluß der Luftverdünnung auf den Glutathiongehalt der Leber. Biochem. Z. 257, 437—441 (1933). Ref. Ber. Physiol. 72, 674.
— Einfluß des Sauerstoffmangels auf den Lipasegehalt von Blut und Leber. Z. exper. Med. 88, 579—587 (1933). Ref. Ber. Physiol. 75, 483.
Mansfeld, G. u. F. Müller: Beiträge zur Physiologie der Schilddrüse. I. Mitt. Die Ursache gesteigerter Stickstoffausscheidung infolge Sauerstoffmangels. Arch. ges. Physiol. 143, 157—174 (1911). — Magy. orv. Arch. 12, 434—454 (1911).
Margaria, R.: Variazioni della temperatura nei conigli sottoposti a depressione barometrica. Boll. Soc. Biol. sper. 2, 746—751 (1928). Ref. Ber. Physiol. 45, 211.
— and H. T. Edwards: The sources of energy in muscular work reformed in anaerobic conditions. Amer. J. Physiol. 108, 341—348 (1934).
— e C. Talenti: Modificazioni della temperatura dell'aria espirata, della temperatura interna e della ventilazione polmonare nella depressione barometrica. Arch. di Fisiol. 28, 114—127 (1930). — Ref. Kongreßzbl. inn. Med. 58, 768. — Französisch: Arch. ital. de Biol. (Pisa) 83, 46—52 (1930).
Mark, R. E.: Untersuchung über den Einfluß verschiedener Höhenlagen auf die Schilddrüsenwirkung bei Hunden. III. Wirkung verschiedener Ernährung auf den Hyperthyreodismus in einer Höhenlage von 2000 m. Arch. f. exper. Path. 139, 68—99 (1929). Ref. Ber. Physiol. 53, 557.
— IV. Vergleich der Hyperthyreodisation am gleichen Tier in verschiedenen Höhenlagen bei stickstofffreier Ernährung. Arch. f. exper. Path. 166, 493—518 (1932). Ref. Ber. Physiol. 69, 527.
Mathon, G.: Action des eaux minérales et de la dépression atmosphérique sur la teneur du sang et les organes en glutathion réduit (étude expérimentale). Thèse de Lyon 1935. Ref. J. aviat. Med. 7, 145 (1936).
Miller, W. H. and A. M. Ginsberg: Metabolic and serologic changes in flight fatigue. Prel. Report. J. aviat. Med. 2, 155—161 (1931).
Monasterio, G.: Weitere Untersuchungen über die Natur des unter Luftverdünnung sich bildenden Leber- und Subcutanfettes. Biochem. Z. 218, 331—340 (1930). Ref. Ber. Physiol. 55, 491.
— Inkretwirkungen bei vermindertem Barometerdruck. Z. exper. Med. 70, 314—318 (1930). Ref. Ber. Physiol. 56, 720.
Montuori, S. ed E. Sapegno: Sul metabolismo degli idrati di carbonio in alta montagna. IV. Arch. di Sci. biol. 20, 286—294 (1934). Ref. Ber. Physiol. 84, 241.
— — ed E. Egidi: Sul metabolismo degli idrati di carbonio in alta montagna. III. Diabete florizinico. Arch. di Fisiol. 33, 604—614 (1934). Ref. Ber. Physiol. 83, 320.
Nolf, P.: Influence de l'hypercapnée et de l'anoxémie sur la motricité de l'estomac musculaire de l'oiseau. C. r. Soc. Biol. Paris 93, No 25, 455, 456 (1925). Ref. Ber. Physiol. 33, 702. — C. r. Soc. Biol. Paris 93, No 30, 1049, 1050 (1925). Ref. Ber. Physiol. 34, 675.

NOLF, P.: Influence de l'anoxémie sur le plexus nerveux entérique abdominal. Amer. J. Physiol. **90**, 463, 464 (1929). Ref. Ber. Physiol. **54**, 71.
— De l'influence de l'anoxémie et de l'acidose gazeuse sur la motricité de l'estomac chez l'oiseau. Arch. internat. Physiol. **41**, 57—140 (1935). Ref. Ber. Physiol. **87**, 581.
— Influence de l'anoxémie sur les effets de la stimulation des nerfs extrinsèques de l'estomac de l'oiseau. Arch. internat. Physiol. **41**, 340—375 (1935, Juli).
ØRSKOV, S. L.: Der Gehalt an Milchsäure und „X-Säuren" im Blut und in Organen bei Ruhe, nach Muskelarbeit und bei verminderter Sauerstoffzufuhr. Biochem. Z. **245**, 239—251 (1932).
PÉTÉNYI, G.: Effect of mountain climate on hypersensitivity to milk and eggs. Gyogyászat (ung.) **74**, 97 (1934).
PIÉRY et A. PAILLIER: Urée sanguine et ascensions en avion. Lyon méd. **131 II**, 644—648 (1922 II).
PINCUSSEN, L.: Über Veränderungen des Kationengehalts der Organe unter Belichtung und im Höhenklima. Biochem. Z. **182**, 359—365 (1927). Ref. Ber. Physiol. **41**, 349.
RABBENO, A.: Influenza di alcuni fattori climatici sulla colesterina del sangue e delle capsule surrenali. II. La colesterina delle capsule surrenali in alta montagna. Arch. di Sci. biol. **9**, 168—177 (1926). Ref. Ber. Physiol. **40**, 409.
— Sul contenuto in colesterina e grassi del sangue e delle capsule surrenali in alta montagna. Boll. Soc. Biol. sper. **1**, 287—292 (1926).
— III. Azione della temperatura sul contenuto in colesterina delle capsule surrenali. Arch. di Sci. biol. **9**, 178—183 (1926). Ref. Ber. Physiol. **40**, 409.
— ed E. VALLESI: Influenza dell'alta montagna sul contenuto totale in iodio della tiroide. Arch. internat. Pharmacodynamie **43**, 448—460 (1932). Ref. Ber. Physiol. **72**, 126.
— — Variazioni dello iodio totale tiroideo in alta montagna. Boll. Soc. eustach. **30**, No 4, 25—29 (1932).
RIESSER, O., G. KUNZE u. K. GALLE: Fortgesetzte Untersuchungen zur Frage der Beziehungen zwischen Muskelstoffwechsel und Witterung. III. Versuche im Hochgebirge. Biochem. Z. **277**, 349—364 (1935). Ref. Ber. Physiol. **88**, 69.
ROESER: Les altitudes. Rev. Mal. Nutrit. (Paris), II. s. 8, 155, 241, 302 (1910).
ROF, J. u. A. THURNHERR: Über das Verhalten der ungesättigten Fettsäuren bei experimenteller Nierenschädigung und bei Sauerstoffmangel. Z. exper. Med. **88**, 693—704 (1933). Ref. Ber. Physiol. **75**, 474.
RYDIN, H.: Action de la chlorophylle et de la thyroxine sur la sensibilité de l'organisme à l'égard d'une raréfaction d'oxygène. C. r. Soc. Biol. Paris **99**, 1685—1687 (30. Nov. 1928).
SAKE, A.: Untersuchungen über den Glykogengehalt der Leber. III. Mitt. Experimentelle Untersuchungen über den Kohlehydratgehalt der Leber tierischer Feten in den verschiedenen Trächtigkeitszeiten und seine Beeinflussung durch Sauerstoffmangel und Hunger des Muttertieres. Z. Kinderheilk. **45**, 93—104 (1928).
SAPEGNO, E.: Sul comportamento delle riserve carboidrate in alta montagna. Boll. Soc. Biol. sper. **9**, 886—888 (1934). Ref. Ber. Physiol. **84**, 571.
— S. GOLDBERGER ed E. EGIDI: Diabete florizinico ed alta montagna. Boll. Soc. Biol. sper. **7**, 523, 524 (1932). Ref. Ber. Physiol. **69**, 505.
— S. MONTUORI ed E. EGIDI: Sul metabolismo degli idrati di carbonio in alta montagna. I. Diabete pancreatico. Arch. di Sci. biol. **20**, 241—252 (1934). Ref. Ber. Physiol. **84**, 397.
SCAFFIDI, V.: Sulle modificazioni del ricambio purinico nella fatica in alta montagna. Internat. Beitr. Path. u. Ther. d. Ernährgsstör., Stoffwechs.- u. Verdgskrkh. (Berlin) **2**, 145—183 (1911).
— Sur les modifications de l'échange purinique dans la fatigue sur la haute montagne. Arch. ital. de Biol. (Turin) **54**, 357—407 (1911).
— Untersuchungen über den Purinstoffwechsel. VI. Über das Verhalten des Purinstoffwechsels bei Verminderung des Oxydationsprozesses des Organismus. VII. Der Purinstoffwechsel im Hunger. Biochem. Z. **32**, 101—107 (1911).
SCHECHTER, M.: Cyanstoffwechsel. II. Schilddrüsenwirkung und O_2-Mangel. Z. exper. Med. **84**, 424—434 (1932). Ref. Ber. Physiol. **71**, 279.
SCHNEIDER, E. C.: The respiratory exchange of man during and after muscular exercise at low barometric pressure. Amer. J. Physiol. **85**, 404 (1928).

SCHNEIDER, E. C. and R. W. CLARKE: Studies on muscular exercise under low barometric pressure. I. The consumption of oxygen and the oxygen dept. Amer. J. Physiol. **74**, 334—353 (1925). Ref. Ber. Physiol. **35**, 83.
— — III. The output of carbon dioxide. Amer. J. Physiol. **85**, 65—77 (1928). Ref. Ber. Physiol. **46**, 401.
SCHNELLER, E. J., E. H. BRUNQUIST and A. S. LOEVENHART: The effect of anoxemia on metabolism. J. of biol. Chem. **55**, Nr 2, III (1923). Ref. Ber. Physiol. **19**, 305.
SIGNORELLI, E.: Über die Ausscheidung der Aminosäuren durch den Harn bei Anstrengungen im Hochgebirge. Biochem. Z. **39**, 36—49. Ref. Zbl. Physiol. **25**, 385 (1911). — Atti Lab. sci. A. Mosso (Torino) **4**, 1—14 (1914).
SMITH, C. S.: Water retention under low barometric pressure. Amer. J. Physiol. **87**, 200—207 (1928). Ref. Ber. Physiol. **49**, 485.
STÄMPFLI, H.: Der Einfluß der Thymusdrüse auf die Empfindlichkeit gegen Sauerstoffmangel mit besonderer Berücksichtigung des Atemzentrums. (ASHER, L.: Beiträge zur Physiologie der Drüsen, Nr 106.) Biochem. Z. **185**, 192—204 (1927).
STETTBACHER, A.: Wie ist das körperliche Wärmegefühl, die schweißtreibende Hitze bei schneller Niederfahrt aus großen Höhen zu erklären? Naturwiss. **7**, 936, 937 (1919).
STRAUSS, W. u. C. MÜLLER: Vergleichende Untersuchungen über insensible Wasserabgabe von der Haut im Tiefland und im Hochgebirge. Beitrag zur Physiologie des Hochgebirgsklimas. Z. Hyg. **110**, 413—426 (1929). Ref. Ber. Physiol. **52**, 580.
STREULI, H.: Das Verhalten der schilddrüsenlosen, milzlosen, schilddrüsen- und milzlosen Tiere bei Sauerstoffmangel, zugleich ein Beitrag zur Theorie der Bergkrankheit. Biochem. Z. **87**, 359—417. Ref. Zbl. Physiol. **33**, 266 (1919).
SUNDSTROEM, E. S.: Studies on adaptation of man to high altitudes. 2. Effect of high altitudes on protein metabolism. 3. Effect of high altitudes on iron metabolism. 5. Effect of high altitudes on salt metabolism. Berkeley Cal. Univ. of Cal. Press. 95 p., 8°; 33 p., 4°. 1919. — Univ. California Publ. Physiol. **5**, Nr 6, 7, 9 (1919).
TANAKA, H.: Influence of low atmospheric pressure on nitrogen metabolism. Bull. nav. med. Assoc. Japan (Abstr. Sect.) **24**, 42 (1935).
— and M. HOMMA: Influence of low atmospheric pressure on the excretion of bilirubin. Bull. nav. med. Assoc. Japan **25**, Nr 3, 13 (1936). Ref. Ber. Physiol. **94**, 409.
— and J. KOBAYASHI: Effect of low atmospheric pressure to fructose metabolism. Bull. nav. med. Assoc. Japan **25**, Nr 9, 55 (1936). Ref. Ber. Physiol. **97**, 581.
VERZÁR, F.: Der Sauerstoffverbrauch des Muskels bei verminderter Sauerstoffversorgung. Pflügers Arch. **183**, 239—252 (1920).
VIALE, G.: Azione del clima alpino sul consumo energetico durante il lavoro. Giorn. Accad. Med. Torino, IV. s. **30**, 3—5 (1924).
VON WENDT, G.: Über den Einfluß des Höhenklimas auf den Stoffwechsel des Menschen. Skand. Arch. Physiol. (Berlin u. Leipzig) **24**, 247—258 (1910). Ref. Zbl. Physiol. **26**, 178 (1912) u. Atti Lab. sci. A. Mosso (Torino) **3**, 218 (1912).
WERTHEIMER, E.: Über den Kohlehydrathaushalt bei vermindertem Barometerdruck. Z. exper. Med. **70**, 309—313 (1930).
YOSOMIYA, R.: Über den Einfluß der veränderten Schilddrüsenfunktionen auf progressive Anoxämie und die Wirkung des Insulins und Traubenzuckers auf sie. Tohoku J. exper. Med. **9**, 312—337 (1927). Ref. Ber. Physiol. **44**, 272.
v. ZALKA, E.: Blutkörperchenzahl und Organveränderungen nach Luftverdünnung und reticuloendotheliales System. Z. exper. Med. **76**, 120—135 (1931).

f) Neuromuskulärer Apparat, Zentralnervensystem, autonomes Nervensystem.

ANTHONY, A. J. u. G. SCHALTENBRAND: Gibt es eine Abhängigkeit der Muskelspannung von der Sauerstoffkonzentration der Atmungsluft? Luftfahrtmed. **1**, 218—225 (1936).
BARCROFT, J.: Physiological aspects of muscular exercise. Brit. med. J. **1931**, Nr 3691, 619, 620. Ref. Ber. Physiol. **70**, 92.
— E. G. DOUGLAS, L. P. KENDAL and R. MARGARIA: Muscular exercise at low barometric pressures. Arch. di Sci. biol. **16**, 609—615 (1931). Ref. Ber. Physiol. **67**, 512.

BÉHAGUE, P. et GARSAUX: Paralysie transitoire après diminution de l'oxygène respiré aux très hautes altitudes. (Anoxhémie cérébrale vraisemblable.) Revue neur. 37 I, 77—79 (1930, Jan.).

BONNARDEL, R. et W. LIBERSON: Recherches sur la physiologie du travail humain aux hautes altitudes. C. r. Acad. Sci. Paris **194**, 1265—1267 (1932). Ref. Ber. Physiol. **67**, 685.

BOSANQUET, R. H. M.: Mountain-sickness and power and endurance. Philosophic. Mag. a. J. of Sci., V. s. **35**, Nr 212, 47—52 (1893).

BREMER, F. et J. THOMAS: Action de l'anoxémie, de l'hypercapnie et de l'acapnie sur l'activité électrique du cortex cérébral. C. r. Soc. Biol. Paris **123**, 1256—1261 (1936). Ref. Ber. Physiol. **100**, 105.

BÜCHNER, E. u. U. LUFT: Hypoxämische Veränderungen des Zentralnervensystems im Experiment. Beitr. path. Anat. **96**, 549—560 (1936). Ref. Ber. Physiol. **94**, 284.

CAMPBELL, J. A.: The oxygen deficiency theory and experimental tetany. Lancet **1926 I**, Nr 2, 72—74.

CHRISTENSEN, E. HOHWÜ u. H. E. NIELSEN: Die Leistungsfähigkeit der menschlichen Skelettmuskeln bei niedrigem Sauerstoffdruck. Skand. Arch. Physiol. (Berlin u. Leipzig) **74**, 272—284 (1936).

ELIAS, H. u. J. GOLDSTEIN: Die Nervenerregbarkeit bei Luftverdünnung und ihre Beziehung zum Eiweißbild im Serum. Z. Hyg. **113**, 135—150 (1931).

GALEOTTI, G.: Modificazioni del riflesso della deglutizione studiate nella Capanna Regina Margherita (m 4560 s. m.) Rendic. Atti Accad. Lincei **13**, 190—197 (1904). — Französisch: Arch. ital. de Biol. (Turin) **41**, 375—383 (1904). Ref. Zbl. Physiol. **18**, 816.

GAY, H. H.: Varying degrees of ventilation and response of anterior tibialis muscle to reflex and motor nerve stimulation. Proc. Soc. exper. Biol. a. Med. **26**, 827 (1929). Ref. Ber. Physiol. **52**, 596.

— A comparison of the effects of low alveolar oxygen, of sodium cyanide and of sodium sulfide upon respiratory movements and the response of muscle to direct, indirect and reflex stimulation. Amer. J. Physiol. **95**, 519—526 (1930). Ref. Ber. Physiol. **60**, 764.

GELLHORN, E.: On the rôle of CO_2 in counteracting the effects of anoxemia on brain stem and cortex. Amer. J. Physiol. **116**, 57, 58 (1936). Ref. Kongreßzbl. inn. Med. **87**, 108.

— and J. G. SPIESMAN: The influence of hyperpnea and of variations in the O_2 and CO_2 tension in the inspired air upon nystagmus. Amer. J. Physiol. **112**, 662—668 (1935).

GERARD, R. W.: Influence of oxygen lack on heat production and action current. J. of Physiol. **63**, 280—298 (1927, Aug.).

GETTEL, R. R. and L. F. KNOEPP: Effect of low oxygen on muscular contraction. Proc. Soc. exper. Biol. a. Med. **26**, 830, 831 (1929). Ref. Ber. Physiol. **52**, 388.

GORALEWSKI, G.: Zentralnervensystem und Anoxämie. I. Mitt. Arb.physiol. **9**, 94—118 (1935). Ref. Ber. Physiol. **93**, 149.

— Zentralnervensystem und Anoxämie. II. Mitt. Arb.physiol. **9**, 392—413 (1936).

GRANT, S. B.: The rôle of anoxemia in the causation of tetany during hyperpnea. Amer. J. Physiol. **66**, Nr 2, 274—283 (1923). Ref. Ber. Physiol. **26**, 279.

HEINBECKER, P.: Effect of anoxemia, carbon dioxide and lactic acid on electrical phenomena of myelinated fibers of peripheral nervous system. Amer. J. Physiol. **89**, 58—83 (1929).

— Effect of anoxemia, carbon dioxide and lactic acid on the autonomic fibres of somatic and visceral nerves. Proc. Soc. exper. Biol. a. Med. **27**, 497—500 (1930). Ref. Ber. Physiol. **56**, 490.

— and G. H. BISHOP: Effect of anoxemia, carbon dioxide and lactic acid on electrical phenomena of myelinated and unmyelinated fibres of autonomic nervous system. Amer. J. Physiol. **96**, 613—627 (1931, März).

JONGBLOED, J.: Experimentelle Katatonie durch Unterdruck. Arch. néerl. Physiol. **19**, 538—553 (1934).

— About the causal relation between anoxia and catatonia. Acta brev. néerl. Physiol. **5**, 36, 37 (1935). Ref. Ber. Physiol. **87**, 631.

— Anoxie et catatonie expérimentale. Arch. néerl. Physiol. **21**, 144—161 (1936). Ref. Ber. Physiol. **95**, 592.

KING, C. E., W. E. GARREY and W. R. BRYAN: The effect of carbon dioxide, hyperventilation and anoxemia on the knee yerk. Amer. J. Physiol. **102**, 305—318 (1932). Ref. Ber. Physiol. **72**, 672.

Koch, E.: Das Verhalten der Nervenzentren bei Luftdruckverminderung. Verh. dtsch. Ges. Kreislaufforsch. 9, Teil 8, 302—306 (1936).

Krenicki, R.: Zur Frage der Höhenflüge. B. Nervensystem (russ.). Vojenno-san. Djelo 1933, Nr 2, 47—51.

Krueger, H.: Theoretical considerations concerning the acidity of certain areas of the brain during the administration of low oxygen. Amer. J. Physiol. 101, 66, 67 (1932). Ref. Ber. Physiol. 70, 132.

Laulanié: Des troubles nerveux consécutifs à l'asphyxie poussée jusqu'a la mort apparente et offerts par les animaux rappelés à la vie par la respiration artificielle. De la part de l'acide carbonique et de l'oxygène dans leur production. C. r. Soc. Biol. Paris, IX. s. 2, 333—337 (1890). Ref. Zbl. Physiol. 4, 512.

v. Liebig: Sauerstoffaufnahme und Muskelkraft unter verschiedenem Luftdrucke. Sitzgsber. Ges. Morph. u. Physiol. München 1894, H. I—III, 27—39.

Lhoták von Lhota, C.: Über die Funktionsänderungen des Warmblütermuskels bei Sauerstoffmangel. Pflügers Arch. 94, 622—639 (1903). Ref. Zbl. Physiol. 17 191.

Loewy, A. u. R. Heller: Der Zustand des vegetativen Nervensystems nach Aufenthalt in starker Luftverdünnung. Z. exper. Med. 87, 22—32 (1933). Ref. Ber. Physiol. 73, 280.

Lo Monaco Croce, T.: Eritrocitosi da alte quote e riflessi condizionali. Fisiol. e Med. 7, 601—616 (1936). Ref. Ber. Physiol. 98, 262.

Longacre, R. F.: Epilepsy. Points of interest for the flight surgeon. J. aviat. Med. 3, 20—39 (1932).

Margaria, R.: Die Arbeitsfähigkeit des Menschen bei vermindertem Luftdruck. Arb.physiol. 2, 261—272 (1929). Ref. Ber. Physiol. 53, 517.

Moleen, G. A.: The nervous system as influenced by high altitudes. J. amer. med. Assoc. 67, 477—480 (1916).

Morris, N.: Anoxemia and the increased electric excitability of the neuro-myone. Brit. J. exper. Path. 3, 101—116 (1922).

Nasse, O.: Sauerstoffmangel des Blutes ein Reiz für die nervösen Zentralorgane? Zbl. med. Wiss. 1870, Nr 18, 273—276.

Nicholson, H.: Effects of low alveolar oxygen and high alveolar carbon dioxide on rate of flow of cerebrospinal fluid. Amer. J. Physiol. 99, 570—576 (1932, Febr.).

Nolf, P.: Influence de l'anoxémie sur le plexus nerveux entérique. Amer. J. Physiol. 90, 463, 464 (1929). Ref. Ber. Physiol. 54, 71.

Pewny, W.: Wirkung des Hochgebirgsklimas von Nordamerika auf das sympathische Nervensystem (tschech.). Bratislav. lék. Listy 14, 76—80 (1934).

Richet, C. jr., P. Béhague et Garsaux: Crises d'épilepsie chez le lapin au cours de la dépression atmosphérique. Revue neur. 34 (1), 1076—1078 (1927).

Schaltenbrand, G.: Wie wirken Veränderungen des Atmosphärendrucks auf den Menschen. Münch. med. Wschr. 1933 I, 934—936.

— Die Abhängigkeit des Encephalogramms vom äußeren Atmosphärendruck. Z. Neur. 148, 94—111 (1933). Ref. Ber. Physiol. 78, 621. — Z. Nervenheilk. 124 II, 158—164 (1932).

— Luftdruck, Kreislauf, Atmung und Liquordruck. Acta aerophysiol. 1, F. 1, 61—65 (I), 65—71 (II) (1933); 1, F. 2, 41—49 (III) (1934).

Schubert, G.: Das Verhalten des Zentralnervensystems bei rascher Rückkehr aus kritischem Unterdruck. Pflügers Arch. 231, 1—19 (1932).

Spiesman, J. G. and E. Gellhorn: The influence of variations of O_2 and CO_2 tension in the inspired air upon cortical and subcortical processes in men. Amer. J. Physiol. 113, 125 (1935).

Sserafimow, B. N.: Der Einfluß des Aufenthalts in der Berggegend auf das vegetative Nervensystem. Z. physik. Ther. 45, 284—287 (1933). Ref. Ber. Physiol. 78, 621.

Steinegger, W.: Untersuchungen über die Tätigkeit des Zentralnervensystems des großhirnlosen Frosches bei Sauerstoffgegenwart und Sauerstoffmangel, zugleich ein Beitrag zum Unterschied von natürlichen und künstlichen Reizen. Z. Biol. 92, 403—412 (1932).

Strughold, H.: Das Zentralnervensystem und die Sinnesorgane in großen Höhen. Luftfahrtmed. Abh. 1, 58—64 (1936).

Tanaka, H. and Y. Toyoshima: Influence of low atmospheric pressure on chronaxia. Bull. nav. med. Assoc. Japan (Abstr. Sect.) 24, 31 (1935).

TANAKA, K.: Experimental study on the effects of low barometric pressures and oxygen deprivation upon the efficiency of mental and physical work. Rep. Aeronaut. Res. Inst. Tokyo Imp. Univ. **3**, 128—230 (1928).

VALLOT, J. et R. BAYEUX: Expériences faites au Mont Blanc en 1913 sur l'activité musculaire spontanée aux très hautes altitudes. C. r. Acad. Sci. Paris **157**, 1540—1543 (1913).

VOROBIEV, A. M.: Über die Wirkung der Anoxämie auf die Chronaxie des motorischen Nervs. (russ.) Fiziol. Ž. **17**, 972—982 (1934). Ref. Ber. Physiol. **88**, 47.

— Über die Rolle des sympathischen Nervensystems in der Veränderung der Chronaxie des motorischen Nerven bei Anoxämie (russ.). Fiziol. Ž. **17**, 1337—1342 (1934). Ref. Ber. Physiol. **85**, 604.

WILLIAMS, D. H.: Production of tetany in albino rats through decreased atmospheric pressure. Trans. roy. Soc. Canada (Sect. V: Biol. sci.) **23**, 143—150 (1929, Mai).

WINKLER, A. W.: The regulation of the respiration. XXXI. The effect of hemorrhage, reinjection and low alveolar oxygen on the reflex activity of the cord. Amer. J. Physiol. **89**, 243—252 (1929). Ref. Ber. Physiol. **52**, 596.

YOSOMIYA, R.: Experimentelle Studien über den Einfluß der Anoxämie auf die Reizerregbarkeit der vegetativen und der motorischen Nerven. Tohoku J. exper. Med. **9**, 338—354 (1927). Ref. Ber. Physiol. **44**, 108.

g) Sinnesorgane und psychische Funktionen.

Auge.

BERENS, C., L. H. HARDY and H. F. PIERCE: Studies in ocular fatigue. Contrib. Ophthalm. Sci. **1926**, 102—111. — Trans. amer. ophthalm. Soc. **24**, 262 (1926).

BUNGE, E.: Lichtsinn bei Sauerstoffmangel. Vortr.-Ref. (Kiel). Münch. med. Wschr. **1936 II**, 1112.

— Verlauf der Dunkeladaptation bei Sauerstoffmangel. Arch. Augenheilk. **110**, 189—197 (1936).

CYRLIN, B. A. i N. A. VIŠNEVSKI: Wirkung der Anoxaemie auf die Dunkeladaptation unter den Bedingungen des niedrigen Barometerdrucks (russ.). Sovet. Vestn. Oftalm. **3**, 269—276 (1933).

FISCHER, F. P. u. J. JONGBLOED: Untersuchungen über Dunkeladaptation bei herabgesetztem Sauerstoffdruck der Atmungsluft. Arch. Augenheilk. **109**, 452—456 (1935). Ref. Ber. Physiol. **93**, 164.

GALLENGA, R.: Osservazioni sul senso luminoso in alta montagna. Rass. ital. Ottalm. **2**, 345—352 (1933). Ref. Ber. Physiol. **75**, 531.

GELLHORN, E.: The effect of O_2-lack, variations in the CO_2-content of the inspired air and hyperpnea on visual intensity discrimination. Amer. J. Physiol. **115**, 679—684 (1936). Ref. Ber. Physiol. **98**, 134.

— The effectiveness of carbon dioxide in combating the changes in visual intensity discrimination produced by oxygen deficiency. Amer. J. Physiol. **117**, 75—78 (1936). Ref. Ber. Physiol. **97**, 465.

— and I. G. SPIESMAN: The influence of hyperpnea and of variations of the O_2- and CO_2-tension in the inspired air upon after-images. Amer. J. Physiol. **112**, 620—626 (1935). Ref. Ber. Physiol. **89**, 599.

— — and L. F. M. STORM: Influence of variations of O_2- and CO_2-tension in inspired air upon after-images. Proc. Soc. exper. Biol. a. Med. **32**, 47, 48 (1934). Ref. Ber. Physiol. **87**, 391.

GENNARO, L.: Sui disturbi visivi in alta montagna. Boll. Ocul. **9**, 1—24 (1930).

GOLDMANN, H. u. G. SCHUBERT: Das Gesichtsfeld in großen Höhen. Acta aerophysiol. **1**, F. 1, 78—81 (1933).

— — Untersuchungen über das Gesichtsfeld bei herabgesetztem Sauerstoffdruck der Atmungsluft. Arch. Augenheilk. **107**, 216—237 (1933).

KYRIELEIS, W., A. KYRIELEIS u. P. SIEGERT: Untersuchungen über das Gesichtsfeld bei Sauerstoffmangel und bei Unterdruck. Arch. Augenheilk. **109**, 178—189 (1935). Ref. Ber. Physiol. **89**, 425.

LASAREFF, P. P. u. T. U. ČIŽEVSKAJA: Sur le changement de l'adaptation visuelle périphérique avec la hauteur sur le niveau de la mer. C. r. (Doklady) Accad. Sci. URSS. **4**, 307—310 (1936).

LIVINGSTON, P. C.: The study of sun glare in Iraq. Brit. J. Ophthalm. **16**, 577—625 (1932).

PENICHET, J. M.: El ojo y la aviación. (span.). Cron. méd.-quir. Habana **48**, 176—183 (1922). — Rev. cubana Oftalm. (Habana) **4**, 245—255 (1922). Ref. Zbl. Ophthalm. **10**, 212.

SAUER, W. W.: Effect of altitude on the eyes of aviators and observers. Ohio med. J. (Columbus) **20**, 629—633 (1924).

TANAKA, H. and E. SEKIGUCHI: Influence of low pressure on optic sensitivity. Bull. nav. med. Assoc. Japan (Abstr. Sect.) **24**, 7, 8 (1935).

VELHAGEN, K. jun.: Die hypoxämische Farbenasthenopie, eine latente Störung des Farbensinnes. Arch. Augenheilk. **109**, 605—621 (1936).

— Umstimmung des Farbensehens im Unterdruckkammerversuch. Luftfahrtmed. **1**, 116—119 (1936).

— Zur Frage der Farbenasthenopie. Zbl. Ophthalm. **36**, 364 (1936).

VIŠNEVSKIJ, N. A. i B. A. CYRLIN: Farbenempfindung unter den Bedingungen des herabgesetzten Barometerdrucks (russ.). Sborn. v osn. sorok. nauč. dejat. sasl. dejat. nauki M. I. AVERBACH **1935**, 116—127. Ref. Ber. Physiol. **95**, 356.

VIŠNEVSKIJ, N. i B. A. CYRLIN: Zur Physiologie des Sehens bei Nacht- und Höhenflügen (russ.). Vojenno-san. Djelo **1936**, Nr 2/3, 58—64. Ref. Ber. Physiol. **94**, 461.

WILMER, W. H. and C. BERENS: The effect of altitude on ocular functions. J. amer. med. Assoc. **71**, 1394—1398 (1918).

Ohr und Sprachorgan.

AGGAZZOTTI, A.: Les mouvements réflexes de l'oreille externe des cobayes dans l'air raréfié et la sensibilité auditive de l'homme dans la dépression barométrique. Arch. ital. de Biol. (Turin) **41**, 69—80 (1904).

BONNIER, P.: Le sens des altitudes. Valeur statographique de l'oreille. Rev. Sci. (Paris) **17**, 97—104 (1902). — 116 p., 8⁰. Paris 1904.

BORŠČEVSKIJ, J. J.: Baroskopische Funktion des Ohres beim Training in der Unterdruckkammer für Höhenflüge (russ.). Vojenno-san Djelo **1936**, Nr 11, 22—25.

BRIEGER, O.: Klinische Beiträge zur Ohrenheilkunde. Darin S. 47—50. Einfluß von Luftdruckschwankungen auf das Mittelohr. 209 S., 8⁰. Wiesbaden 1896.

CASELLA, B.: La funzione tubarica in rapporto all'aviazione. Giorn. Med. mil. **75**, 607 bis 615 (1927). — Arch. di Antrop. crimin. **48**, 273—284 (1928). Ref. Dtsch. Z. gerichtl. Med. **13**, 51.

— Variazioni di pressione e reazioni utriculosacculari nei piloti di aviazione. 5. Congr. internat. Nav. aér. La Haye 1930. Tome 2, p. 1578—1591. 1931. Ref. Ber. Physiol. **64**, 169.

ERATH, J.: Les épreuves de Valsava et de Toynbee comme moyen de traitement des troubles auriculaires dûs aux changements brusques d'altitude. Rev. de Laryng. etc. **39**, 476—478 (1918).

GELLHORN, E. and I. SPIESMAN: Influence of variations of O_2- and CO_2-tension in inspired air upon hearing. Proc. Soc. exper. Biol. a. Med. **32**, 46, 47 (1934). Ref. Ber. Physiol. **87**, 118.

— — The influence of hyperpnea and of variations of O_2- and CO_2-tension in the inspired air upon hearing. Amer. J. Physiol. **112**, 519—528 (1935). Ref. Ber. Physiol. **90**, 372.

HARTMANN, H.: Die obere Hörgrenze bei Sauerstoffmangel. Luftfahrtmed. **1**, H. 3, 192—202 (1936).

— u. F. NOLTENIUS: Das Absinken der oberen Hörgrenze als Indikator für die Beeinträchtigung der sensorischen Funktionen bei Sauerstoffmangel. Luftfahrtforsch. **1936**, Nr 1, 22—24. Ref. Dtsch. Mil.arzt **1936**, H. 1, 39.

HELLER, R., W. MAGER u. H. v. SCHRÖTTER: Beobachtungen über physiologische Veränderungen der Stimme und des Gehörs bei Änderung des Luftdruckes. Aus den Untersuchungen über „Luftdruckerkrankungen". Sitzgsber. Akad. Wiss. Wien., Math.-naturwiss. Kl. **106**, 5—37 (1897).

LACROIX, P.: Les réactions de l'oreille chez les aviateurs pendant les vols. Bull. Acad. Méd. Paris, III. s. **77**, 94—97 (1917).

LEWIS, E. R.: Medical studies in aviation. VI. Influence of altitude on the hearing and the motionsensing apparatus of the ear. J. amer. med. Assoc. **71**, 1398 (1918).

VON LIEBIG, G.: Warum man unter einem stark erhöhten Luftdruck sowohl wie unter einem stark verminderten nicht mehr pfeifen kann. Sitzgsber. Ges. Morph. u. Physiol. München **13**, 1—3 (1897).

MAGNOTTI, T.: Alterazioni del naso, laringe ed orecchio in animali sottoposti a compressione e decompressione di aria. Otol. ecc. ital. **6**, 235—251 (1936). Ref. Ber. Physiol. **95, 646**.

RAFFO, E.: Observations oto-rhino-laryngologiques chez les habitants des hauts plateaux à 4000 mètres. Rev. Sud-Amer. Méd. et Chir. **5**, 91—100 (1934).

SCOTT, S.: The ear in relation to certain disabilities in flying. J. of Laryng. Rhinol. etc. **35**, Nr 8, 225—243 (1920). Ref. Ber. Physiol. **3**, 508.

TANAKA, H. and Y. TOYOSHIMA: Influence of low atmospheric pressure on hearing. Bull. nav. med. Assoc. Japan **23**, 1, 2 (1934).

YOSHIDA, M.: Experimentelle Untersuchungen über die Veränderungen des Luftdrucks im äußeren Gehörgang, besonders über solche des Gehörorgans durch Pneumomassage des Trommelfells. Mitt. med. Akad. Kioto **6**, 2539—2541 (1932).

Niedere Sinne.

HARTMANN, H.: Experimentell-physiologische Untersuchungen auf der Deutschen Himalayaexpedition 1931. Z. Biol. **93**, 391—404 (1933).

STRUGHOLD, H.: Flugphysiologische Studien: Der Tastsinn (Drucksinn der Haut) bei niedrigem Sauerstoffdruck. (Ein Beitrag zur Bestimmung der physiologischen Leistungsgrenzen beim Höhenflug.) Z. Flugtechn. u. Motorluftsch. **1929**, H. 14/15, 387—390.

— Flugphysiologische Studien. II. Sauerstoffmangel und die Feinheit der Wahrnehmung der Gliederbewegung. Z. Flugtechn. u. Motorluftsch. **1930**, H. 9, 226—228.

Verschiedenes.

AGGAZZOTTI, A.: Le temps de réaction sur la haute montagne. Atti Lab. sci. A. Mosso (Torino) **3**, 51—58 (1912). — Arch. ital. de Biol. (Turin) **53**, 382—389 (1910). Ref. Schmidts Jb. **309**, 233.

AWADI, Y. u. T. TOYOHARA: Psychologische Untersuchung über den zeitlichen Verlauf der Einflüsse des niederen Luftdrucks. Tokyo imp. Univ. Aeronaut. Res. Inst. Rep. **10**, Nr 114, 107—123 (1935).

BAGBY, E.: The psychological effects of oxygen deprivation. Air Serv. Inform. Circ. (Washington) **1**, Nr 99, 16—21 (1920). — J. comp. Psychol. **1**, Nr 1, 97—113 (1921). Ref. Ber. Physiol. **11**, 420.

— Psychopathology under low oxygen tension. Air med. Serv. (Washington) **1**, 39—43 (1920).

BERG, H.: Die geistige Leistungsfähigkeit beim Höhenwetterflug. Meteor. Z., Bioklim. Beibl. **3**, 103—107 (1936). Ref. Ber. Physiol. **100**, 621.

DELEITO, F. G.: Los trastornos psiquicos que aparecen en las grandes altitudes. Rev. españ. Med. **1936**, 262—265.

— Psychic disturbances appearing at high altitudes. Siglo méd. **97**, 186 (1936).

FLEMMING: Bewußtlosigkeit im Luftschiff. Dtsch. med. Wschr. **1912 II**, 1338.

GARSAUX, P.: Influence de la dépression atmosphérique sur les réflexes psychomoteurs visuels et auditifs. C. r. Soc. Biol. Paris **82**, 643 (1919).

GELLHORN, E. and S. H. KRAINES: The influence of hyperpnea and of variations in the O_2- and CO_2-tension of the inspired air on word-associations. Science (New York) **1**, 266, 267 (1936).

GILLERT, E.: Veränderungen der Person unter dem Einfluß geminderten Luftdrucks. 11. Tagg nordwestdtsch. Ges. inn. Med., 31. Jan. bis 1. Febr. 1930. Zbl. inn. Med. **1930**, 809.

HARA, H.: Personal experience in reduced atmospheric pressure. Bull. nav. med. Assoc. Japan **17**, 9 (1928).

HITZENBERGER, K.: Über Störungen des Bewußtseins bei Sauerstoffmangel. Wien. klin. Wschr. **1935 II**, 1550—1553.

JOHNSON, H. M. and F. C. PASCHAL: Psychological effects of deprivation of oxygen; deterioration of performance as indicated by a new substitution test. Air Serv. Inform. Circ. (Washington) **3**, Nr. 237, 38—72 (1921). — Psychobiol. (Baltimore) **2**, 193—236 (1919/20).

Jongbloed, J.: Über das psychische Verhalten während kurzem Aufenthalt auf 5000 m Höhe. Klin. Wschr. **1935 II**, 1564—1568. Ref. Ber. Physiol. **92**, 472.
— u. A. K. Noyons: Demonstration der Reaktionszeitmessung bei normalem und niedrigem Luftdruck. Acta brevia néerl. Physiol. **3**, 158 (1933). Ref. Ber. Physiol. **78**, 622.
Koschel, E.: Experimentelle Untersuchungen über geistige Leistungen in verdünnter Luft. Diss. Münster 1920.
— Höhenfahrten im Freiballon. — Höhenkrankheit. Sportmed. u. Olymp. Spiele **1936**. Festschr. Dtsch. med. Wschr. **1936**, B, 61—63.
Lennox, W. C., F. A. Gibbs and E. L. Gibbs: Relationship of unconsciousness to cerebral blood flow and to anoxemia. Arch. of Neur. **34**, 1001—1013 (1935). Ref. Ber. Physiol. **94**, 108.
Loewy, A. u. S. Placzek: Die Wirkung der Höhe auf das Seelenleben des Luftfahrers. Berl. klin. Wschr. **1914 I**, 1020—1023.
López, J. A.: Wirkung des Gebirges auf die Intelligenzfunktion (span.). Semana méd. (Buenos Aires) **24**, 407—411 (1917).
Lowson, J. P.: The effects of deprivation of oxygen upon mental prozesses. Brit. J. Psychol. **13**, 417—434 (1923). Ref. Ber. Physiol. **23**, 418.
McFarland Ross, A.: The psychological effects of oxygen deprivation (anoxemia) on human behavior. Arch. of Psychol. **1923**, Nr 145, 1—135. Ref. Ber. Physiol. **75**, 111.
Paton, S.: Medical studies in aviation. VII. Effects of low oxygen pressure on the personality of the aviator. J. amer. med. Assoc. **71**, 1399 (1918).
Quastel, J. H.: Oxygen deficiency narcosis and mental function. Psychiatr. Quart. 8, 227 bis 234 (1934).
Reichel, H.: Über die Dauer einfacher psychischer Vorgänge unter dem Einfluß des Höhenklimas. Wien. akad. Denkschr. **86**, 79—114 (1909). Ref. Zbl. Physiol. **1909**, 726.
Schulte, R. W.: Psychologische Erfahrungen als Sportflieger und Fallschirmspringer. Ber. 12. Kongr. dtsch. Ges. Psychol. Hamburg **1932**, 418—422.
Stern, E.: Beitrag zur Kenntnis der Wirkungen des Hochgebirges auf das menschliche Seelenleben. Ann. schweiz. Ges. Baln. **1925**, 56—71. Ref. Zbl. Hyg. **11**, 881.
Study: A — of the reaction of pilots and observers to diminished oxygen-pressure. England, Medical Research Committe. Reports of the air medical investigation commitee; Nr 5. 43 p. London 1918 (The Committee).
Tanaka, H.: Influence of low pressure of oxygen and administration of alcohol on moment of sensory reaction for revolution during aerial navigation. Bull. nav. med. Assoc. Japan 17, 1 (1929, Jan.).
Tanaka, K.: Experimental study on the effects of low barometric pressure and oxygen deprivation upon the efficiency of mental and physical work. Rep. aeronaut. Res. Inst. Tokyo imp. Univ. **3**, 128—230 (1928).
Wespi, H.: Über psychische Insuffizienzerscheinungen bei vermindertem Luftdruck. Arb. physiol. **7**, 484—516 (1934). Ref. Ber. Physiol. **80**, 82.
— Über das psychische Verhalten bei kurzem Aufenthalt auf 5000 m Höhe. Klin. Wschr. **1936 I**, 701, 702.
— u. A. v. Orelli: Untersuchungen über psychische Insuffizienzerscheinungen und Insuffizienzerscheinungen des Gesichtes und Gehörs bei vermindertem Luftdruck. Vortr. Ref. Schweiz. med. Wschr. **1934 I**, 587.
Wissler, H. u. H. Wespi: Versuche über die psychischen Insuffizienzerscheinungen bei vermindertem Luftdruck. Mitt. 11. Tagg frei. Ver. schweiz. Physiol. Schweiz. med. Wschr. **1933 I**, 460.
van Wulfften Palthe, P. M.: Psychische Funktionen während des Fliegens in großer Höhe (holl.). Psychiatr. Bl. **26**, 280—312 (1922).

2. Höhenfestigkeit, Höhenanpassung.

Alders, N. u. E. Wertheimer: Über eine Form der Gewöhnung an Luftverdünnung. Z. exper. Med. **70**, 319—323 (1930). Ref. Ber. Physiol. **56**, 720.
Barcroft, J., R. H. E. Elliott u. a.: A case of deficient acclimatization to low oxygen pressure. J. of Physiol. **82**, 369—376 (1934). Ref. Ber. Physiol. **84**, 80.

BASSANO, G. B., D. BOLLOLI ed E. CUSTO: I mecanismi dell'adattamento all'aria rarefatta. I. Il comportamento delle cavie sottoposte a successive ed immediate depressioni. Boll. Soc. Biol. sper. **6**, 199—202 (1931). Ref. Ber. Physiol. **63**, 471.

BEYNE: L'avion, moyen d'étude de l'adaptation de l'organisme humain à l'aéronautique. Bull. Comm. Soc. méd. mil. franç. **16**, 299 (7. Dez. 1922); **17**, 299 (1923).

BOLLOLI, D.: Meccanismi dell'adattamento all'aria rarefatta. II. Azione dell'acidosi. III. Azione di sostanze autonomotrope. Boll. Soc. Biol. sper. **7**, 711—714 (1932). Ref. Ber. Physiol. **70**, 525.

— IV. Azione di successive giornaliere depressioni. Boll. Soc. Biol. sper. **7**, 714, 715 (1932). Ref. Ber. Physiol. **70**, 525.

CAMPBELL, J. A.: Further evidence that mammals cannot acclimatize to 10 p. c. oxygen or 20000 feet altitude. J. of exper. Path. **16**, 39—48 (1935). Ref. Ber. Physiol. **86**, 434.

CERUTI, G.: Resistenza degli animali anemizzati alla depressione barometrica. Boll. Soc. Biol. sper. **4**, 14—16 (1929). Ref. Ber. Physiol. **50**, 773. — Arch. di Fisiol. **29**, 369—384 (1931). Ref. Ber. Physiol. **61**, 710.

DE CHABANOLLES: La saturation climatique chez les sujets soumis à l'altitude. Méd. inf. **41**, 321—328 (1934). — J. Méd. Paris **54**, 876—878 (1934).

DILL, D. B., H. T. EDWARDS u. a.: Adaptations of the organism to changes in oxygen pressure. J. of Physiol. **71**, 47—63 (1931). Ref. Ber. Physiol. **61**, 248.

DYBOWSKI, W.: Bedingungen und Grenzen der Akklimatisation an große Höhen in der Luftfahrt (poln.). Polska Gaz. lek. **13**, Nr 1, 5—8 (1934).

GRENIER: Adaptation physiologique de l'aviateur en particulier, étude de l'équilibre acido-basique. Assoc. franç. Avancem. Sci., p. 493—495. 1935. Ref. Ber. Physiol. **96**, 563.

HALDANE, J. S.: Acclimatisation to high altitudes. Brit. med. J. **1924**, Nr 3333, 885—890. Ref. Ber. Physiol. **30**, 432. — Physiologic. Rev. **7**, Nr 3, 363 (1927). — Nature (London) **118**, 702 (1926).

— A. M. KELLAS and E. L. KENNAWAY: Experiments on acclimatisation to reduced atmospheric pressure. J. of Physiol. **53**, 181—206 (1919/20).

HARTMANN, H.: Die Wirkung großer Höhen auf den Organismus vor und nach erfolgter Anpassung. Verh. dtsch. Ges. inn. Med. Wiesbaden, 25.—28. März 1935, S. 48—54. Ref. Dtsch. Mil.arzt **1**, H. 2, 83.

— Die Wirkung der Höhenanpassung auf das Verhalten von Puls und Muskelkraft bei Sauerstoffmangel. Luftfahrtmed. **1**, 2—14 (1936).

— u. F. NOLTENIUS: Über die körperliche Leistungsfähigkeit und Höhenfestigkeit im Hungerzustand. Luftfahrtmed. **1**, H. 1, 44—48 (1936).

HOUSSAY, B.-A. u. C.-T. RIETTI: Vgl. III. A. 1. e Verdauung usw.

LOEWY, A.: Über physiologische Anpassungsvorgänge an das Höhenklima. Schweiz. med. Wschr. **1924 I**, 493—496. Ref. Ber. Physiol. **27**, 117.

— Beobachtungen über den Eiweißabbau in übergroßen Höhen. Ein Beitrag zur Frage nach der Grenze der Akklimatisation an das Höhenklima. Arb. physiol. **3**, 596—604 (1930).

MAGARA, M.: Individual tolerance of airplane pilots for low atmospheric pressure. Bull. nav. med. Assoc. Japan **17**, 1 (1928, Juli).

MARGARIA, R.: Sulla resistenza alla depressione barometrica. Boll. Soc. Biol. sper. **3**, 1044—1047 (1928). Ref. Ber. Physiol. **51**, 740.

— La resistenza degli animali alla depressione barometrica con varie miscele di ossigeno e di anidride carbonica. Arch. di Sci. biol. **11**, 425—452 (1928). Ref. Ber. Physiol. **48**, 391.

— La resistenza degli animali alla depressione barometrica in ambiente a varia concentrazione di ossigeno. Arch. di Sci. biol. **13**, 1—18 (1929). Ref. Ber. Physiol. **50**, 771.

— Sulla resistenza alla depressione barometrica in miscele di aria ed anidride carbonica. Arch. di Sci. biol. **13**, 19—30 (1929). Ref. Ber. Physiol. **50**, 772.

MORPURGO, B.: Sur l'acclimatisation et l'entraînement de l'homme dans la haute montagne, à la période de l'involution sénile. Arch. ital. de Biol. (Pisa) **76**, 124—139 (1926). Ref. Ber. Physiol. **38**, 537.

MOSSO, A.: Différences individuelles dans la résistance à la pression partielle de l'oxygène. Arch. ital. de Biol. (Turin) **43**, 197—208 (1905). Ref. Zbl. Physiol. **19**, 955. — Rend. Accad. Lincei **14**, H. 5 (1905).

PACKARD, W. H.: On resistance to lack of oxygen and on a method of increasing the resistance. Amer. J. Physiol. **15**, 30—45 (1905/06). Ref. Zbl. Physiol. **19**, 940 (1905).
— Further studies on resistance to lack of oxygen. Amer. J. Physiol. **21**, 310—333. Ref. Zbl. Physiol. **22**, 404.
READFIELD, A. C.: Accommodation to the anoxemia of high altitudes. Boston med. J. **187**, 841—844 (1922).
SAPEGNO, E.: Resistenza alla depressione barometrica e soppressione della funzione vagale. Boll. Soc. Biol. sper. **5**, 895—897 (1930). Ref. Ber. Physiol. **60**, 256.
SCHMIDT, H.: Die Höhenfestigkeit im Flugdienst. Industr. Psychotechn. **12**, H. 12, 366—373 (1935, Dez.).
SCHNEIDER, E. C.: Compensatory reactions to low oxygen. Air Serv. Inform. Circ. **5**, Nr 403, 49—59 (1923).
— B. R. LUTZ and H. W. GREGG: Compensatory reactions to low oxygen. Air Serv. Inform. Circ. (Washington) **1**, Nr 99, 62—72 (1920). — Amer. J. Physiol. **50**, 302 bis 326 (1919/20).
v. SCHROETTER, H.: Zur Kenntnis der Immunität gegen das Klima der Hochregion. Wien. med. Wschr. **1926 II**, 1361—1366. Ref. Zbl. Hyg. **14**, 482.
SEO, J., T. SHIMADA, C. MATSUMURA and S. MIYASAWA: Quantitative measuring of capability for exercise and physiologic influence of high altitude upon human body. Jap. J. med. Sci., Trans. III. Biophysics **3**, 6 (1934).
SUNDSTROEM, E. S.: Studies on adaptation of man to high altitudes. Berkeley, California 1919: Univ. California Press. 95 p., 8⁰; 33 p., 4⁰. — Univ. California Publ. Physiol. **5**, Nr 5—12.
TALBOTT, J. H. and D. BRUCE DILL: Clinical observations at high altitude. Observations on six health persons living at 17 500 feet and a report of one case of chronic mountain sickness. Amer. J. med. Sci. **192**, 626—639 (1936). Ref. Kongreßzbl. inn. Med. **88**, 643 (1937).
VIALE, G.: L'acclimatisatione in alta montagna. Giorn. Accad. Med. Torino, IV. s. **25**, 350—360 (1919). — Französisch: Arch. ital de Biol. (Pisa) **72**, 49—57 (1923). Ref. Ber. Physiol. **22**, 248.

3. Therapie der Höhenwirkung.

ADLERSBERG, D. u. O. PORGES: Beiträge zur Pathologie und Therapie der Höhenkrankheit. I. Über die Beeinflussung des O_2-Mangels durch Erzeugung unwillkürlicher Mehratmung. Z. exper. Med. **38**, 214—228 (1923). Ref. Ber. Physiol. **24**, 459.
— — Beiträge zur Pathologie und Therapie der Höhenkrankheit. II. Beobachtungen über Hypoxämie am Hochschneeberg und Jungfraujoch und über ihre Beeinflußbarkeit durch Ammonphosphatacidose. Z. exper. Med. **45**, 167—207 (1925). Ref. Ber. Physiol. **31**, 397.
AGGAZZOTTI, A.: Expériences faites sur l'homme alors qu'il respire en même temps du CO_2 et de l'O_2 à la pression barométrique de 122 mm correspondant à l'altitude de 14582 mètres. Arch. ital. de Biol. (Turin) **44**, 343—351 (1905/06). Ref. Zbl. Physiol. **20**, 86 (1906). — Italienisch: Rend. Accad. Lincei, V. s. **14**, Nr 5, 290—297 (1905).
— La thérapeutique du mal de montagne. Rev. Sci. (Paris), V. s. **6**, 673—679 (1906). Ref. Atti Lab. sci. A. Mosso (Torino) **3**, 216 (1912).
— La terapia del male degli aviatori, la ipobaropatia. Gazz. Med. lomb. (Milano) **77**, 73—77 (1918). — Giorn. Med. mil. **66**, 183—191 (1918).
ALEKSANDROV, A. F.: Untersuchungen über praktische Anwendung des einfachsten Apparats bei Höhenflügen (russ.) Vopr. med. obespeč. vosdušn. flota (Leningrad) **1934**, 61—68.
ALLWEIN, E.: Cardiazol auf Expeditionen und im Gebirge. Dtsch. med. Wschr. **1935 II**, 1164.
ANTHONY u. ATMER: Die Behandlung hypoxämischer Störungen. Verh. 47. Kongr. dtsch. Ges. inn. Med. Wiesbaden, 25.—28. März **1935**, 62—64.
ANTHONY, A. J. u. S. ATMER: Versuche zur medikamentösen Behandlung und Verhütung der Höhenkrankheit. II. Teil. Beobachtungen am Menschen. Luftfahrtmed. **1**, H. 3, 185—191 (1936).
— — Die Bemessung des Sauerstoffzusatzes zur Vermeidung von Sauerstoffmangel bei Luftdruckverminderung. Luftfahrtforsch. **13**, H. 4, 132 (1936).
APOSTOL, OD.: Behandlung der Bergkrankheit (rum.). Cluj med. **17**, 455 (1936).

BAYEUX, R.: Sur un appareil de précision pour l'emploi de l'oxygène gazeux en physiologie et en thérapeutique. C. r. Acad. Sci. Paris **153**, 999—1001 (1911).

— L'anoxhémie des altitudes et son traitement par l'oxygénation hypodermique. C. r. Acad. Sci. Paris **154**, No 23, 1530. Ref. Zbl. Physiol. **25**, 548 (1911).

— Résistance comparative du chien et du lapin aux injections intraveineuses d'oxygène. C. r. Acad. Sci. Paris **156**, 1329—1331 (1913).

— L'insuffisance respiratoire aux très hautes altitudes et sa correction par les injections sous-cutanées d'oxygène. C. r. Acad. Sci. Paris **172**, No 5, 291—294 (1921). Ref. Ber. Physiol. **7**, 197.

— L'absorption sous-cutanée de l'oxygène dans les ascensions en montagne et en avion. C. r. Acad. Sci. Paris **173**, 937—939 (1921). Ref. Ber. Physiol. **12**, 75.

— Emploi de l'oxygène additionné de gaz carbonique comme traitement du mal des altitudes et de certaines dyspnées toxiques. C. r. Acad. Sci. Paris **173**, 1388—1390 (1921).

BÉHAGUE, GARSAUX et CH. RICHET fils: Contribution à la physiologie et à la pathologie des altitudes. Rôle des inhalations gazeuses, déductions pratiques. Presse méd. **2**, 1176, 1177 (1928). Ref. Ber. Physiol. **53**, 364.

BEYNE: Contribution à l'étude des bases physiologiques du réglage des appareils à inhalation d'oxygène en altitude. Arch. Méd. mil. **77**, 153—169 (1922). Ref. Ber. Physiol. **18**, 222.

— MAZER et M. GRENIER: Inhalation d'oxygène pour vol à haute altitude. 44 p., 4°. Paris 1926.

BEYNE, J.: Sur l'origine des accidents provoqués chez l'homme par les fortes dépressions atmosphériques et sur la protection de l'aviateur contre les troubles d'ordre anoxhémique. C. r. Acad. Sci. Paris **176**, No 26, 1920—1923 (1923). Ref. Ber. Physiol. **21**, 73.

— Les bases physiologiques du réglage des appareils à inhalation d'oxygène utilisés dans l'aéronautique. J. Méd. Bordeaux **55**, 880 (1925). — 3. Congr. internat. Nav. aér. Bruxelles 1925. Tome 1, p. 136—140.

— et P. BERGERET: La protection contre l'anoxhémie et l'acapnie au cours de la dépression atmosphérique. Ann. de Physiol. **11**, 1173—1184 (1935). Ref. Ber. Physiol. **94**, 251. — J. aviat. Med. **7**, 145 (1936).

— et P. M. BERGERET: Masques respiratoires à grande capacité à l'usage des aviateurs. Soc. Méd. mil. franç. Bull. mens. **29**, 122—126 (1935, Apr.).

BEYNE, P. J. E.: La protection de l'aviateur contre les effets de la dépression atmosphérique par les appareils à inhalation d'oxygène. Arch. Méd. mil. **79**, 454—474 (1923). Ref. Ber. Physiol. **28**, 259.

BLACKER, L. V. S.: Oxygen on Everest flight. Brit. med. J. 2, 155, 156 (22. Juli 1933).

BOLLOLI, D.: Meccanismi dell'adattamento all'aria rarefatta. II. Azione dell'acidosi. III. Azione di sostanze autonomotrope. Boll. Soc. Biol. sper. 7, 711—714 (1932). Ref. Ber. Physiol. **70**, 525.

BOURNE, G. and R. G. SMITH: The value of intravenous and intraperitoneal administration of oxygen. Amer. J. Physiol. 82, 328—334 (1927). Ref. Ber. Physiol. **44**, 80.

BRESTKIN, M. P., A. A. VOLOCHOV, EGOROV u. a.: Garantie der physiologischen Bedingungen bei der Ausrüstung des Stratostaten (russ.). Vopr. med. obespeč. vosdušn. flota (Leningrad) **1934**, 49—60.

CACCIAPUOTI, G. B.: Sulla patogenesi del male degli aviatori e su qualche rimedio curativo e profilattico. Studium **20**, 271 (1. Juli 1930). — 5. Congr. internat. de la Nav. aér. La Haye 1930. Tome 2, p. 1252—1254.

CAILLETET, L.: Sur l'emploi de l'oxygène dans les ascensions à grandes hauteurs. C. r. Acad. Sci. Paris **132**, No 17, 1017. Ref. Zbl. Physiol. **15**, 175 (1901).

CHILDS, S. B. jr., H. HAMLIN and Y. HENDERSON: Possible value of inhalation of carbon dioxide in climbing great altitudes. Nature (London) **1935** I, 457, 458. Ref. Ber. Physiol. **87**, 118.

CHRISTENSEN, HOHWÜ, E. u. H. SMITH: Fliegeruntersuchungen. III. Mitt. Die Wirkung von Ammoniumchlorid auf Höhenflieger. Skand. Arch. Physiol. (Berlin u. Leipzig) **73**, 155—158 (1936). Ref. Ber. Physiol. **94**, 250.

CRUCHET, R.: Influence des variations de la pression atmosphérique sur la pression artérielle et le mal des aviateurs; rôle régulateur des inhalations d'oxygène. Presse méd. **33**, 1489—1491 (1925). Ref. Zbl. Hyg. **12**, 386. — 3. Congr. internat. Nav. aér. Bruxelles 1925. Tome 1, p. 184—189.

GRUCHET, R. et G. BROWN: Rôle des inhalations d'oxygène dans la dépression atmosphérique et le mal des aviateurs. J. Méd. Bordeaux 55, 551—561 (1925).

CWOJDZIŃSKA, J. u. M. KOWALSKI: Sauerstoffinjektionen während Unfällen bei Bergbesteigungen (poln.). Polska Gaz. lek. 9, 1016, 1017 (21. Dez. 1930).

DAUTREBANDE, L.: Physiologie pathologique et traitement du besoin d'oxygène. Schweiz. med. Wschr. 1930 I, 201—207.

— Masque respiratoire à usages multiples. Échanges respiratoires, oxygénothérapie, aviation, carbothérapie, anesthésie. Presse méd. 1935 II, 2025—2029. Ref. Ber. Physiol. 93, 549.

— and J. S. HALDANE: The effects of respiration of oxygen on breathing and circulation. J. of Physiol. 55, 296—299 (1921/22).

DAVID, W.: Dringliche Therapie der inneren Medizin. Med. Klin. 1929 I, 875.

DAVIES, H. W. and M. RABINOVICH: The effects of subcutaneous and intraperitoneal injection of oxygen upon the oxygen saturation of the arterial blood. J. of Physiol. 64, Nr 4, XXXVIII (1928). Ref. Ber. Physiol. 45, 212.

DECHARNEUX, G.: Le traitement médicamenteux du besoin d'oxygène. C. r. Soc. Biol. Paris 112, 692—695 (1933). Ref. Ber. Physiol. 73, 576.

DOUGLAS, C. G., C. R. GREENE and F. S. KERGIN: The influence of ammonium chloride on adaptation to low barometric pressures. J. of Physiol. 78, 404—414 (1933). Ref. Ber. Physiol. 75, 483.

DYBOWSKI, W.: Zweck und Wirkung der Entfernung der Sauerstoffmaske in großen Höhen (poln.). Lek. Wojsk. 25, 617—622 (1935).

ENGELHARD: Atemschutzgeräte. Z. Desinf. 17, 29—33 (1925). Ref. Zbl. Hyg. 10, 900.

FLACK, M. and C. B. HEALD: A report on the value of oxygen to aviators at relatively low altitudes. The medical problems of flying, p. 70—80. London: His Maj. St. Off. 1920.

GALATÀ, G.: Ricerche sulle injezioni endo-arteriose di O_2, nel cane. Arch. di Fisiol. 22, 77—83 (1924). Ref. Ber. Physiol. 29, 261.

GALLI, G.: L'ossigeno per inalazione per via sottocutanea ed endovenosa. Gazz. Osp. 51, 433—438 (6. Apr. 1930), 528—533 (27. Apr. 1930).

GARSAUX: L'approvisionnement des avions en oxygène. C. r. Acad. Sci. Paris 182, 1525 (1926). Ref. Ber. Physiol. 37, 607.

— et DE GRAMONT DE GUICHE: L'inhalation d'oxygène dans les vols à haute altitude. Bull. Sect. techn. aéronaut. mil., Juli 1918, No 2.

GARSAUX, P.: Essais de résistance à la dépression atmosphérique à l'aide d'un mélange respiratoire oxygène et acide carbonique. C. r. Soc. Biol. Paris 82, 646 (1919).

— Présentation de l'appareil respiratoire automatique en service dans l'aviation française. C. r. Soc. Biol. Paris 82, 647—649 (1919).

— Les appareils à oxygène liquide. J. Méd. Bordeaux 55, 881 (1925). — 3. Congr. internat. Nav. aèr. Bruxelles 1925. Tome 1, p. 141—146.

GELLHORN, E.: Value of carbon dioxide in counteracting oxygen lack. Nature (London) 137, 700 (1936).

GIANI, E.: La portata respiratoria massima misurata con la maschera di Pech durante i voli in aeroplano. 4. Congr. internat. Nav. aér. Rome 1927. Tome 4, p. 565—567; französisch Tome 6, p. 481—483.

GILLERT, E.: Die Atmung des Fliegers, ihre Beeinflussung durch physikalische, technische und toxikologische Bedingungen. Luftfahrtforsch. 10, Nr 3, 87—144 (1933).

GOURDON et LESSEURE: Inhalateur d'oxygène. 1. Congr. internat. Nav. aér. Paris 1921. Rapports Tome 2, p. 170, 171.

GREENE, R.: Oxygen and Everest. Nature (London) 128, 893 (1931).

— Everest oxygen apparatus. 1933. Lancet 1934 II, 1122—1124.

GUGLIELMINETTI: La vie et les voyages aux très hautes altitudes; cabines closes à pression constante pour ballons et avions. Genie civil 76, 288—292 (1920).

HAASE-LAMPE, W.: Die Entwicklung der lungenautomatischen Sauerstoffdosierung des Systems Draeger. Draeger-H. Nr 184, S. 3146. 1936. Ref. Zbl. Gewerbehyg. 23, 304.

HALDANE, J. S.: Symptoms, causes and prevention of anoxaemia (insufficient supply of oxygen to the tissues) and the value of oxygen in its treatment Brit. med. J. 2, 65—71 (1919).

HEIMANN, F.: Über den Einfluß der Behandlung mit Traubenzucker und Insulin bei vermindertem Barometerdruck. Z. exper. Med. 78, 223—228 (1931). Ref. Ber. Physiol. 64, 107.

HENDERSON, Y.: Oxygen and Everest. Nature (London) **1932**, 649, 650.

HILL, L.: An oxygen generator and inhaler: its use in mountain sickness. Brit. med. J. **1909** II, 1522—1524.

HINSBERG, K., G. HOPPE u. K. RÜHL: Über den Wirkungsmechanismus von Sauerstoff-atmung. II. Tierexperimentelle Untersuchungen. Z. klin. Med. **125**, 518—531 (1933).

HUNT, F. L.: Oxygen instruments. Aeronautics. 8. Ann. Rep. nat. advanc. Comm. Aeronaut. Washington. Rep. Nr 130, p. 739—759. 1921.

IZQUIERDO, J. J.: Sur la théorie du fonctionnement du masque manométrique dans les hauteurs. J. Physiol. et Path. gén. **26**, 20—26 (1928).

KALMYKOV, P.: Fliegermasken (russ.). Vojenno-san. Djelo **1935**, Nr 1, 39—41.

LEGENDRE, R. et M. NICLOUX: Essai et contrôle d'un masque respiratoire pour inhalations d'oxygène. C. r. Soc. Biol. Paris **88**, No 6, 449, 450 (1923). Ref. Ber. Physiol. 18, 486.

— — Masque destiné à complêter par des inhalations d'oxygène, les manoeuvres de respiration artificielle. C. r. Acad. Sci. Paris **176**, 335—337 (1922). Ref. Ber. Physiol. 18, 89.

VAN LIERE, E. J., G. CRISLER and J. E. HALL: The effect of digitalis on acute cardiac dilatation produced by anoxemia. J. of Pharmacol. **52**, 408—417 (1934).

LIMOUSIN: Les inhalations d'oxygène et l' ascension du Zénith. Rep. de Pharmacie, Apr. **1875**.

LOBATO, J. G.: Der atmosphärische Ozon als biologischer Arzt für die Hämatosis in großen Höhen mit continentaler Luft zwischen 2000 und 3000 m über dem Meeresspiegel (span.). Gac. méd., México **14**, 69, 89, 102 (1879).

LOEWY, A.: Skiläufe im Hochgebirge unter Aufnahme eines phosphorhaltigen Tranks. Arb.physiol. **3**, 276—286 (1930).

DE MARCHIS, F.: Sugli effetti della diretta introduzione dell'ossigeno nel torrente circulatorio. Sperimentale. Arch. di Biol. (Firenze) **61**, 731—770 (1907).

MARIANI, F.: Le iniezioni endovenose di ossigeno. Riforma med. **18**, 194—197 (1902). Ref. Zbl. Physiol. 16, 525.

MENDEL, B.: Die Ursache der Krankheitserscheinungen in verdünnter Luft, zugleich der Weg zur Bekämpfung der Bergkrankheit. Kongreßber. internat. Physiol.-Kongr. Stockholm, 3.—6. Aug. 1926, S. 110. Ref. Ber. Physiol. 38, 837.

MOORE, R. L. and H. W. COCHRAN: Colonic administration of oxygen in experimental anoxemia. Amer. J. med. Sci. **183**, 235—241 (1932, Febr.).

MORRIS, N.: Anoxaemia and the administration of oxygen. J. of Physiol. **56**, 283—293 (1922). Ref. Ber. Physiol. 15, 84.

MOSSO, A.: Esperienze fatte sul Monte Rosa respirando ossigeno puro e mescolanze di ossigeno con anidride carbonica. Rend. Atti Accad. Lincei **13**, Nr 12, 670. — Französisch: Arch. ital. de Biol. (Turin) **42**, 1—14 (1904).

— L'anhydride carbonique comme remède du mal de montagne et pourquoi dans les ascensions aérostatiques il doit être respiré avec l'oxygène. Arch. ital. de Biol. (Turin) **43**, 355—366 (1905). — Lab. sci. int. Mont Rosa (Turin) 2, 97—108 (1907).

NASZOGEN-HÖHENATMER: Inhabad Ges. m. b. H., Berlin. Z. M. L. **1930**, 345.

NELSON, C. F. and P. WOODARD: The relief of experimental arterial anoxaemia by compressed air. J. of Path. **28**, 507—513 (1925). Ref. Ber. Physiol. 33, 390.

NOVIKOV, S.: Die Ausrüstung mit Sauerstoff bei Hochflügen zu Kriegszeiten (russ.). Vestn. vosdušn. flota **17**, Nr 6, 25, 26 (1934)

NOVIKOV, S. A.: Berechnung des Sauerstoffvorrats für den Höhenflug (russ.). Vestn. vosdušn. flota **1935**, Nr 12, 25.

NOVIKOV, S.: Höhenatmungsgeräte (russ.). Vestn. vosdušn. flota **1936**, Nr 7, 30.

OBEAR, G. B.: A note on oxygen supply for aviators. Air med. Serv. (Washington) **1**, 44—57 (1920).

— A brief note on German liquid oxygen apparatus. Air Serv. Inform. Circ. (Washington) **3**, Nr 237, 134—139 (1921).

ODELL, N. E.: High altitudes and oxygen. Himalayan J. **4**, 91—95 (1932).

OINUMA, S.: Ameliorating effect of breathing air which contains carbon dioxide on disturbances due to high altitude. Jap. J. med. Sci., Trans. III, Biophysics 4, 91, 92 (1936).

OXYGEN: Great Britain Medical Research Committee. Reports upon the psychological and medical aspects of flying officers. Nr 1: The — needs of flying officers. 32 p., 8°. London 1918.

PACKARD, W. H.: On resistance to lack of oxygen and on a method of increasing the resistance. Amer. J. Physiol. **15**, 30—45 (1905/06). Ref. Zbl. Physiol. **19**, 940 (1905). — The effect of carbohydrates on resistance to lack of oxygen. Amer. J. Physiol. **18**, 164—180 (1907).

PRIKLADOVICKIJ, S. i CH. GURVIČ: Sauerstoffgeräte in der Hochaviation (russ.). Vojennosan. Djelo **1936**, Nr 2/3, 47—57. Ref. Ber. Physiol. **95**, 48.

ROSENSTIEL: Une solution au problème physiologique des hautes altitudes: le scaphandre aérien. J. Techn. internat. aéronaut., 23.—26. Nov. **1936**, 257—263. — Presse méd. **43**, 1476 (1935).

SADSKIJ, P.: Garantie der Atmung in großen Höhen (russ.). Technika i vooruženije **1934**, Nr 10, 67—72.

v. SCHRÖTTER: Der Sauerstoff in Prophylaxe und Therapie der Luftdruckerkrankungen. 282 S., 8°. Berlin: August Hirschwald 1906.

SIROTININ, N.: Zur Prophylaxe der Bergkrankheit und der Ermüdung in großen Höhen (ukrain.). Med. Ž. vseukrain. Akad. Nauk. **6**, 37—44 (1936). Ref. Ber. Physiol. **96**, 393.

SPEHL, P. et A. LEMORT: Influence des injections sous-cutanées d'oxygène sur la saturation du sang artériel. C. r. Soc. Biol. Paris **98**, 1262, 1263 (1928). Ref. Ber. Physiol. **46**, 690. — Inefficacité des injections sous-cutanées d'oxygène dans le traitement de l'anoxémie. Bruxelles méd. **8**, 1290—1292 (1928).

STAMPE, G.: Was kann man von einem chemischen Sauerstoffgerät verlangen? Eine physiologische Überlegung. Arb.physiol. **2**, 233—240 (1929).

STERN, E.: Über den Einfluß künstlicher Sauerstoffatmung im Hochgebirge. Dtsch. med. Wschr. **1926** I, 316—320. Ref. Ber. Physiol. **36**, 169. — Über den Einfluß künstlicher Sauerstoffatmung im Hochgebirge. III. Das Verhalten des Tremors. Z. Neur. **102**, 776—785 (1926).

STUERTZ, E.: Über intravenöse Sauerstoffzufuhr. Z. diät. u. physik. Ther. **7**, 67—76, 159—168 (1903). Ref. Zbl. Physiol. **17**, 338.

UNNA, P. J. H.: Inhalation of carbon dioxide at high altitudes. Nature (London) **1935** I, 876, 877. Ref. Ber. Physiol. **89**, 353.

VALLI, A.: Igiene delle altitudini. Corriere san. (Milano) **13**, 363, 380 (1902).

WÄNTIG, W.: Versuche zur medikamentösen Behandlung und Verhütung der Höhenkrankheit. I. Teil. Der Einfluß einiger Medikamente auf das Verhalten des Kaninchens bei Sauerstoffmangel. Luftfahrtmed. **1**, 178—184 (1936).

WENZIG, K.: Zur Frage der Wiederbelebung mit Sauerstoff. Arb.physiol. **4**, 503—507 (1931).

WIGAND, A.: Wissenschaftliche Hochfahrten im Freiballon. Fortschr. naturwiss. Forsch. **10**, 203—272 (1914).

Anhang: Erhöhter Sauerstoffteildruck.

ACHARD, C., L. BINET et A. LEBLANC: Recherches sur les effets biologiques des milieux suroxygénés. J. Physiol. et Path. gén. **25**, No 3, 489—494 (1927). — — — Sur la mort en atmosphère suroxygénée. C. r. Acad. Sci. Paris **184**, 771—773 (21. März 1927).

ANANOFF: Über die Wirkung von Sauerstoffgas auf die erhöhte Reflexerregbarkeit. Zbl. med. Wiss. **1874**, Nr 27, 417, 418.

ANDERSON, W. G.: On breathing and rebreathing lung air which is supplied with pure oxygen. Amer. Physiol. Educat. Rev. (Boston) **19**, 213 (1914).

BARCA, L.: Influenza delle inalazioni di ossigeno sulla meccanica respiratoria. Gazz. internaz. Med. Napoli **17**, 529—537 (1914).

BARMWATER, K.: Wirkung des steigenden Sauerstoffdrucks auf normale Meerschweinchen, insbesondere auf das Blutbild (dän.). Bibl. Laeg. **120**, 589—611 (1928).

BATINKOV, E. i A. SKOROBOGAT: Wirkung der Einatmung von Sauerstoff auf die Senkung der Erythrocyten (russ.). Russk. Klin. **12**, 388—393 (1929).

BEAN, J. W. and J. HALDI: Alterations in blood lactic acid as result of exposure to high oxygen pressure. Amer. J. Physiol. **102**, 439—447 (1932).

BEHNKE, A. R., L. A. SHAW, C. W. SHILLING, R. M. THOMSON and A. C. MESSER: Studies on the effects of high oxygen pressure. I. Effect of high oxygen pressure upon the carbondioxide combining power of the blood. Amer. J. Physiol. **107**, 13—28 (1934).

BERNTHAL, T. G., D. W. BRONK, N. CORDERO and R. GESELL: Regulation of respiration; effects of low and high alveolar oxygen pressure and of sodium cyanide on carotid and femoral flow of blood as studied with continuous electrometric method. Amer. J. Physiol. **83**, 435—444 (1928, Jan.).

BETHE, A.: Vergleichende Untersuchungen über den Einfluß des Sauerstoffs auf die Reflexerregbarkeit. Festschr. f. ROSENTHAL, S. 229—266. 1906.

BINGER, C. A. L., J. M. FAULKNER and R. L. MOORE: Oxygen poisoning in mammals. J. of exper. Med. **45**, Nr 5, 849—864 (1927).

BORNSTEIN, A.: Über Sauerstoffvergiftung. Dtsch. med. Wschr. **1912 II**, 1495—1497, 2035.

— u. STROINK: Über die Sauerstoffvergiftung. Dtsch. med. Wschr. **1912 II**, 1495—1497.

CUSTO, E.: Catalasi, emoglobina e produzione di anidride carbonica in cavie respirante ossigeno puro. Boll. Soc. Biol. sper. **7**, 716—719 (1932). Ref. Ber. Physiol. **70**, 318.

DAVIDSON, B. M.: Studies of intoxication. VIII. The influence of oxygen. J. of Pharmacol. **26**, 111—121 (1925).

DEMUTH, F. u. S. MOSCHKOWSKI: Beobachtungen über die Wirkung erhöhten O_2-Druckes auf gesunde Menschen. Z. exper. Med. **58**, 511—514 (1928).

FALLOISE, A.: Influence de la respiration d'une atmosphère suroxygénée sur l'absorption d'oxygène. Archives de Biol. **17**, 713—760 (1900/01). Ref. Zbl. Physiol. **15**, 112.

FELDMANN, J. and L. HILL: The influence of oxygen inhalation on the lactic acid produced during hard work. J. of Physiol. **42**, 439—443 (1911). Ref. Schmidts Jb. **313**, 45.

FULL, H.: Über den Einfluß der Sauerstoffüberdruckatmung auf die Blutzusammensetzung und den Flüssigkeitsaustausch zwischen Blut und Geweben. Verh. dtsch. Ges. inn. Med., 34. Kongr. München **1922**, 424.

— u. L. VON FRIEDRICH: Wirkung von Sauerstoffüberdruckatmung auf die Blutzusammensetzung. Klin. Wschr. **1923 II**, 69—72.

GRÉHANT et QUINQUAUT: Mesure de la puissance musculaire dans l'empoisonnement par l'oxygène comprimé. C. r. Soc. Biol. Paris, IX. s. **3**, 417 (1891).

GUARESCHI, G.: Contributo allo studio della influenza delle alte pressioni nell'organismo. Influenza dell'ossigeno sotto pressione sui globuli rossi. Arch. di Antrop. crimin. **53**, Suppl., 1469—1482 (1933).

HAHN, A., E. FISCHBACH u. H. NIEMER: Über den Einfluß des Sauerstoffs bei der Milchsäurebildung im Warmblütermuskel. Z. Biol. **91**, 53—62 (1931).

— H. NIEMER u. H. HEITING: Über die Hemmung der Milchsäurebildung in der Zelle durch Sauerstoff. Z. Biol. **97**, 578—581 (1936).

HARTTUNG, A.: Der Sauerstoff, seine physiologische und therapeutische Wirkung. 28 S., 8°. Leipzig: C. G. Naumann 1874.

HERTER, E.: Über die Aufnahme des Sauerstoffs bei erhöhtem Procentgehalt desselben in der Luft. (Nach Versuchen von SERGEI LUKJANOW.) Fortschr. Med. **2**, 274—276 (1884).

HEWLETT, A. W., G. D. BARNETT and J. K. LEWIS: The effect of breathing oxygen-enriched air during exercise upon pulmonary ventilation and upon the lactic acid content of blood and urine. J. clin. Invest. **3**, 317—325 (1926/27).

HILL, L.: A reply to certain criticisms of observations as to the effects of inhalation of oxygen on muscular exertion. Brit. med. J. **1909 II**, 680, 681.

IZUMIYAMA, K.: Über den Einfluß der Luftdruckveränderungen auf die Zusammensetzung des Blutes. I. Sauerstoffüberdruckatmung beim Menschen. Tohoku J. exper. Med. **11**, 47—56 (1928). Ref. Ber. Physiol. **48**, 87.

KARSNER, H. T.: The pathological effects of atmospheres rich in oxygen. J. of exper. Med. **23**, 149—170 (1. Febr. 1916).

— and J. E. ASH: A study of the pathological effects of atmospheres rich in oxygen. J. Labor. a. clin. Med. (St. Louis) **2**, 254 (1917).

LOEWY, A.: Über die Respiration und Circulation unter verdünnter und verdichteter sauerstoffarmer und sauerstoffreicher Luft. Arch. ges. Physiol. **58**, 409—415 (1894).

— Über die Wirkung des Sauerstoffs auf die osmotische Spannung des Blutes. Berl. klin. Wschr. **1903 I**, 23—27.

LORRAIN SMITH, J.: The pathological effects due to increase of oxygen tension in the air breathed. J. of Physiol. **24**, 19—35 (1899).

LUKJANOW, S.: Über die Aufnahme von Sauerstoff bei erhöhtem Prozentgehalt desselben in der Luft. Z. physiol. Chem. **8**, 313—355 (1884).

van der Maesen, R.: Sur l'absorption de l'oxygène au début de la respiration dans une atmosphère suroxygénée. Trav. Labor. Frédéricq **5**, 193—195 (1895).

Marshall, E. K. jr. and M. Rosenfeld: Depression of respiration by oxygen. J. of Pharmacol. **57**, 437—457 (1936). Ref. Ber. Physiol. **97**, 605.

Masart, L.: Sur la survie des animaux exposés à des atmosphères suroxygénées. Arch. internat. Pharmacodynamie **52**, 54—61 (1935). Ref. Kongreßzbl. inn. Med. **84**, 436.

Prikladovicki, S. I.: Die toxische Wirkung hoher Sauerstoffdrucke auf den Tierorganismus. III. Die Natur der Krampfanfälle bei Warmblütern, welche der Einwirkung hoher Sauerstoffdrucke ausgesetzt werden (russ.). Fiziol. Ž. **20**, 507—517 (1936). Ref. Ber. Physiol. **96**, 434.

— IV. Weitere Analyse der Sauerstoffwirkung auf den Tierorganismus (russ.). Fiziol. Ž. **20**, 518—533 (1936). Ref. Ber. Physiol. **96**, 434.

— Über die Natur der Krampfanfälle bei hohem Sauerstoffdruck bei Warmblütern. Z. exper. Med. **99**, 9—16 (1936). Ref. Ber. Physiol. **97**, 451.

Pütter, A.: Die Wirkung erhöhter Sauerstoffspannung auf die lebendige Substanz. Z. allg. Physiol. (Jena) **3**, 363—405 (1904). — 44 S., 8°. Jena: Gustav Fischer 1904.

— Sauerstoffverbrauch und Sauerstoffdruck. Pflügers Arch. **168**, 491—532 (1917).

Richards, D. W. jr. and A. L. Barach: Prolonged residence in high oxygen atmospheres, effects on normal individuals. Quart. J. Med. **3**, 437—466 (1934).

de Saint-Martin, L.: Recherches sur l'intensité des phénomènes chimiques de la respiration dans les atmosphères suroxygénées. C. r. Acad. Sci. Paris **98**, 241—243 (1884).

Sato, S.: Influence of oxygen inhalation upon radial pulse curve. Acta Scholae med. Kioto **14**, 206—215 (1932).

Schmidt, A. u. O. David: Zur Frage der Sauerstoffvergiftung. Dtsch. med. Wschr. **1912 II**, 1697.

Schmiedehausen, G.: Die pathologisch-anatomischen Veränderungen der Lungen bei verändertem Sauerstoffgehalt der Atemluft. Diss. Halle. 19 S., 8°. 1909.

Tinel, J.: Régulation de la circulation cérébrale à l'inhalation d'oxygène. C. r. Soc. Biol. Paris **96**, 655 (1927).

Vgl. auch Anhang: Überdruck.

4. Toxikologie.

Andreev, V. V.: Hygienische Bedeutung der Auspuffgase im Luftverkehr (russ.). Vojenno-san. Djelo **1936**, Nr 2/3, 96—98. Ref. Ber. Physiol. **95**, 125.

Barcroft, J.: Anoxaemia as a factor in acute gas poisoning. J. Army med. Corps **36**, Nr 1, 1—18 (1921). Ref. Ber. Physiol. **8**, 511.

Benedicenti, A.: Influence exercée par là dépression atmosphérique sur l'élimination du chloroform par les poumons. Arch. ital. de Biol. (Turin) **24**, 369—377 (1891).

Beyne, J. et Goett: Éventualité d'intoxication larvée par l'oxyde de carbone à bord des carlingues d'aéronefs. Arch. Méd. nav. **124**, 401—409 (1934). Ref. J. aviat. Med. **7**, 51.

Biehler, W.: Blutkonzentration und Ausscheidung des Alkohols im Hochgebirge. Naunyn-Schmiedebergs Arch. **107**, 20—42 (1923). Ref. Ber. Physiol. **35**, 903.

Bijlsma, U. G. u. J. E. Brouwer: Die Wirkung des Skopolamins in Kombination mit Cyanid, Kohlenoxyd und Luftverdünnung. Arch. f. exper. Path. **138**, 190—207 (1928).

— — Étude de l'empoisonnement par la scopolamine, ayant lieu simultanément avec celui par la cyanide ou l'oxyde de carbone, le tout à l'état d'anoxémie. Arch. néerl. Physiol. **14**, 281, 282 (1929). Ref. Ber. Physiol. **52**, 668.

Bornstein, A. u. A. Loewy: Über den Alkoholumsatz beim Menschen im Höhenklima. Biochem. Z. **230**, 51—67 (1931). Ref. Ber. Physiol. **60**, 427.

Campbell, J. A.: Comparison of the pathological effects of prolonged exposure to carbon monoxide with those produced by very low oxygen pressure. Brit. J. exper. Path. **10**, 304—311 (1929). Ref. Ber. Physiol. **53**, 748.

Cluzet, J., A. Piéry, P. Ponthus et Milhaud: De l'influence de certains médicaments sur les modifications électrocardiographiques produites chez l'animal par les fortes dépressions barométriques. C. r. Soc. Biol. Paris **121**, 695, 696 (1936).

Crisler, G.: Anoxemia and drug susceptibility. Amer. J. Physiol. **105**, 26 (1933). Ref. Ber. Physiol. **75**, 740.

— Methylene blue and anoxemia. Amer. J. Physiol. **110**, 580—583 (1935). Ref. Ber. Physiol. **86**, 509.

v. DIRINGSHOFEN, H. u. H. HARTMANN: Kohlenoxyd und Höhenwirkung. Luftfahrtforsch.
    12, Nr 4, 121—123 (1935).
DONATH, J.: Aviatik und Alkohol. Internat. Z. Alkoholism. 37, 215—220 (1929). Ref.
    Zbl. Hyg. 21, 699.
FLAMME, A.: L'intoxication par l'oxyde de carbone chez les aviateurs. Rev. Forces aér.
    1929, 609—616.
FLURY, F.: Motorisierung und Vergiftungsgefahren. Dtsch. Mil.arzt 1, 276—282 (1936).
— u. F. ZERNICK: Schädliche Gase, Dämpfe, Nebel, Rauch- und Staubarten. 637 S., 8°.
    Berlin: Julius Springer 1931.
GALEOTTI, G., O. BARKAN u. a.: Gli effetti dell'alcool. Arch. di Fisiol. 12, 277—296 (1914).
    Ref. Zbl. Physiol. 29, 325.
GOLDBERGER, S.: L'azione dell'etere in rapporto alla depressione barometrica. Arch. di
    Sci. biol. 14, 1—10 (1929). Ref. Ber. Physiol. 54, 197. — Arch. ital. de Biol. 85,
    80—86 (1931).
GROW MALCOLM, C.: Gaz d'échappement et autres produits de combustion des moteurs
    d'aviation. Effets sur l'homme. Rev. de l'Armée de l'air 1935, No 70, 557—562.
GRZEŻUŁKO, K.: Die Einwirkung der Auspuffgase auf den Flieger (poln.). Lek. Wojsk. 28,
    790—794 (1936). Ref. Zbl. Hyg. 38, 590.
HEIMANN, F.: Einfluß der Luftverdünnung auf Hämoglobin- und Erythrocytenresistenz
    bei mit Pyrodin behandelten Kaninchen. Arch. f. exper. Path. 161, 686—691 (1931).
    Ref. Ber. Physiol. 64, 731.
HESSE, E.: Narkosestudien im Hochgebirge. Arch. f. exper. Path. 105, 349—360 (1925).
    Ref. Ber. Physiol. 31, 799.
HOLMQUIST, A. G.: Die Einwirkung verschiedener Stoffe auf die Körpertemperatur auf der
    Höhe des Meeresspiegels und im Höhenklima (3457 m). Acta aerophysiol. 1, F. 3, 16—20
    (1934).
HUBACH, J. C.: Dangers of flying in fast airplanes from medical viewpoint. Geneesk.
    Tijdschr. Nederl.-Indië 72, 98—105 (15. Jan. 1932).
ISELIN, E.: Über den Einfluß des verminderten Luftdrucks auf die toxische Wirkung von
    Arsenverbindungen. Arch. f. exper. Path. 110, 66—75 (1925). Ref. Ber. Physiol. 36, 222.
KAHN, S. G.: Anesthetics at an altitude of ten thousand feet. Amer. J. Surg. a. Gynec.
    (St. Louis) 16, 107 (1902/03).
KISCH, F. u. H. SCHWARZ: Zur Wirkung des Strophantins bei Sauerstoffmangel. Naunyn-
    Schmiedebergs Arch. 181, 557—562 (1936).
KÖNIG, W.: Herzarbeit ohne Sauerstoff. III. Herzmittelwirkung am Warmblüterherzen.
    Arch. f. exper. Path. 127, 349—365 (1928).
— Über Herzmittelwirkung bei Sauerstoffentzug. Arch. f. exper. Path. 128, 141—143
    (1928). Ref. Ber. Physiol. 45, 565.
LAMI, G.: Über die Strychninwirkung nach Luftverdünnung. Z. exper. Med. 76, 561—566
    (1931). Ref. Ber. Physiol. 62, 220.
LEHMAN, A. J. and P. J. HANZLIK: Emetic and fatal doses of digitalis at high altitudes.
    Proc. Soc. exper. Biol. a. Med. 30, 140—143 (1932).
VAN LIERE, E. J. and C. K. SLEETH: Absorption of sodium chloride from small intestine at
    various degrees of anoxemia. Amer. J. Physiol. 117, 309—312 (1936).
LOEWY, A. u. C. BRAHM: Säurevergiftung und Luftverdünnung. Biochem. Z. 79, 224—231
    (1917).
MADON, F.: Effetto dell'insulina al piano e ad alta quota. Arch. di Sci. biol. 17, 41—47
    (1932). Ref. Ber. Physiol. 69, 505.
McFARLAND, R. A. and A. L. BARACH: Relationship between alcoholic intoxication and
    anoxemia. Amer. J. med. Sci. 192, 186—198 (1936). Ref. Ber. Physiol. 97, 174.
— and W. H. FORBES: The metabolism of alcohol in man at high altitudes. Human Biology
    8, 387—398 (1936). Ref. Ber. Physiol. 98, 253.
MANSFELD, G.: Narkose und Sauerstoffmangel. I. Mitt. Pflügers Arch. 129, 69—81 (1909).
    Ref. Zbl. Physiol. 23, 988.
MOORE, A. W. and J. C. WARD: Effect on action of strychnine at altitude. J. amer. pharma-
    ceut. Assoc. 24, 460—464 (1935).
MOSSO, A. e G. GALEOTTI: L'azione fisiologica dell'alcool a grandi altezze. Atti Accad.
    Lincei 13, H. 1. Ref. Biochem. Zbl. 3, 286 (1904). — Französisch: Arch. ital. de Biol.
    (Turin) 42, 32—42 (1904).

NICOLEANU, C.: Ein Fall von Asphyxie durch Kohlenmonoxyd als Fliegerunfall (rum.). Rev. san.mil. (Bucuresti) **31**, 131—136 (1932, Apr.). — Aeronautica **1934**, No 3/4.

PARI, G. A. e SACCHETTO: L'azione del fumo sugli apparecchi digerenti e circolatorio. 4. Congr. internat. Nav. aér. Rome 1927. Tome 4, p. 603, 604, Tome 6, p. 513, 514.

RABBENO, A.: La narcosi eterea in alta montagna. Boll. Soc. Biol. sper. **2**, 559—562 (1927). Ref. Ber. Physiol. **44**, 466. — Boll. Soc. med.-chir. Pavia **2**, 265—274 (1927).

RUFF, S.: Über die leistungsvermindernde Wirkung von Auspuffgasen auf Flugzeugbesatzungen und über Kohlenoxydmessungen in verschiedenen Flugzeugmustern. Luftfahrtforsch. **12**, Nr 4, 124—127 (1935).

— Durch Motorabgase bedingte Verunreinigungen der Atemluft in Flugzeugen und ihre Bedeutung für die Leistungsfähigkeit der Besatzung. Luftfahrtmed. **1**, 141—152 (1936).

SZASZ, E.: Über Jodausscheidung gesunder und hyperthyreoter Menschen im Höhenklima. Med. Klin. **1933 II**, 1584—1587.

TAINTER, M. L.: Low oxygen tensions and temperatures on actions and toxicity of dinitrophenol. J. of Pharmacol. **51**, 45—58 (1934).

TANAKA, H.: Influence of low pressure of oxygen and administration of alcohol on moment of sensory reaction for revolution during aerial navigation. Bull. nav. med. Assoc. Japan **17**, 1 (1929, Jan.).

THOMAS, E.: Recherches expérimentales sur l'action des somnifères à la Station scientifique du Jungfraujoch. Comm. prél. Schweiz. med. Wschr. **1933 I**, 388. — 2. Note. Schweiz. med. Wschr. **1934 I**, 13. — 3. Note. Schweiz. med. Wschr. **1934 II**, 1069, 1070.

TRACY, J.: As to tobacco and aviation. J. amer. med. Assoc. **70**, 1325 (1918).

WHITE, J. J.: The effect of carbon monoxide on the flyer. J. aviat. Med. **2**, 212—217 (1931).

— Carbon monoxide and its relation to aircraft. Proc. Staff. meet. Mayo Clin. **11**, 196—199 (1936). U. S. nav. med. Bull. **30**, Nr 2, 151—165 (1932).

VAN WULFFTEN PALTHE, P. M.: Alkoholvergiftung und Sauerstoff. Geneesk. Tijdschr. Nederl.-Indië **68**, 597—612 (1928). Ref. Zbl. Hyg. **19**, 553.

YOSOMIYA, R.: Experimentelle Studien über die Einflüsse verschiedener Pharmaka auf die durch progressive Sauerstoffverdünnung entstehenden physiologischen Reaktionen. I. Einflüsse der auf das Respirations- und Zirkulationssystem wirkenden Arzneimittel. Tohoku J. exper. Med. 8, 535—608 (1927). Ref. Ber. Physiol. **42**, 170.

— II. Einflüsse der auf das ZNS wirkenden Arzneimittel. Tohoku J. exper. Med. **9**, 207—229 (1927). Ref. Ber. Physiol. **43**, 846.

— III. Über die Einflüsse der Inkrete und der vegetativen Nervengifte. Tohoku J. exper. Med. **9**, 229—250 (1927). Ref. Ber. Physiol. **43**, 846.

Anhang: Überdruck.
Bis Ende 1909.

ALBAMONDI, L.: Further researches into the causes which tend to bring about serious accidents to divers. J. Assoc. mil. Surgeon. U. S. Carlisle **18**, 170—184 (1906).

ALDRICH, C. J.: Compressed air illness, or caisson disease. Med. News (New York) **85**, 1020—1024 (1904).

ARON, E.: Über die Einwirkung verdichteter und verdünnter Luft auf den intratrachealen Druck beim Menschen. Arch. f. path. Anat. **130**, 297—306 (1892). Ref. Schmidts Jb. **239**, 117.

— Über die Einwirkung barometrisch verschiedener Luftarten auf den intrapleuralen und Blutdruck beim Kaninchen. Arch. f. path. Anat. **143**, 399—412 (1896). Ref. Zbl. Physiol. **10**, 172.

AUDIBERT, L.: La paraplégie des scaphandriers. 43 S., 8°. Montpellier 1906.

BARATOUX, J.: Des accidents auriculaires dans l'air comprimé. Pratique méd. (Paris) **14**, 33, 49 (1900).

BERRUYER, G.: Les accidents auriculaires chez les travailleurs des caissons. Bull. de Laryng. etc. (Paris) **1908**, 199—219. — Bull. méd. **22**, 607—610 (1908).

BIGNAMI, A.: Contributo alla conoscenza delle paralisi dei lavoranti nei cassoni ad aria compressa. Policlinica **4 — M**, 164—171 (1897).

BLICK, G.: Notes on diver's paralysis. Brit. med. J. **1909 II**, 1796—1798.

BOINET: La maladie des scaphandriers. Bull. Acad. Méd. Paris III. s. **55**, 756—764 (1906). — Arch. gén. Méd. Paris **1906 II**, 2305—2318.

Boycott, A. E. and G. C. C. Damant: On the blood volume of goats and its relation to their varying susceptibility to symptoms of caisson-disease. J. of Physiol. **36**, XIV (1907/08). Proc. physiol. Soc. London.

— — Some lesions of the spinal cord produced by experimental caisson disease. J. of Path. **12**, 507—515, 2 pl. (1907/08).

— — Experiments on the influence of fatness on susceptibility to caisson disease. J. of Hyg. **8**, 445—456 (1908).

— — and J. S. Haldane: The prevention of compressed air illness. J. of Hyg. **8**, 342, 343, 3 pl. (1908).

·Brand, J. D.: Über Unfälle bei Druckluftgründungen (holl.). Nederl. Tijdschr. Geneesk., 2. R. **41 II**, 34—40 (1905).

Brieger, O.: Klinische Beiträge zur Ohrenheilkunde. Darin S. 47—50. Einfluß von Luftdruckschwankungen auf das Mittelohr. 209 S., 8°. Wiesbaden 1896.

Brooks, H.: An experimental study of caisson disease. Proc. N. Y. path. Soc. **7**, 58—87 (1907/08).

Callan, L. W.: Double choked disks associated with compressed air disease (caisson disease). Arch. of Ophthalm. (New York) **36**, 509—512 (1907).

Carillon, E.: Troubles de l'oreille dans l'air comprimé. 80. S., 8°. Paris 1900.

Carnot, P.: Le coup de pression. Presse méd. **14**, 549—553 (1906).

Cavallero, G.: Della influenza che le manovre pneumatiche con aria compressa esercitano sul circolo polmonare ed aortico. Morgagni **31**, 657—662 (1889).

Citroen, S.: Über die Ursache der Caissonkrankheit (holl.). Nederl. Tijdschr. Geneesk. **1908 I**, 1916—1924.

Constant, L.-R.: Contribution à l'étude de l'hystéro-traumatisme dans le travail des caissons. 51 S., 8°. Paris 1907.

Doyon et Morel: Action de la pression sur la composition du sang. Lyon méd. **97**, 65 (21. Juli 1901). Ref. Schmidts Jb. **273**, 118.

Ducrocq, G. F. O.: Recherches expérimentales sur l'action physiologique de la respiration d'air comprimé. 53 S., 4°. — 56 S., 8°. Paris: A. Delahaye 1875.

Frumina, R.: Über die Störung des Lungenkreislaufs unter dem Einfluß verminderten oder vermehrten Luftdrucks. Z. Biol. **52**, 1—15 (1909).

Gaudoin, G. R.: Spinal paralysis due to deep-sea diving. Indian med. Rec. **14**, 358 (1898).

Greenwood, M.: The influence of increased barometric pressure on man; saturation of the tissue fluids with nitrogen. Brit. med. J. **1907 I**, 373, 374.

Greenwood, M. jr.: Arris and Gale lectures on the physiological and pathological effects which follow exposure to compressed air. Brit. med. J. **1908 I**, 914—918, 983—987.

Haldane, J. S.: The hygiene of work in compressed air. Lancet **1907 II**, 1694.

— Hygiène du travail sous terre et sous l'eau. Ann. Hyg. publ. et Méd. leg., IV. s. **11**, 102—127 (1909, Febr.). Ref. Schmidts Jb. **302**, 265.

Ham, C. and L. Hill: Estimation of the gas set free in the body after rapid decompression from high atmospheric pressures. Proc. physiol. Soc. London. J. of Physiol. **33**, VI (1906). Ref. Zbl. Physiol. **20**, 431.

— — Effect of increased CO_2 tension together with increased atmospheric pressure. J. of Physiol. **33**, V (1906). Ref. Zbl. Physiol. **20**, 431.

— — Oxygen inhalation as a means to prevent caisson and divers' sickness. Proc. physiol. Soc. London **1905**. J. of Physiol. **33**, VII (1906). Ref. Zbl. Physiol. **20**, 431.

Heermann, G.: Über Caissonkrankheit. Slg klin. Vortr., N. F. **1902**, Nr 334 (Chir. Nr 95, 385—404).

Heller, R., W. Mager u. H. v. Schrötter: Luftdruckerkrankungen mit besonderer Berücksichtigung der sog. Caissonkrankheit. 1230 S., 8° (mit reichhaltigem Schriftenverzeichnis). Wien: Alfred Hölder 1900.

Hervier et St.-Lager: Recherches sur les quantitées d'acide carbonique exhalé par le poumon à l'état de santé et de maladie. Gaz. méd. Lyon **1849**, 39—50.

Hill, L.: The influence of increased atmospheric pressure. Recent. advances Physiol. and Biochem. p. 233—255. New York: Longmans, Green & Co. 1906.

— and M. Greenwood jr.: The influence of increased barometric pressure on man. Proc. roy. Soc. Lond. B **77**, 442 (1905/06); B **79**, 21 (1907). — Abstr.: Brit. med. J. **1906 I**, 912—914.

HILL, L. and M. GREENWOOD jr.: The influence of increased barometric pressure on man. Nr 3: The possibility of oxygen bubbles being set free in the body. Proc. roy. Soc. London B **79**, 284—287 (1907).

— — The influence of increased barometric pressure on man. Nr 4: The relation of age and body weight to decompression effects. Proc. roy. Soc. London B **80**, 12—24 (1908).

— and J. J. R. MACLEOD: The influence of compressed air and oxygen on the gases of the blood. J. of Physiol. **29**, 382—387 (1903). Ref. Zbl. Physiol. **17**, 455.

— — Caisson illness and divers palsy. An experimental study. J. of Hyg. **3**, 401—445 (1903). Ref. Zbl. Physiol. **17**, 596.

HORNUNG: Herzbefund bei Caissonarbeitern. Münch. med. Wschr. **1901 II**, 1444. Ref. Schmidts Jb. **277**, 12.

HOUDEVILLE, L.: Contribution à l'étude des accidents du travail dans l'air comprimé. 64 S., 8°. Paris 1901.

KATOLINSKY: Von der Wirkung der verdünnten und verdichteten Luft auf den menschlichen Organismus. Petersb. med. Z. **3**, 251—254 (1862). — Russ. Orig. in Vojenno-med. Ž. Ref. Schmidts Jb. **120**, 179.

KROPVELD, A.: Caissonkrankheit (holl.). Nederl. Tijdschr. Geneesk. **1907 I**, B, 675—683.

LANGLOIS, J.-P.: Projet de réglementation du travail dans l'air comprimé. Hyg. gén. et appliq. (Paris) **1**, 324—339 (1906).

LECLERC DE PULLIGNY: Les scaphandriers et la ventilation. Ann. d'Hyg. (Paris), IV. s. **10**, 143—146 (1908).

LÉPINE, J.: Sur les lésions médullaires de la décompression atmosphérique brusque. C. r. Soc. Biol. Paris, XI. s. **2**, 873 (1900).

LESTER, J. C. and V. GOMEZ: Observations made in the caisson of East River Bridge as to the effects of compressed air upon the human ear. Arch. of Otol. (New York) **27**, 1—19 (1898). Übersetzt in Z. Ohrenheilk. **24**, 240—244 (1898).

v. LEWINA, F.: Über die Berufskrankheit der Caissonarbeiter und die prophylaktischen Maßnahmen gegen dieselben. Vjschr. gerichtl. Med. **38**, H. 1, 153—179 (1909).

LEWIS, F. T.: The physiological effects of compressed-air. Boston med. J. **139**, 338—341 (1898).

LIE, H. P.: Veränderungen in dem Nervensystem beim plötzlichen Übergang vom hohen zum normalen Barometerdruck. Virchows Arch. **178**, 142—156, 1 pl. (1904).

v. LIEBIG, G.: Über den Einfluß der Veränderungen des Luftdruckes auf den menschlichen Körper. Dtsch. Arch. klin. Med. **8**, 445—466 (1871). Ref. Schmidts Jb. **163**, 76.

— Über Blutzirkulation in den Lungen und ihre Beziehungen zum Luftdruck. Arch. klin. Med. **10**, 234—254 (1872). Ref. Schmidts Jb. **163**, 79.

— Die Wirkung des erhöhten Luftdrucks der pneumatischen Kammer auf den Menschen. Dtsch. Klin. **24**, 189—193, 197—199 (1872). Ref. Schmidts Jb. **163**, 76.

— Beobachtungen über das Atmen unter erhöhtem Luftdruck. Du Bois-Reymonds Arch. **1889**, Suppl., 41—90. Ref. Schmidts Jb. **227**, 81; **228**, 8.

— Über die Ausatmung von CO_2 unter dem erhöhten Luftdruck. Sitzgsber. Ges. Morph. u. Physiol. **6**, H. 1, 27—35 (1890).

— Sauerstoffaufnahme und Muskelkraft unter verschiedenem Luftdruck. Sitzgsber. Ges. Morph. u. Physiol. **10**, 27—39 (1894).

LOEWY, A.: Über die Respiration und Circulation unter verdünnter und verdichteter, sauerstoffarmer und sauerstoffreicher Luft. Arch. ges. Physiol. **58**, 409—415 (1894).

LUCIEN-RAYMOND, C.: Contribution à l'étude de l'hystérotraumatisme dans le travail des caissons. 51 p., 8°. Paris 1907.

MACMORRAN, A. H. M.: Observations on caisson disease and its prevention. Brit. med. J. **1902 I**, 1018—1020. Ref. Schmidts Jb. **274**, 252.

MAGNUS, A.: Beobachtungen über das Verhalten des Gehörorgans in komprimierter Luft. Arch. Ohrenheilk. (Würzburg) **1**, 269—283 (1864). Ref. Schmidts Jb. **128**, 239.

MOUILLARD, R.: Über Caissonkrankheiten und Caissoneinrichtungen. Dtsch. Vjschr. öff. Gesdh.pfl. (Braunschweig) **36**, 549—552 (1904).

MOURILYAN, E. P.: Compressed air illness and its treatment by the inhalation of oxygen. J. trop. Med. **9**, 286 (1906).

MURRAY, J.: On the local and general influence on the body of increased and diminished atmospheric pressure. Lancet **1835 I**, 909—917.

NUMMERY, N. H.: Diving and caisson disease: a summary of recent investigation. Brit. med. J. **1908 I**, 1565—1567.

OLIVER, T.: On compressed air illness. Nederl. Tijdschr. Genessk., 2. R. **41 II**, 1463—1476 (1905). — Französisch: Bull. méd. **20**, 437—439 (1906).

— L'usage des caissons dans la construction des ponts et les accidents de l'air comprimé. Bull. Soc. méd. Hôp. Paris, III. s. **23**, 539—558 (1906).

— Accidents causés par l'air comprimé ou maladie des caissons. Ann.d'Hyg.(Paris), IV. s. **5**, 385—410 (1906).

— The physiology and pathology of work in compressed air. Univ. Durham, Coll. med. Gaz., Newcastle **9**, 77, 93 (1908/09). — Lancet **1909 I**, 943.

PARKIN, A.: Caisson disease, including the physiological and pathological effects of compressed air. M. D. essay (Gold medal. 1904). Northumberland and Durham med. J. (Newcastle upon Tyne) **13**, 96—132, 13 pl. (1905).

PELTON, H. H.: Traitement of compressed-air (caisson) illness. Amer. J. med. Sci., N. s. **133**, 679—685 (1907).

PETERS, F.: Zur Verhütung der beim Arbeiten in komprimierter Luft auftretenden Gesundheitsstörungen. Sammelreferat. Vjschr. gerichtl. Med. **36**, H. 2, 424—429 (1908).

PHILIP, M.: Des accidents auriculaires chez les travailleurs des caissons. Gaz. Sci. méd. Bordeaux **28**, 206—212 (1907).

PICK: Augenerkrankungen bei Caissonarbeitern. Zbl. prakt. Augenheilk. **1907**, 169—172.

REGNARD, P.: Phénomènes objectifs que l'on peut observer sur les animaux soumis aux hautes pressions. C. r. Soc. Biol. Paris, VIII. s. **2**, 510—515 (1885).

— Actions des hautes pressions sur les tissus animaux. C. r. Acad. Sci. Paris **102**, 173—176 (1886).

RYAN, L. M.: Compressed air disease from a clinical aspect. N. Y. med. J. a. med. Rec. **90**, 193—198 (1909). Ref. Schmidts Jb. **304**, 221.

SCHÖPPNER: Die Veränderungen des Blutdrucks unter Einwirkung der komprimierten Luft. Münch. med. Wschr. **1909 II**, 1686.

VON SCHROETTER: Zur Pathogenese der sog. Taucherlähmung. Verh. dtsch. path. Ges. 1904 **8**, 136—138, 1 pl. (Jena 1905).

VON SCHRÖTTER, H.: Verzeichnis der seit dem Jahre 1900 erschienenen Literatur über Caisson- und Taucherkrankheit. Hyg. Zbl. **3**, 397—403 (1907).

SILBERSTERN, P.: Hygiene der Arbeit in komprimierter Luft. 361 S., 8⁰. Jena 1901. Ref. Schmidts Jb. **277, 223**.

— Die Krankheit der Druckluftarbeiter. (Caissonarbeiter und Taucher.) WEYLs Handbuch der Arbeiterkrankheiten, S. 611—619. 1908.

— Die Berufskrankheit der Caissonarbeiter. Österr. San.wes. **21**, 125—128, 133—136 (1909). Ref. Schmidts Jb. **303, 218**.

SMIRNOV: Ergebnisse der Untersuchungen über die Wirkung komprimierter Luft auf den menschlichen Organismus (russ.). 68 S., 8⁰. St. Petersburg: J. Treu 1869.

SMITH, J. L.: The pathological effects of breathing oxygen at a high tension. Brit. med. J. **2**, 610 (1898).

SOMMERBRODT, J.: Die Einwirkung der Inspiration von verdichteter Luft auf Herz und Gefäße. Dtsch. Arch. klin. Med. **18**, 193—206 (1876).

STARR, M. A.: Caisson disease. Med. Rec. (New York) **65**, 1047—1049, 1072 (1909) (Discussion).

SWIATECKI, J.: Caissonanämie. Gaz. lek. Warszawa, II. s. **19**, 339, 431 (1899). — (russ.) Vestn. Obšč. Hig. Sudeb. i Prakt. Med., St. Petersburg **1899 II**, 323—335.

THOMPSON, W. G.: The therapeutic value of oxygen inhalation, with exhibition of animals under high pressure of oxygen. Med. Rec. (New York) **36**, 1—7 (1889).

— The therapeutic value of oxygen inhalation. Practitioner **43**, 97—120 (1889).

TOMKA, S.: Gehörstörungen bei Caissonarbeitern (ung.). Orv. Hetil. **41**, 119 (1897).

VERNON, H. M.: The solubility of air in fats and its relation to caisson disease. Lancet **1907 II**, 691—693. — Proc. roy. Soc. London B **79**, 366—371 (1907).

VERSCHUYL, J. A.: Über den Einfluß der Arbeitsdauer auf das Vorkommen der Caissonkrankheit (holl.). Nederl. Tijdschr. Geneesk. **1908 II**, 2139—2144.

v. VIVENOT, R. jun.: Über die Veränderungen im arteriellen Stromgebiete unter dem Einfluß des verstärkten Luftdruckes. Arch. f. path. Anat. **34**, 515—591, 2 pl. (1866). Ref. Schmidts Jb. **133, 240**.

v. Vivenot, R. jun.: Über die Veränderung der Körperwärme unter dem Einfluß des verstärkten Luftdruckes. Med. Jb. Wien 11, 113—146 (1866). Ref. Schmidts Jb. 133, 240.

Wainwright, F. R.: Observations on compressed air illness. Lancet 1900 II, 1792—1799.

Waller, G.: Die Krankheiten der Arbeiter bei pneumatischen Gründungen unter hohem Luftdruck. (Caissonkrankheit und deren Verhütung) (holl.). 43 p., 8⁰. Amsterdam: F. van Rossen 1904.

— Hygiene der Caissonarbeiten (holl.). 29 p., 12⁰. Amsterdam: F. van Rossen 1904.

Wasserberg, E.: Essai de réglementation sanitaire du travail dans l'air comprimé (caissons). 76 p., 8⁰. Paris 1905.

Wengler, J.: Änderung des Körpervolumens bei Aufenthalt in verdichteter Luft. Arch. ges. Physiol. 106, 313—322 (1904/05). Ref. Schmidts Jb. 290, 43.

Zenoni, C.: Recherches expérimentales sur le travail musculaire dans l'air comprimé. Arch. ital. de Biol. (Turin) 27, 46—60 (1897).

Zografidi, S.: Contribution à l'étude des accidents de décompression chez les plongeurs à scaphandre. Rev. Méd. 27, 159—187 (1907).

Zuntz, N.: Die Verhütung der Erkrankungen nach Aufenthalt in komprimierter Luft. Fortschr. Med. 27, 561—563 (1909).

1910 bis Ende 1936.

Aggazzotti, A.: Azione dell'aria compressa sugli animali. Boll. Soc. Biol. sper. 8, 180—183 (1933), 10, 782, 784, 787 (1935). Ref. Ber. Physiol. 94, 63 (1936).

— ed A. de Niederhäusern: Azione dell'aria compressa sugli animali. Boll. Soc. Biol. sper. 7, 1255—1261 (1932).

Anthony, A.: Untersuchungen über die Atmung bei erhöhtem Luftdruck. Beitr. Klin. Tbk. 66, 340—365 (1927).

Baader, E. W.: Gewerbekrankheiten. 144 S., 8⁰. Wien u. Berlin: Urban & Schwarzenberg 1931. Darin S. 97: Erkrankungen in Preßluft.

Badot: Ocular lesions caused by compressed air in mining industry. Bull. Soc. belge Ophtalm. 1932, No 64.

Bassoe, P.: The late festations of compressed-air disease. Amer. J. med. Sci. 165, 526—542 (1913). — Trans. 15. internat. Congr. Hyg. a. Demog. (Washington 1912) 3, 626—638 (1913). Ref. Schmidts Jb. 318, 378.

Bean, J. W.: Effects of high pressure on carbon dioxide transport on blood and tissue acidity, and on oxygen consumption and pulmonary ventilation. J. of Physiol. 72, 27—48 (6. Juni 1931).

— Periodic ventilation as induced by exposure to high pressures. Amer. J. Physiol. 100, 192—201 (1932, März).

Behnke, A. R., H. S. Forbes and E. P. Motley: Circulatory and visual effects of oxygen at 3 atmospheres pressure. Amer. J. Physiol. 114, 436—442 (1936). Ref. Ber. Physiol. 94, 249.

— F. J. Johnson, J. R. Poppen and E. P. Motley: Effect of oxygen on man at pressures from one to four atmospheres. Amer. J. Physiol. 110, 565—572 (1935).

— L. A. Shaw u. a.: The circulatory and respiratory disturbances of acute compressed-air illness and the administration of oxygen as a therapeutic measure. Amer. J. Physiol. 114, 526—533 (1936). Ref. Ber. Physiol. 93, 554.

— R. M. Thomson and E. P. Motley: Psychological effects from breathing air at 4 atmospheres pressure. Amer. J. Physiol. 112, 554—558 (1935).

Benczúr, G. u. Z. Rausch: Die Wirkung des erhöhten Luftdrucks der pneumatischen Kammer auf die Blutzirkulation. Z. physik. Ther. 42, 207—211 (1932). — Orv. Hetil. (ung.) 76, 469—471 (1932).

Bennett, S. A. and F. S. C. Smith: Pulmonary hypertension in rats living under compressed air conditions. J. of exper. Med. 59, 181—193 (1934).

Bertoin, P.: Pronostic éloigné des accidents labyrinthiques par décompression. Ann. d'Otolaryng. 4, 407—411 (1934). Ref. Mschr. Unfallheilk. 42, 369 (1935).

Bienvenu, L. J.: Compressed air disease; divers paralysis. New Orleans med. J. 88, 767—771 (1936).

Billström, J.: Über Caissonkrankheiten (schwed.). Sv. Läk.sällsk. Förh. Stockholm 1910, 83—88.

Blattner, H.: Caissonkrankheiten bei Druckluftgründungen. Schweiz. Z. Unfallheilk., Nov. **1922**, Nr 11, 249—261. Ref. Mschr. Unfallheilk. **30**, 264 (1923).

— u. Zangger: Beitrag zur Frage der Prophylaxe der Taucherkrankheit bei Tauchern, verwendet für Unterwasserarbeiten in großen Seetiefen. Schweiz. med. Wschr. **1930 II**, 1104—1106. Ref. Zbl. Hyg. **24**, 429.

Boinet, P. J. et Isemein: Deux cas de paraplégie chez des scaphandriers. Marseille méd. **62**, 1123—1128 (1925).

Boot, G. W.: Caisson workers deafness. Ann. of Otol. (St. Louis) **22**, 1121—1132 (1913).

Bornstein u. Plate: Über chronische Gelenkveränderungen, entstanden durch Preßluft-erkrankung. Fortschr. Röntgenstr. **18**, 197—206 (1911/12).

Bornstein, A.: Versuche über die Prophylaxe der Preßluftkrankheit. Berl. klin. Wschr. **1910 II**, 1272—1275.

— Über den Einfluß der komprimierten Luft auf die Blutbildung. Pflügers Arch. **138**, 609—616 (1911).

— Erfahrungen über Preßluftkrankheit. Vjschr. gerichtl. Med., N. F. **44**, 357—375 (1912).

— Physiologie und Pathologie des Lebens in verdichteter Luft. Berl. klin. Wschr. **1914 I**, 923—928.

— Absturzerkrankung der Taucher. Berl. klin. Wschr. **1918 II**, 1198, 1199.

Boycott, G. W. M.: Prevention of compressed air illness. Absolute statutory regulations as an obstacle to progress. J. of Hyg. **35**, 318—321 (1935). Ref. Zbl. Gewerbehyg. **23**, 136.

Brugière: Note sur le travail des caissons. Bull. Inspect. Trav. Paris **30**, No 1/6, 160—165 (1922). Ref. Zbl. Hyg. **7**, 187.

Campbell, A. and L. Hill: The effect of barometric pressure on the O_2- and CO_2-tension air between the skin and the muscles. J. of Physiol. **58**, 415, XXV, XXVI (1924). Ref. Ber. Physiol. **26**, 280.

Campbell, J. A. and L. Hill: Studies in saturation of the tissues with gaseous nitrogen. I. Rate of saturation of goats bone marrow in vivo with nitrogen during exposure to increased atmospheric pressure. Quart. J. exper. Physiol. **23**, 197—210 (1933).

— — III. Rate of saturation of goats brain, liver and bone marrow in vivo with excess nitrogen during exposure to $+ 3^1/_4$ and $+ 5$ atmospheres pressure. Quart. J. exper. Physiol. **23**, 219—227 (1933). Ref. Ber. Physiol. **76**, 93.

Caputi, E.: Accidenti da compressione nei palombari. Ann. Med. nav. e colon. **37**, 168—174 (1931).

Castello Branco: Unfälle durch komprimierte Luft (port.). Tribuna med. Rio **31**, 121—127 (1925).

Cattaneo, F.: La malattia dei cassoni ad aria compressa. Gazz. med. lomb. (Milano) **71**, 33—37 (1912).

Cazamian: Hématomyélie par décompression brusque chez un scaphandrier; paraplégie spasmodique. Arch. Méd. nav. **98**, 212—224 (1912).

— Plongées en scaphandre. Hygiène du scaphandrier. Prophylaxe et traitement des accidents. Arch. Méd. nav. **117**, 105—129 (1927). Ref. Zbl. Hyg. **16**, 458.

Christ, A.: Über Caissonkrankheit mit besonderer Berücksichtigung einer typischen Er-krankung des Hüftgelenks. Dtsch. Z. Chir. **243**, 132—146 (1934). Ref. Mschr. Unfall-heilk. **42**, 151.

Chudobec, J.: Beobachtungen über Erkrankungen der Caissonarbeiter. Vestn. Sovet. Otol. **25**, 101—107 (1932). Ref. Zbl. Ohrenheilk. **19**, 836.

Cipollone, L. T.: Supra alcune alterazioni che possono determinarsi nell'organo dell'udito per azione dell'aria compressa. Atti Clin. oto- ecc. iatr. Univ. Roma **8**, 547—574 (1910).

Cloetta, M.: Über die Zirkulation in der Lunge und deren Beeinflussung durch Über- und Unterdruck. Arch. f. exper. Path. **66**, 409—464 (1911). Ref. Zbl. Physiol. **25**, 64.

Coureaud: Accident grave produit par l'air comprimé; éclatement de la main avec lésions osseuses et fracture ouverte de l'avantbras; traitement conservateur; guérison avec résultat fonctionnel satisfaisant. Bull. Soc. nat. Chir. Paris **55**, 1374—1377 (1929).

Damant, G. C. C.: Physiological effects of work in compressed air. Nature (London) **126**, 606—608 (18. Okt. 1930). Ref. Ber. Physiol. **59**, 100.

Dautrebande, L. and J. S. Haldane: The effects of respiration of oxygen on breathing and circulation. J. of Physiol. **55**, 296—299 (1921/22).

Demuth, F. u. S. Moschkowski: Beobachtungen über die Wirkung erhöhten Druckes auf gesunde Menschen. Z. exper. Med. **58**, 511—514 (1927).

DIENSTANWEISUNG für Taucher. 59 S., 8°. Reichs-Marine-Amt. Berlin: Mittler & Sohn 1910.

DIKOVSKIJ, A. M.: Wirkung hohen atmosphärischen Druckes auf das Kreislaufsystem (russ.). Klin. Med. 13, 831—836 (1935).

DOMINGUEZ, A. G.: Caissonkrankheit oder Taucherlähmung (span.). Rev. Méd. y Cir. Habana 17, 359—368 (1912).

DORELLO, F.: La deazotazione nel palombaro. Ann. Med. nav. e colon. 40, 650—662 (1934).

— La decompressione «mista» nel palombaro. Ann. Med. nav. e colon. 42, 203—209 (1936).

DRAEGER: Über Preßluftkrankheiten in Taucherglocken und Senkkästen. Arb.schutz 1928, Nr 5, 86—89.

EBBECKE, U.: Über Kompression und Narkose. Pflügers Arch. 238, 441—451 (1936).

ELIZALDE, P. J.: Accidentes producidos por aire comprimido (maladies des caissons). Rev. Asoc. méd. argent. 23, 1018—1034 (1915).

ERDMANN, S.: The acute effects of caisson-disease or aeropathy. Amer. J. med. Sci. 145, 520—526 (1913). Ref. Zbl. Gewerbehyg. 1, 547.

FEIL, A.: L'influence du milieu souterrain sur le coeur et l'appareil circulatoire du mineur. Bull. Acad. Méd. Paris, III. s. 114, 863—866 (1935). Ref. Kongreßzbl. inn. Med. 85, 553 (1936).

FONTAINE, M.: Influence des fortes pressions sur le volume globulaire. C. r. Soc. Biol. Paris 97, 1656, 1657 (4. Jan. 1928).

FRANK, H.: „Caissonkrankheit" der Hüftgelenke. Münch. med. Wschr. 1935 I, 457.

FRENCH, G. R. W.: Observations on deep diving. U. S. nav. med. Bull. Washington 9, 227—253 (1915).

FROGÉ et Y. LESTIENNE: Les accidents labyrinthiques chez les ouvriers des chantiers de travaux à l'air comprimé. Fol. oto-laryng. orient. 1, 122—140 (1933). Ref. Mschr. Unfallheilk. 42, 371.

GAERTNER, G.: Atmungsversuche bei sehr hohem Druck. Arch. ges. Physiol. 180, 90—95 (1920).

GARBARINI, G.: Azione dell'alta tensione di ossigeno sull'organismo animale. Fisiol. e Med. 5, 41—57 (1934).

GENET, L.: Atrophie optique partielle et maladies des caissons. Bull. Soc. Ophthalm. Paris 1933, 318—321. — Lyon méd. 151, 575—577 (1933).

GLIBERT, D.: Contribution à la prophylaxie du «mal des caissons». Bull. Acad. Méd. Belg., IV. s. 26, 640—662 (1912).

GUŠČI, A. A.: Verschiedene Ausschleusungsmethoden zur Verhütung der Caissonkrankheit (russ.). Vestn. Železnodor. Med., Saratov. 2, Nr 10, 68—82 (1913).

— Einfluß des steigenden Barometerdrucks auf die Blutzusammensetzung bei Kaninchen (russ.) 105 S., 8°. St. Petersburg: M. Kvar 1913. Ref. J. de Physiol. (Paris) 1914/15, 103.

HALLIDAY, C. H.: Deep sea diving and its relation to caisson disease, being an abstract of the available literature. Amer. J. trop. Dis. a. prevent. Med. 3, 502—512 (1915).

HAWKINS, J. A. and C. W. SHILLING: Surface decompression of divers. U. S. nav. med. Bull. 34, 311—314 (1936).

— — and R. A. HANSEN: Velocity of blood flow as influenced by exercise and increased air pressure. Proc. Soc. exper. Biol. a. Med. 32, 457—461 (1934). Ref. Ber. Physiol. 86, 280.

— — — Suggested change in calculating decompression tables for diving. U. S. nav. med. Bull. 33, 327—338 (1935).

HELLER, R.: Die Caissonkrankheit; eine Monographie. 80 S., 8°. Zürich: Leemann & Co. 1912.

HENDERSON, Y. and H. W. HAGGARD: Diseases due to variations in atmospheric pressure: caisson disease and mountain sickness. Nelson loose-Leaf Med., London a. New York 2, 672—676 (1920).

HILL, L.: Compressed air illness. Brit. meu. J. 1910 II, 785.

— and A. E. PHILLIPS: Deep-sea diving. J. roy. Nav. med. Serv. (London) 18, 157—173 (1932).

— J. F. TWORT and H. B. WALKER: Compressed air illness. II. The desaturation of the arterial blood as measured by the nitrogen dissolved in urine. J. of Physiol. 41, VI (1910).

HILL, L. E.: Caisson sickness and the physiology of work in compressed air. 266 p., 8°. London: E. Arnold 1912.

HOSOKAWA, S.: Die Beiträge zur pathologischen Physiologie in der druckveränderten Atmosphäre (jap., deutsche Zusammenfassung). Bull. nav. med. Assoc. Japan **25**, Nr 2, 1 (1936). Ref. Dtsch. Mil.arzt **1936**, 303.

IWASAKI, K.: Experimentelle Untersuchungen über den Einfluß des höheren Luftdruckes auf das Kaninchenauge. I. Mitt. Über Pupillenweite des Kaninchenauges unter höherem Luftdruck (jap.). Acta Soc. ophthalm. jap. **40**, 167—178 (1936). Ref. Ber. Physiol. **97**, 467.

— — II. Mitt. Über die Reizschwelle der Pupillenreaktion durch Reizung des Halssympathicus (jap.). Acta Soc. ophthalm. jap. **40**, 308—317 (1936). Ref. Zbl. Ophthalm. **37**, 563.

— III. Mitt. Über die Pupillenreaktion des Kaninchenauges unter höherem Luftdruck (jap.). Acta Soc. ophthalm. jap. **40**, 456—469 (1936). Ref. Ber. Physiol. **99**, 302.

— V. Mitt. Über die Pupillenreaktion des Kaninchenauges lange Zeit unter höherem Luftdruck (jap., deutsche Zusammenfassung). Acta Soc. ophthalm. jap. **40**, 2116—2119 (1936). Ref. Ber. Physiol. **101**, 317.

IZUMIYAMA, K.: Über den Einfluß der Luftdruckveränderungen auf die Zusammensetzung des Blutes. II. Über- und Unterdruckatmung bei Tieren. T_hoku J. exper. Med. **11**, 374—406 (1928). Ref. Ber. Physiol. **49**, 357.

JAPP, H.: Caisson disease and its prevention. Trans. 15. internat. Congr. Hyg. a. Demog. (Washington 1912) **3**, 639—654 (1913).

JAVAL, A.: Recherches sur la tension artérielle dans l'air comprimé. C. r. Soc. Biol. Paris **75**, 413—415 (1913).

JOHANNSEN, E. W.: Gefahren des Tauchens (dän.). Ugeskr. Laeg. **93**, 915—918 (1931).

KAGIYAMA, S.: Influence of environment on gas metabolism; gas metabolism in high-pressure chamber. J. Kumamoto med. Soc. **9**, 404 (1933). — Jap. J. med. Sci., Trans. III. Biophysics **3**, 109 (1934).

— Physiology of high atmospheric pressure, general body symptoms, pulse rate, frequency of respiration, temperature and humidity in high pressure chamber. J. Kumamoto med. Soc. **9**, 696 (1933).

— Changes in number of erythrocytes, hemoglobin content, serum protein and viscosity under high atmospheric pressure. J. Kumamoto med. Soc. **10**, 269 (1934).

— Blood pressure, chlorine content, carbon dioxide and oxygen content of blood under high atmospheric pressure. J. Kumamoto med. Soc. **10**, 527 (1934).

— Influence of diving work on body. III. On urine. J. Kumamoto med. Soc. **10**, 546 (1934).

— Studies on prevention of caisson disease. On time and safe time allowable for stay on the bottom. J. Kumamoto med. Soc. **10**, 562—564 (1934).

KATO, K.: Changes in minute volume and stroke volume of heart following respiration of compressed air. Tohoku J. exper. Med. **16**, 189—196 (1930, Aug.).

KEAYS, F. L.: Compressed-air illness. Amer. Lab.-Legisl. Rev. (New York) **2**, 192—205, 1 pl. (1912).

KISSELEVA, T. u. M. KISSELEV: Caissonkrankheiten und Sanitätszustand beim Bau einer Brücke über den Fluß Kasanka (russ.). Gig. Truda **1927**, Nr 2, 14—24. Ref. Zbl. Hyg. **15**, 612.

KOELSCH, F.: Fortschritte in der Lehre von den Gewerbekrankheiten. II. Pathologisch-klinischer Teil. Dtsch. med. Wschr. **1914 I**, 185.

— Arbeiten in Preßluft. Zbl. Gewerbehyg. **3**, 61—81 (1915).

KORTE, J.: Über die Beteiligung des Ohres bei der Caissonkrankheit. Z. Laryng. usw. **24**, 349—358 (1933). Ref. Zbl. Ohrenheilk. **22**, 695.

KRAVČINSKI, B. D. u. S. P. ŠISTOVSKI: Der Einfluß einer Sauerstoffatmung auf die Entfernung des Stickstoffs aus den Geweben bei erhöhtem Atmosphärendruck. I. Mitt. (russ.) Fiziol. Ž. **21**, 381—395 (1936). — II. Mitt. (russ.) Fiziol. Ž. **21**, 397—412 (1936). Ref. Ber. Physiol. **98**, 609.

LANGLOIS, J. P.: La prophylaxie des accidents dans l'air comprimé. Rev. gén. Sci. pures et appl. (Paris) **22**, 54—60 (1911).

LEREBOULLET: Gli inconvenienti dell'aria compressa. Gazz. Osp. **35**, 141—146 (1914).

LESTIENNE, J.: Labyrinthine disturbances in men working in caissons. Ann. d'Otolaryng. **1933**, 200—217. Ref. Zbl. Ohrenheilk. **21**, 60.

LEVY, E.: Workers in compressed air; precautions adopted by the N. Y. Public Service Commission for protecting their health. Sci. Amer. (New York) **84**, Suppl., 73 (1917).

LEYMANN: Der Entwurf für die Verordnung des Schweizer Bundesrats über die Verhütung von Unfällen bei Caissonarbeiten und die Verordnung des R.A.Min. zum Schutze der Preßluftarbeiter vom 28. VI. 1930. Zbl. Gewerbehyg. **19**, 250—259 (1932). Ref. Zbl. Hyg. **29**, 206.

LICHTENSTEIN, B. W. and H. ZEITLIN: Caisson disease. A histologic study of late lesions. Arch. of Path. **22**, 86—98 (1936). Ref. Ber. Physiol. **97**, 114.

MACLEOD, J. J. R.: The physiological hygiene of work in compressed air. Trans. 15. internat. Congr. Hyg. a. Demog. (Washington 1912) **2**, 675—681 (1913).

McWHORTER, J. E.: The etiological factors of compressed air illness; the gaseous contents of subaqueous tunnels, the occurrence of the disease in workers. Amer. J. med. Sci. **139**, 373—383 (1910).

MAGNOTTI, T.: Alterazioni del naso, laringe ed orecchio in animali sottoposti a compressione e decompressione di aria. (Aviatori e lavoratori dei cassoni. Ricerche sperimentali.) Oto-rino-laring. (ital.) **6**, 235—251 (1936). Ref. Ber. Physiol. **95**, 646.

MARTINI, R.: Della malattia dei cassoni. Med. e Lavoro **24**, 201—215 (1933).

MARTINI, V.: La temperatura del corpo sotto l'azione dell'ossigeno ad alta tensione. Arch. internat. Pharmacodynamie **48**, 282—286 (1934).

MAZEL, P., P. ROBIN et R. PÉCHOUX: L'expertise médico-légale dans la maladie des caissons. J. Méd. Lyon **14**, 695—704 (1933).

MELLINGHOFF, K.: Hauterscheinungen bei Caissonkrankheit. Z. klin. Med. **127**, 457—459 (1935).

MIDDLETON, E. L.: Asphyxia from unexpected cause (deoxygenation of air in caisson). J. ind. Hyg. **14**, 291—294 (1932).

MORIANI, G.: Di un esito eccezionale di malattia dei cassoni. Riv. Med. leg. (Pisa) **9**, 175—187 (1919).

MOSCHINI, N.: Igiene del palombaro. Ann. Igiene **44**, 554—572, 646—660 (1934). Ref. Zbl. Hyg. **32**, 617.

MOTEGI, K. and K. IKEMOTO: Subjective symptom manifesting during sojourn, in spoiled air of high pressure. Bull. nav. med. Assoc. Japan (Nr 2, Abstr. Sect.) **23**, 1, 2 (1934).

MÜLLER, H : Die Gefahren der gewerblichen Arbeit unter künstlich erhöhtem Luftdruck und die Maßnahmen zur Verhütung dieser Gefahren. Mschr. Unfallheilk. **24**, 250—262, 265—279 (1917); **25**, 4—14 (1918). Ref. Schmidts Jb. **328**, 170.

NELSON, C. F. and P. WOODARD: The relief of experimental arterial anoxemia by compressed air. J. of Path. **28**, 507—513 (1925). Ref. Ber. Physiol. **33**, 390.

NIESZYTKA, L.: Über die Krankheiten der Erd- und Grubenarbeiter. Darin S. 172—178: Die Caissonkrankheit. Vjschr. gerichtl. Med. **43**, Suppl., 142—178 (1912).

NOICA și N. PARVULESCU: Hämatomyelie durch Dekompression (rum.). Spital. **53**, 99—101 (1933).

NOMURA, M.: Caisson disease, experiment for prevention and treatment. Bull. nav. med. Assoc. Japan **18**, 2—4 (1929, Juli).

NORDMANN: Hirnbefunde bei Caissonkrankheiten. Zbl. Path. **41**, Nr 11, 482 (1928). Ref. Zbl. Hyg. **18**, 26.

NORDMANN, M.: Hirnbefunde bei Preßluftkrankheit. Virchows Arch. **268**, 484—491 (1928).

OKA, M. G.: Caisson disease. Two cases presenting aphasia as one of chief symptoms. Indian med. Gaz. **70**, 629 (1935).

OLIVER, TH.: Compressed air illness in colossal bridge building. Arch. Gewerbepath. **5**, 313—318 (1934). Ref. Zbl. Hyg. **33**, 494.

O'SULLIVAN, F.: Changes in blood pressure on descent into mines. Lancet **1936 II**, 247—249.

OUDARD: Accidents de décompression, relation d'autopsie. Arch. Méd. nav. **96**, 63—72 (1911).

OZORIO DE ALMEIDA, A.: Recherches sur l'action toxique des hautes pressions d'oxygène. C. r. Soc. Biol. Paris **116**, 1225—1227 (1934). Ref. Ber. Physiol. **83**, 442.

PÉREZ-VENTO, R.: Caissonkrankheit oder Taucherparalyse (span.). Rev. Med. y Cir. Habana **17**, 417—419 (1912).

PFANNER, W.: Über den intrapulmonalen Überdruck und die Überdruckluftembolie. Münch. med. Wschr. **1936 II**, 1266—1269. Ref. Ber. Physiol. **97**, 606 (1937).

PFLIMLIN, R.: Beteiligung des Auges bei der Caissonkrankheit, insbesondere Kataraktbildung. Klin. Mbl. Augenheilk. **92**, 54—58 (1934). Ref. Mschr. Unfallheilk. **42**, 309.

PHILLIPS, A. E.: Recent research work in deep sea diving. Proc. roy Soc. Med. **25**, 693—703 (1932). — J. Army med. Corps **59**, 34—45 (1932).

Pí y Lleonart, J.: Taucherlähmung; die Arbeit unter hohem atmosphärischem Druck (span.). Bol. mens. Colon. Méd. Gerona 1910, 1—60.

Piery, A., P. Ponthus et P. Meyer: De l'influence de la dépression atmosphérique en caisson sur l'apparition du choc anaphylactique. C. r. Soc. Biol. Paris 121, 691—693 (1936).

Plate, E.: Über einen Fall von Arthritis deformans des Hüftgelenks, entstanden durch Preßlufteinwirkung. Arch. f. Orthop. 26, 201—217 (1928).

Plesch, J.: Zur Prophylaxe und Therapie der Preßlufterkrankungen. Berl. klin. Wschr. 1910 I, 709—712. — Verh. dtsch. Kongr. inn. Med. Wiesbaden 27, 254—263 (1910).

Podskrebajev, V.: Die Caissonarbeit vom sanitären Standpunkt (russ.). Sibir. Vrač. Gaz., Irkutsk 6, 158, 170 (1913).

Polak, J. B. and R. A. Hansen: Caisson disease and its relation to tissue saturation with nitrogen. U. S. nav. med. Bull. 33, 434—444 (1935).

Polettini, B.: Azione dell'aria compressa sugli animali; influenza sulla sensibilizzazione anafilattica e sullo schock istaminico. Boll. Soc. Biol. sper. 8, 173—176 (1933).

Prikladowitzky, S. I.: Über die Natur der Krampfanfälle bei hohem Sauerstoffdruck. Z. exper. Med. 99, 9—16 (1936).

Quincke, H.: Experimentelles über Luftdruckerkrankungen. Arch. f. exper. Path 62, 464—493 (1910). Ref. Zbl. Physiol. 24, 751. — Verh. dtsch. Kongr. inn. Med. Wiesbaden 27, 250—253 (1910).

Roucayrol: Les accidents de l'air comprimé. Paris méd. 1911/12, 289—291.

Ruyssen, Jr.: Les travailleurs des caissons à air comprimé. Ann. Méd. lég. etc. 14, 864—868 (1934).

Sakai, S.: Caissonkrankheit, Prophylaxe und Therapie. Mitt. med. Ges. Tokyo 48, 73 (1934).

Sasosov, R.: Über den Einfluß verschiedener Formen von Schwankungen des Luftdrucks auf das Ohr von Tieren (russ.). Ž. ušn. Bol. 4, 726—732 (1927). Ref. Ber. Physiol. 44, 397.

Sayers, R. R. and W. P. Yant: The value of helium-oxygen atmosphere in diving and caisson operation. Current Researches. Anesth. a. Analg. Elmira (New York) 5, 127—138 (1926).

Schleihauf, W.: Ohrschäden bei der Caissonkrankheit. 19 S., 8⁰ Diss. Freiburg i. Br. 1935. Ref. Mschr. Unfallheilk. 44, 414.

von Schrötter, H.: Le travail dans l'air comprimé. Bibl. Congr. Internaux 1910. Ref. Zbl. Physiol. 26, 383.

Shaw, L. A.: The physiological effects of high pressures. J. ind. Hyg. a. Toxicol. 18, 486—496 (1936). Ref. Ber. Physiol. 97, 606.

Sheidin, J. A. u. M. N. Farfel: Zur Frage des Gaswechsels bei Tauchern (russ.). Gig. besopass. i pat. Truda 8, Nr 12, 15—27 (1930).

Shilling, C. W. and J. A. Hawkins: The hazard of caisson disease in individual submarine escape. U. S. nav. med. Bull. 34, 47—52 (1936). Ref. Ber. Physiol. 93, 549.

— — and R. A. Hansen: Effect of increased pressure on vital capacity, expiratory force and breath-holding ability. Amer. J. Physiol. 110, 616—619 (1935).

— — — The influence of increased barometric pressure on the pulse rate and arterial blood pressure. U. S. nav. med. Bull. 34, 39—47 (1936). Ref. Ber. Physiol. 93, 580.

— R. M. Thomson u. a.: Studies on the effect of high oxygen pressure. II. Effect of high oxygen pressure on the sugar, phosphorus, non-protein nitrogen, chloride, creatinin, calcium and potassium content of the blood. Amer. J. Physiol. 107, 29—36 (1934). Ref. Ber. Physiol. 78, 619.

Silberstern, P.: Gesetzlicher Arbeitsschutz bei Caissonarbeiten in Frankreich. Amtsarzt 2, 21—23 (1910).

— Die Gefahren der Caissonarbeit. Trans. 15. internat. Congr. Hyg. a. Demog. (Washington 1912) 3, 610—619 (1913). Ref. Schmidts Jb. 319, 217.

— Hygiene der Arbeit in komprimierter Luft. Weyls Handbuch der Hygiene, S. 223—266. 1913.

— Die durch Druckluft veranlaßten Hautaffektionen. Aus „Die Schädigungen der Haut durch Beruf und gewerbliche Arbeit", herausgeg. von K. Ullmann u. a. 336 S., 4⁰. Leipzig: Voß 1922. Darin S. 257—263.

Singh, J.: Intravenous injection of oxygen with animal under ordinary and increased atmospheric pressure. J. of Physiol. 84, 315—322 (1935).

SINGSTAD, O.: Industrial operations in compressed air. J. ind. Hyg. a. Toxicol. 18, 497—523 (1936). Ref. Zbl. Gewerbehyg. 24, 136. Ref. Zbl. Hyg. 39, 496.

SMITH, F. J. C., GRANVILLE A. BENNETT u. a.: Morphological changes in the lungs of rats living under compressed air conditions. J. of exper. Med. 56, 79—89 (1932). Ref. Ber. Physiol. 71, 572.

— J. W. HEIM u. a.: Bodily changes and development of pulmonary resistance in rats living under compressed air conditions. J. of exper. Med. 56, 63—78 (1932). Ref. Ber. Physiol. 71, 572.

SOLOVCOVA, A. S.: Zur Frage über den Einfluß der Caissonarbeiten auf das Blut (russ.). Russk. Vrač. 13, 483, 511, 616, 794 (1914).

SPAAR, R.: Ein Beitrag zur Lehre von der Caissonmyelitis. 8⁰. Diss. (Kiel) Alsfeld 1910. Ref. Mschr. Unfallheilk. 20, 231 (1912).

STELZNER, H.: Pressure chamber for removing divers diseases. Pat. spec., 11. Febr. 1919, Nr 1294188.

STETTNER, E.: Über Caissonkrankheit mit pathologisch-anatomischer Beschreibung eines Falles. Würzburg. Abh. 11, 285—326 (1910/11). — Desgl. 8⁰. (Erlangen) Würzburg 1911.

STEWART, R. W. G.: Caisson-disease. Trans. internat. Congr. Med. London 1913. Sect. XX, nav. a. mil. Med., p. 147—154.

STIGLER: Die physiologische Bedeutung von Differenzen zwischen extra- und intrathorakalem Druck. (Vortragsbericht.) Zbl. Physiol. 25, 1095 (1911).

STOLL, A. A.: Caisson disease. Maine med. J. 25, 24 (1934).

TAMMANN, H. u. O. BRUHNS: Spirometrische Untersuchungen an Bergarbeitern. Ein Beitrag zur Genese des Emphysems. Z. exper. Med. 33, 350—367 (1923).

TERUOKA, G.: Die Ama und ihre Arbeit. Arb.physiol. 5, 239—251 (1932).

THOMSON, R. M., C. P. YAGLOU and A. B. VAN WOERT: Pressure chamber installation for studying physiologic effects of pressures varying from 6 to 600 pounds per square inch absolute. J. ind. Hyg. 14, 57—68 (1932, Febr.). Ref. Zbl. Hyg. 28, 162.

THOMSON, W. A. R.: Physiology of deep-sea diving. Brit. med. J. 2, 208—210 (1935).

THOST: Die Caissonerkrankungen beim Bau des Hamburger Elbtunnels. Arch. Ohr- usw. Heilk. 108, 71—106 (1921). Ref. Ber. Physiol. 11, 397.

TRONCHETTI, F. e PARENTI: La malattia dei cassoni ed altri effetti dell'aria compressa sull'uomo e sugli animali. Fisiol. e Med. 5, 609—621 (1934).

TWORT, J. F., H. B. WALKER and L. HILL: Compressed air illness. II. The desaturation of the arterial blood measured by the nitrogen dissolved in the urine. J. of Physiol. 41, VI (1910).

ULANOVSKAJA, O. L.: Ergebnisse einer Blutuntersuchung bei Caissonkranken (russ., deutsche Zusammenfassung). Gig. Truda itd. 13, Nr 6, 52—55 (1935). Ref. Zbl. Gewerbehyg. 23, 96.

VAIL, H. H.: Traumatic conditions of the ear in workers in an atmosphere of compressed air. Arch. of Otolaryng. 10, 113—126 (1929). Ref. Zbl. Ohrenheilk. 14, 702.

VERORDNUNGEN zum Schutze der Preßluftarbeiter vom 28. Juni 1920. Reichsgesetzbl. 1920, Nr 146, 1357.

VESELITZKI, J. A.: Krankheiten des Zentralnervensystems durch atmosphärischen Druck beim Normalen; Caissonkrankheit (russ.). Nevr. Vestn., Kasan 19, 244—277 (1912).

WOHLHUETER, G.: Le coeur des mineurs. Méd. Trav. 8, 209—215 (1936). Ref. Bioklim. Beibl. 1937, 88, 89.

ZEITLIN, R. M.: Caisson-Krankheit (russ., deutsche Zusammenfassung). Gig. Truda itd. 13, Nr 6, 47—52 (1935). Ref. Zbl. Gewerbehyg. 23, 96.

B. Wind- und Kältewirkung, Kälteschutz.

AGGAZOTTI, A. e G. GALEOTTI: Influenza del vento sulla funzione respiratoria e sul polso. Giorn. Med. mil. 67, 107—132 (1919).

ARMSTRONG, H. G.: Loss of tactical efficiency of flying personnel in open cockpit aircraft due to cold temperatures. Mil. Surgeon 79, 133—140 (1936). Ref. Dtsch. Mil.arzt 2, 308.

BACHMANN, W.: I. Über das Wärmehaltungsvermögen von Bekleidungsstoffen. Arch. f. Hyg. 103, 336—348 (1930). Ref. Ber. Physiol. 60, 316.

BACHMANN, W.: Über die Luftdurchgängigkeit von Kleiderstoffen bei verschiedener Stoff-
dicke und bei verschiedener Strömungsgeschwindigkeit der Luft. III. Arch. f. Hyg.
105, 181—201 (1931). Ref. Ber. Physiol. 62, 203.

BECK, M. u. H. VON SCHRÖTTER: Über ein neues Kälteschutzmittel. Wien. klin. Wschr.
1915 II, 1179—1182.

BENEDICT, F. G. and H. ST. PARMENTER: Human skin temperature as affected by muscular
activity, exposure to cold and wind movement. Amer. J. Physiol. 87, 633—653 (1929).
Ref. Ber. Physiol. 50, 210.

CHAILLEY-BERT et PERRIN DE BRICHAMBAUT: L'habillement du pilote. 1. Congr. internat.
Sécurité aér. Paris 1930. Rapports Tome 2, p. 9, 10, Comm. IX.

COLOMBA, G. L.: Alterazione bilaterale «a frigore» della cornea in aviatore. Pathologica
(Genova) 11, 279—283 (1919).

CROUZON, O. et J. SOUBIES: Influence de la pression, de la température et de l'état hygrométrique de l'air sur l'hyperglobulie périphérique pendant les ascensions en ballon. C. r.
Soc. Biol. Paris 63, 313 (1907).

v. DIRINGSHOFEN, H.: Wasser und Wärmehaushalt in großen Höhen. Z. Hyg. 112, H. 2,
222—241 (1931). Ref. Ber. Physiol. 63, 123.

— Über den Einfluß niederer Temperaturen auf die Wahrnehmung der Gliederstellungen
und Kraftentfaltung. Z. Biol. 92, 523—534 (1932).

— Das Kälteschutzvermögen verschiedener Bekleidungszusammenstellung unter besonderer
Berücksichtigung der Erfordernisse für den Flieger, gemessen mit dem Davoser Frigori-
meter. Z. Hyg. 114, 179—194 (1932).

DORNO, C.: Über den an den Luftfahrer gestellten Wärme- und Wasseranspruch. Acta
aerophysiol. 1, F. 1, 29—47 (1933).

FERRARI-LELLI, F. e V. ACCORINTI: Azione dell'ipobarometria e del freddo sull'apparecchio respiratorio dei conigli. 5. Congr. internat. Nav. aér. La Haye 1931. Tome 2,
p. 1554—1556. Ref. Ber. Physiol. 64, 505.

GALLENGA, R.: Contributo biomicroscopico e sperimentale alla conoscenza delle lesioni
corneo-congiuntivali in alta montagna. Rass. ital. Ottalm. 3, 806—826 (1934).

GASTOU, P.: Modifications de la force musculaire, de la circulation et de la respiration en
rapport avec l'altitude, l'état hygrométrique et la température. L'Aérophile 1907, 145.

GIAJA, J. et ST. GELINEO: Pression barométrique et résistance au froid. C. r. Acad. Sci.
Paris 202, 1613 (1936). Ref. Ber. Physiol. 97, 577.

VON HERRENSCHWAND: Zwei weitere Fälle von Schädigung der Hornhaut im Hochgebirgs-
krieg durch Kälteeinwirkung. Wien. klin. Wschr. 1918 I, 456.

JAKOWENKO, W. H.: Die Wirkung der Sonnenradiation und der Windgeschwindigkeit auf
den Gaswechsel des Menschen. Z. Hyg. 108, 259—282 (1928). Ref. Ber. Physiol. 45, 211.

KABRHEL, G.: Erniedrigung der Lufttemperatur und Bergkrankheit (tschech.). Čas. p.
veřej. zdravot. (Prag) 4, 2—9 (1902).

KALMYKOV, P.: Fliegerbekleidung (russ.). Vojenno-san. Djelo 1935, Nr 5, 24—30.

KORNEV, A. A. i N. A. TROFIMUK: Über die elektrisch erwärmte Bekleidung des Flug-
personals bei niedriger Temperatur (russ.). Vojenno-san. Djelo 1936, Nr 2/3, 86—93.
Ref. Dtsch. Mil.arzt 1, 350.

LANGE, B.: Über den Einfluß bewegter Luft auf das thermische Verhalten des Menschen.
Z. Hyg. 91, 473—497 (1921). Ref. Ber. Physiol. 6, 562.

LETOWT, W.: Fliegerschutz gegen strenge Kälte (poln.). Lek. Wojsk. 25, 270—272 (1935).

MAKSIMENKO, S.: Vergleichende Bewertung der Flug-Kleidung (russ.). Vojenno-san. Djelo
1936, Nr 2/3, 81—86. Ref. Mil.arzt 1, 350.

MARCH, J. B.: Diary of a cold weather test flight. J. aviat. Med. 6, 20—26 (1935).

MARTINS, CH.: Du froid thermométrique et de ses relations avec le froid physiologique dans
les plaines et sur les montagnes. Mém. Acad. Sci. Montpellier 4 (1859) (Zit. nach P. BERT).

MATTHEWS, B. H. C.: Loss of heat at high altitudes. J. of Physiol. 77, 28, 29 P. (1933).
Ref. Ber. Physiol. 72, 675.

MAUREL, M.: Influence des vents et des déplacements rapides sur les dépenses de l'organisme.
C. r. Soc. Biol. Paris 66, No 4, 178, 221, 317, 350. Ref. Zbl. Physiol. 23, 568, 569 (1909).

v. MICHEL, J.: Über den Einfluß der Kälte auf die brechenden Medien des Auges. Beitr.
Physiol., Festschr. A. FICK, S. 73—81. Braunschweig: Vieweg & Sohn 1899.

MORHARDT, P.-E.: Le climat d'altitude et les effets physiologiques de la perte de calorique.
Revue de la Tbc. 3, No 3, 251—266 (1922). Ref. Ber. Physiol. 15, 401.

PRAVAZ, HENRI: La protection du pilote contre le froid. 1. Congr. internat. Sécurité aér. Paris 1930. Rapports Tome 2, p. 15, Comm. IX.

RUBNER, M.: Über die Anpassungsfähigkeit des Menschen an hohe und niedrige Lufttemperaturen. Arch. f. Hyg. 38, 120—147 (1900).

SENNER, W.: Über Atmung in bewegter Luft. Pflügers Arch. 190, 97—105 (1921). Ref. Ber. Physiol. 10, 245.

SIEGENTHALER, J.: Ein Beitrag zur Frage der abkühlenden Wirkung des Windes bei Bekleidung. Bioklim. Beibl. 1934, 25.

— Zur Frage des abkühlenden Windes auf mehrfach bekleidete Körper. Meteor. Z., Bioklim. Beibl. 3, 53 (1936). Ref. Zbl. Hyg. 38, 387.

STRAUSS, W. u. S. SCHWARZ: Die Wirkung abgestufter Windgeschwindigkeit auf die Hauttemperatur des ruhenden Menschen bei verschiedenen Temperatur- und Feuchtigkeitsgraden der Luft. Z. Hyg. 114, 42—64 (1932).

WEINZIRL, J.: Cold as a causal factor in the blood changes due to high altitude. Amer. J. med. Sci., N. s. 126, 299—305 (1903). Ref. Schmidts Jb. 286, 11.

WOLPERT, H.: Über den Einfluß des Windes auf die Atmungsgröße des Menschen. Arch. f. Hyg. 43, 21—48 (1902). Ref. Zbl. Physiol. 16, 269.

C. Strahlenwirkung und Strahlenschutz.

ANDRESEN, E.: Anforderungen an Schutzbrillen für Flieger (russ.). Vojenno-san. Djelo 1935, Nr 12, 29—32.

BELUSOV, G. i N. VIŠNEVSKIJ: Schutzgläser (russ.). Vojenno-san. Djelo 1932, Nr 12, 38—44.

BERNHARD, O.: Einige lichtbiologische und lichtpathologische Beobachtungen und Erfahrungen im Hochgebirge. Strahlenther. 35, 312—323 (1930).

BERTOCCHI, A.: Del potere di penetrazione globale dei raggi solari d'alta montagna attraverso i tessuti dell'uomo. Arch. di Fisiol. 27, 215—228 (1929).

BIRCH-HIRSCHFELD: Die Schädigung des Auges durch Strahlen. Med. Welt 1929 I, 809—812.

BIRCH-HIRSCHFELD, A.: Die Wirkung der ultravioletten Strahlung auf das Auge. Graefes Arch. 58, H. 3, 469—502 (1904). Ref. Zbl. Physiol. 18, 542.

CLAMANN, H.-G.: Über die Möglichkeit von Augenschädigungen durch Sonnenstrahlung beim Höhenflug. Dtsch. Mil.arzt 1, H. 4, 160, 161 (1936).

DAVIDSON, H. P.: Hardened ophthalmic lenses. Arch. of Ophthalm. 14, 484—489 (1935). Ref. Dtsch. Mil.arzt 1, 39.

v. DESCHWANDEN, J.: Wirkung der Höhe und der Bestrahlung mit natürlicher Höhensonne auf den Kohlehydratgehalt der Leber und der Muskeln. Strahlenther. 46, 713—723 (1933).

EDER, J. M. u. L. FREUND: Untersuchungen von Lichtschutzsalbe gegen Ultraviolett und damit zusammenhängende prinzipielle Fragen. Strahlenther. 55, 560—597 (1936). Ref. Ber. Physiol. 95, 141.

FISCHER, F. D., D. VERMEULEN u. J. G. EYMANS: Über die zur Schädigung des Auges nötige Minimalquantität von ultraviolettem und infrarotem Licht. Arch. Augenheilk. 109, H. 4, 462—467 (1935).

FOMBEURE, G.: La protection des yeux. 1. Congr. internat. Sécurité aér. Paris 1930. Rapport Tome 2, p. 19—26, Comm. IX.

FRIESEN, H.: Die kosmischen Strahlen und der Mutationsprozeß. C. r. (Dokl.) Acad. Sci. U.R.S.S., N. s. 1, 183 (1936).

GATTA, F.: L'impiego della luce come mezzo di offesa. Riv. Artigl. e Gen. 74, 105—120 (1935).

GAYDA, T.: Influence de la lumière sur l'hyperglobulie de la haute montagne. Arch. ital. de Biol. (Turin) 54, 197—213 (1911). Ref. Hermann-Weiß' Jb. 1911, 296. — Atti Lab. sci. A. Mosso (Torino) 3, 98—114 (1912).

HARTINGER, H.: Die Wirkung der ultravioletten und ultraroten Strahlen auf das Auge und die einschlägigen Schutzgläser. Dtsch. opt. Wschr. 14, Nr 34, 453—457 (1928). — Ref. Zbl. Hyg. 19, 242.

HOFFMANN, W.: Über die Lichtwirkung verschiedener Wellenlängen auf das Auge. I. Mitt. Ultrarot. Strahlenther. 34, 190—196 (1929).

— Über die Wirkung des sichtbaren Lichts, der ultraroten und ultravioletten Strahlen auf das Auge. Strahlenther. 39, 93—102 (1931). Ref. Zbl. Ophthalm. 24, 353.

HOLLOWAY, T. B.: Aviator's dazzling. Trans. College physic. Philadelphia, III. s. **38**, 380 (1916). — Ophthalm. Rec. (Chicago) **26**, 208 (1917).

HOLMQUIST, A. G.: Die Einwirkung des Höhenklimas und der Bergkrankheit auf den Gehalt des Blutes an Adrenalin, Calcium und Zucker und der Einfluß der Sonnenstrahlung hierbei. Acta aerophysiol. **1**, F. 3, 21—37 (1934).

KESTNER, O.: Mensch, Strahlung und Klima. Strahlenther. **28**, 52—55 (1928).

— u. H. SCHADOW: Strahlung, Atmung und Gaswechsel. Pflügers Arch. **217**, 492—503 (1927). Ref. Ber. Physiol. **43**, 264.

KRANZ, W. H.: Biologische und schädigende Wirkung der verschiedenen Strahlenarten des Lichtes. Med. Welt. **3**, 1247—1250 (1929).

KULAKOV, A.: Einfluß der atmosphärischen Bedingungen auf die Fliegerarbeit (russ.). Vestn. vosdušn. flota **1935**, Nr 11, 20.

LÖWENSTEIN, A.: Über Fliegerbrillen. Klin. Mbl. Augenheilk. **61**, 567, 568 (1918); **62**, 492 (1919).

LOEWY, A. u. L. PINCUSSEN: Über Veränderungen des Ionengehalts der Organe unter Bestrahlung und im Höhenklima. Biochem. Z. **212**, 22—34 (1929).

LUCKIESH, M.: Infra-red radiant energy and the eye. Amer. J. physiol. Opt. **2**, 3—22 (1921).

MIESCHER, G.: Das Problem des Lichtschutzes und der Lichtgewöhnung. Strahlenther. **35**, 403—443 (1930).

— u. P. WIESLI: Gibt es eine Gewöhnung des Auges an ultraviolettes Licht? Beitrag zur Ultraviolettreaktion des Auges. Arch. f. Ophthalm. **128**, 472—496 (1932).

v. PHILIPSBORN, E.: Die Wirkung der ultravioletten Strahlen auf den Menschen an Tagen mit verschiedenen Luftkörpern. Verh. dtsch. Ges. inn. Med. **1935**, 524—527. Ref. Ber. Physiol. **90**, 214 (1936).

POL, W.: Le plus nouveau type polonais de lunettes d'aviation. (poln., französische Zusammenfassung). Polski Przegl. Med. Lotn. **4**, Nr 2, 66—70 (1935).

PONZIO, M.: Über die antagonistische Wirkung der ultravioletten und ultraroten Strahlung. Strahlenther. **39**, 490—492 (1931).

POPPEN, J. R.: Aviation goggles; their effect on vision. U. S. nav. med. Bull. **26**, 572—578 (1928, Juli).

RIPPON, T. S.: Flying in tropical climates, with particular reference to sun glare. J. State Med. **35**, 355—359 (1927, Juni). Ref. Zbl. Hyg. **15**, 239.

ROESEN, A.: Das Geaphot-Brillenfilter. Arch. Augenheilk. **92**, 193—201 (1923).

ROHRSCHNEIDER, W.: Linsenschädigung durch ultraviolette Strahlen im Tierversuch. Arch. f. Ophthalm. **135**, 282—292 (1936).

SCHANZ, E.: Der Gehalt des Lichts an Ultraviolett. Graefes Arch. **103**, 158—180 (1920).

SCHANZ, F. u. K. STOCKHAUSEN: Wie schützen wir unsere Augen vor der Einwirkung der ultravioletten Strahlen unserer künstlichen Lichtquellen. Graefes Arch. **69**, 49—74 (1909).

SIMPSON, R. K.: Aviation goggles with correction for errors of refraction and accommodation. J. aviat. Med. **4**, 146—152 (1933).

TICHWINSKIJ, B.: Augenschutz beim Hochtourismus (russ.). Sovet. Vestn. Oftalm. **7**, 107—116 (1935). Ref. Ber. Physiol. **90**, 616.

VOGT, A.: Augenschädigungen durch strahlende Energie. Klin. Mbl. Augenheilk. **85**, 321 bis 344 (1930).

WAGNER, H. V.: Über Blendung und Schutz der Fliegeraugen. Arch. Augenheilk. **87**, 93—132 (1921).

WYLDER, M. K., R. S. ROCKWOOD and S. B. LIPPINCOTE: Ultraviolett energy, its effect and intensity at various locations and altitudes. Ann. int. Med. **7**, 605—614 (1933). Ref. Zbl. Radiol. **17**, 4.

ZADE: Über Blendung im Fliegerdienst. Ber. Vers. ophthalm. Ges. **40**, 222—226 (1916). — Klin. Mbl. Augenheilk. **57**, 152 (1916). — Handbuch der ärztlichen Erfahrungen im Weltkriege, Bd. 5, S. 267—270. 1922.

— Demonstration einer Fliegerbrille. Klin. Mbl. Augenheilk. **61**, 347 (1918). — Ber. Vers. ophthalm. Ges. Heidelberg **41**, 233—235 (1918).

ZADE, M.: Über Fliegerbrillen. Klin. Mbl. Augenheilk. **62**, 110 (1919).

IV. Beschleunigungsforschung.

A. Beschleunigung im Flugzeug und auf der Zentrifuge.

ATZLER, E. u. R. HERBST: Die Schwankungen des Fußvolumens und deren Beeinflussung. Z. exper. Med. 38, 137—152 (1923).

BALLA, A.: Fenomeni secondari alla rotazione nelle persone a tipo vagotonico ed a tipo simpaticotonico. Valsalva 2, 537—540 (1926).

BILANCIONI, G. ed A. ROMAGNA-MANOIA: Ricerche sullo stato della coscenza nella vertigine rotatoria. Giorn. Med. mil. 67, 175—180 (1919).

BOURDON, B.: Sensations causées par des rotations passives de tout le corps. J. de Psychol. 30, 590—616 (1933).

BREUER, J. u. A. KREIDL: Über die scheinbare Drehung des Gesichtsfeldes während der Einwirkung einer Zentrifugalkraft. Pflügers Arch. 70, 494—510 (1898).

CANTELE, G. u. K. GRAHE: Über Nachwirkung starker Progressivbeschleunigungen. III. Pathologisch-anatomische Befunde und ihre Beziehungen zu den funktionellen Ergebnissen. Arch. Ohrenheilk. 137, 253—281 (1933).

CLÉMENT, H.: Biological effects of centrifugal action; causes of disturbances of equilibrium. Sci. Amer. (New York) 85, Suppl., 258 (1918).

CORIOLIS, G.: Traité de mecanique des corps solides et du calcul de l'effet des machines. II. Ed. Paris 1844. 669 S., 4°. (Übers. von S. H. SCHNUSE. Braunschweig 1846.)

v. DIRINGSHOFEN, H.: Die Bedeutung von hydrostatischen Druckunterschieden für den Blutkreislauf des Menschen bei Einwirkung hoher Beschleunigungen. Z. Motorluftsch. 1932, Nr 6, 164.

— Über die Wirkung von Beschleunigungen im Fluge auf den Menschen. Vortragsber. Hamburg. wiss. Ges. Luftfahrt. Z. Motorluftsch. 1933, Nr 21, 589—592.

— Blutdruck und Hämostatik des Kreislaufes bei Beschleunigungen. Verh. dtsch. Ges. Kreislaufforsch. 6, 146—153 (1933).

— Über die Wirkung von Coriolisbeschleunigungen auf das Labyrinth beim Trudeln eines Motorflugzeuges. Luftfahrtforsch. 11, Nr 5, 150, 151 (1934).

— Die Wirkung von geradlinigen Beschleunigungen und von Zentrifugalkräften auf den Menschen. I. Mitt. Die Hämostatik bei Beschleunigungseinwirkung. Z. Biol. 95, 1—26 (1934).

— II. Mitt. Experimentelle Untersuchungen über den Einfluß hoher Beschleunigungen auf Blutdruck, Herzschlag und Atmung des Menschen im Motorflug. Z. Biol. 95, 551—566 (1934). Ref. Ber. Physiol. 86, 90.

— Luftfahrtmedizinische Fragen und Aufgaben unter besonderer Berücksichtigung der Beschleunigungswirkungen. Verh. dtsch. Ges. inn. Med. 47, 27—39. (Kongr. Wiesbaden, 25.—28. März 1935).

— Untersuchungen im Motorfluge über den Einfluß der Körperhaltung für das Ertragen hoher Beschleunigungen. Luftfahrtmed. 1, 226—240 (1936).

— Über den Einfluß der Körperhaltung für das Ertragen hoher Beschleunigungen. Verh. dtsch. Ges. inn. Med. 48, 283—288 (20.—23. Apr. 1936).

— Untersuchungen der Erträglichkeitsgrenzen für Zentrifugalkraft im Motorflug. Verh. dtsch. Ges. Kreislaufforsch. 1936, 288—290.

— Über die Wirkung hoher Beschleunigungen und Fliehkräfte auf den Menschen. Luftfahrtmed. Abh. 1, 72—85 (1936).

— u. B. BELONOSCHKIN: Experimentelle Untersuchungen über den Einfluß hoher Beschleunigungen auf den Blutdruck des Menschen. Klin. Wschr. 1932 II, 1465, 1466.

DODGE, R.: Habituation to rotation. J. of exper. Psychol. 6, 1—34 (1923).

— Thresholds of rotation. J. of exper. Psychol. 6, 107—137 (1923).

DYBOWSKI, W.: Der Einfluß der Schnelligkeit und ihrer Veränderungen auf den Organismus des Fliegers (poln.). Lek. Wojsk. 27, 335—341 (1936). Ref. Ber. Physiol. 96, 269 u. Dtsch. Mil.arzt 2, 343.

FIRESTONE, CH.: Air speeds and their traumatic effects on the brain. J. aviat. Med. **6**, 45—48 (1935).

FIUMEL, A.: Der Einfluß verschiedener Flugarten auf das Kreislaufsystem bei den Fliegern (poln.). Lek. Wojsk. **28**, 41—47 (1936). — Rev. Pol. Méd. aéronaut. **5**, 13—19 (1936). Ref. Ber. Physiol. **96**, 85 u. J. aviat. Med. **8**, 60 (1937).

FLAMME, A.: Les limites physiologiques de la vitesse. 1. Congr. internat. Sécurité aér. Paris 1930. Rapport Tome 2, p. 5, Comm. IX.

— Hypothèse sur le rôle du systeme vagosympathique chez l'aviateur. Acta aerophysiol. 1, F. 1, 27 (1933).

FLAMME, A. L.: Influence et limites physiologiques de la vitesse et de ses dérivés (accélérations, chocs, trépidations). Arch. Méd. mil. **95**, 263—302 (1931).

FOÀ, C.: Fisiologia del volo velocissimo. Riv. Aeronaut. **11**, No 3, 553—558 (1935).

GALAMINI, A.: Effetti della stimolazione del labirinto sulle funzioni circolatoria respiratoria e sul consumo di O_2. Fisiol. e Med. **7**, 267—280 (1936). Ref. Ber. Physiol. **97**, 479.

GARSAUX, P.: Results of the experiments on the 12th and 17th of July 1918. From the action of centrifugal force in dogs. Exper. Serv. Teehn. Sect. Mil. aeronaut. Office of Min. of War. Paris 1918.

GEORGIAN, N.: Untersuchungen über den arteriellen Blutdruck bei Fliegern während des Fluges (rum.). Tezǎ (Bucarest) **1926**, No 2641.

GURVIČ, CH. u. V. MIROLJUBOV: Der Einfluß der Beschleunigung im Fluge auf den Menschen (russ.). Vojenno-san. Djelo **1936**, Nr 2/3, 42—47.

HASEGAWA, T.: Die Veränderungen der labyrinthären Reflexe bei zentrifugierten Meerschweinchen. Pflügers Arch. **229**, 205—225 (1931).

HILL, L. and H. BARNARD: The influence of the force of gravity on the circulation. J. of Physiol. **21**, 323—352 (1897). Ref. Schmidts Jb. **264**, 199.

HUBACH, J. C.: Gefahren beim Fliegen in schnellen Flugzeugen vom medizinischen Standpunkt (holl.). Geneesk. Tijdschr. Nederl.-Indië **72**, 98—105 (15. Jan. 1932).

HUNTER, R. J.: The falling reaction in acrobatic aviators. Ann. of Otol. **29**, 433—436 (1920). Ref. Ber. Physiol. **9**, 281. — The Laryngoscope **30**, 312—315 (1920).

JONGBLOED, J. u. A. K. NOYONS: Circulatory responses on accelerations. Verh. internat. Kongr. Physiol. **1932**, 128. Ref. Ber. Physiol. **71**, 719.

— — Der Einfluß der Beschleunigungen auf den Kreislaufapparat (holl.). Nederl. Tijdschr. Geneesk. **1932**, 3641, 3642. Ref. Ber. Physiol. **69**, 723.

— — Weitere Mitteilungen über den Einfluß vón Beschleunigungen auf den Kreislauf (holl.). Nederl. Tijdschr. Geneesk. **1933**, 613, 614. — Acta brevia néerl. Physiol. **2**, 164, 165 (1933). Ref. Ber. Physiol. **73**, 520.

— — Der Einfluß von Beschleunigungen auf den Kreislaufapparat. Arch. ges. Physiol. **233**, 67—97 (1933).

LICHAČEV: Versuche über Beschleunigungswirkungen (russ.). Arb. d. Stratosphärenkomitees bei d. Akad. d. Wiss. U.S.S.R. 1935.

MATEEFF: Zirkulationsstörungen bei niedrigem Barometerdruck und Gravitation. Clin. bulgara **4**. Ref. Dtsch. med. Wschr. **1933 II**, 1749.

MATEEFF, D.: Der orthostatische Kreislaufkollaps — Gravitationsshock (gravity shock) — beim Menschen nach körperlicher Arbeit. Arb. physiol. **8**, 595—606 (1935).

MOSSO, A.: Application de la balance à l'étude de la circulation du sang chez l'homme. Arch. ital. de Biol. (Turin) **5**, H. 1, 130—143 (1884).

MOWRER, O. H.: Analysis of effects of repeated bodily rotation with especial reference to possible impairment of static equilibrium. Ann. of Otol. **43**, 367—386 (1934).

MÜLLER, E. A.: Die Beanspruchung des Kreislaufs bei hohen Beschleunigungen im Flugzeug. Med. Klin. **1936 II**, 1703—1705. Ref. Kongreßzbl. inn. Med. **89**, 257.

PRANTL, L.: Erste Erfahrungen mit dem rotierenden Laboratorium. Naturwiss. **14**, Nr 19, 425—427 (1926).

RAINES, M. A.: Rotary vertigo in the tail spin. Science (New York), N. s. **49**, 266 (1919).

RANKE, O. F.: Die Bedeutung der Lage für die Verträglichkeit von Beschleunigungseinwirkungen. Ber. Physiol. **96**, 671. 14. Tagg dtsch. physiol. Ges. Gießen 1936.

RICHARDSON, H. C.: Flight accelerations and equilibrium. U. S. nav. med. Bull. **24**, 874—880 (1925).

SCHEUBEL, F. N.: Über Beschleunigungsmessungen im Fluge. Abh. aerodynam. Inst. T. H. Aachen, **1931**, H. 10, 37—42.

Schubert, G.: Über die physiologischen Auswirkungen der Corioliskräfte bei Trudelbewegung des Flugzeugs. Vorl. Mitt. Acta oto-laryng. (Stockholm) **16**, 39—47 (1931). Ref. Ber. Physiol. **62**, 807.
— Physiologische Wirkungen hoher Beschleunigungen als Absturzursache beim Flug. Ref. Dtsch. med. Wschr. **1931** II, 1650.
— Die physiologischen Auswirkungen der Coriolisbeschleunigungen bei Flugzeugsteuerung. Z. Hals- usw. Heilk. **30**, 595—604 (1932). Ref. Ber. Physiol. **70**, 153.
— Effets physiologiques des accélérations de Coriolis. I. Congr. internat. Sécurité aér. Paris 1933. Tome 4, p. 151—155.
— Die Belastung des menschlichen Körpers beim Hochleistungsflug unter besonderer Berücksichtigung des Höhenfluges. Verh. dtsch. Ges. inn. Med., 47. Kongr. Wiesbaden, 25.—28. März **1935**, 14—27.
Strohl, E.: La vitesse d'ascension et de descente en avion. 45 S., 8⁰. Paris: Legrand 1932.
Travis, K. C.: Vestibular sensitivity to intermittent passive rotation of body. Psychologic. Monogr. **39**, Nr 12, 78—91 (1928).
v. Wenusch, F. R.: Die Wirkung der Centrifugalkraft auf die Blutzirkulation. Wien. klin. Wschr. **1898** I, 361—365. Ref. Schmidts Jb. **265**, 103.
Williams, A.: Rückenflug und Kunstflugfiguren aus der Rückenlage. Luftwacht **1929**, H. 3, 4. u. 6, 120, 163, 258.
Wimperos, H. E.: High-speed flying. J. roy. aeronaut. Soc. **35**, Nr 251, 1040—1046 (1931, Nov.). Ref. Z. M. L. **1932**, 116.
Wittmaack, K. H.: Über Veränderungen im inneren Ohre nach Rotationen. Verh. dtsch. otol. Ges. **18**, 150—156 (1909).
Wochmjanin, P.: Ergebnisse ärztlicher Beobachtungen bei einer Gruppe von Schnellfliegern (russ.). Vojenno-san. Djelo **1936**, Nr 11, 19—22.
Wotzilka, G.: Untersuchungen über den Einfluß der Labyrinthreizung auf den Blutdruck. Z. Hals- usw. Heilk. **10**, 127—132 (1924).
Würdemann, H. V.: Problems arising from the effect of high speed on living tissues. J. aviat. Med. **6**, 27—29 (1935).
van Wulfften-Palthe, P. M.: Organische und psychische Funktionen während des Fliegens. 118 S., 8⁰. Acad. Proefschr. Leiden 1921.
— Nervenfunktion und nervöse Störungen beim Fluge des Menschen mit besonderer Berücksichtigung des N. octavus. Handbuch der Neurologie des Ohres, Bd. 3, S. 683 bis 714. Wien u. Berlin: Urban & Schwarzenberg 1926.
Zeller, W.: Dem menschlichen Körper aufgezwungene Bewegungsvorgänge und deren Wahrnehmung. Psychotechn. Z. **7**, Nr 5, 139—147 (1932). Ref. Z. M. L. **1932**, 733.

B. Fallschirmabsprung.

Alexandrov, I. u. a.: Wirkung des Fallschirmabsprungs vom Flugzeug (russ.). Voj. med. J. Moskau 3, 257—279 (1932).
Armstrong, H. G.: Subjective mental and physical reactions to a free fall in space. J. amer. med. Assoc. **105**, 1107—1110 (1935). Ref. Ber. Physiol. **92**, 471.
Colajanni, G.: Un caso di emorragia retinica per lancio nel vuoto con paracadute. Ann. di Ottalm. **59**, 1017 (1931).
Diliženskaja, E. i S. Filipovič: Untersuchung der Kreislaufreaktion beim Fallschirmabsprung (russ.). Klin. Med. Moskau **11**, 874—878 (1933).
Dobrotin, B. M. i J. N. Kostev: Über Fallschirmsprünge ins Wasser (russ.). Vestn. vosdušn. flota **1935**, Nr 8, 23.
Dolbnin, T. V.: Welche Fußbekleidung braucht der Fallschirmspringer (russ.). Vestn. vosdušn. flota **17**, Nr 12, 13—15 (1934).
Dudkevič, G.: Zur Frage des Traumas beim Fallschirmabsprung (russ.). Vojenno-san. Djelo **1936**, Nr 5, 65.
Ferry, G.: Phénomènes nerveux à prédominance sympathique consécutivs aux descentes, en parachute. Recrutement et surveillance des observateurs en ballon. Bull. Acad. Méd. Paris, III. s. **81**, 33—36 (1919). — C. r. Soc. Biol. Paris **82**, 635 (1919).

FILIPPOVIČ, S. G.: Verfahren und Wertung der Ergebnisse der Kommission zur Musterung der Fallschirmspringer (russ.). Vojenno-san. Djelo 1935, Nr 12, 12—22.
— Beiträge zur Wertung des Zustandes der inneren Organe bei Fallschirmspringern (russ.). Klin. Med. 14, 391—404 (1936). Ref. Münch. med. Wschr., 5. Febr. 1937, 235.
FLAMME: Considérations médicales sur le parachutisme. Rev. de l'Armée de l'air 2, 977 bis 1006 (1936).
GESSELEVIČ, A. M.: Einige medizinische Kontraindikationen gegen Fallschirmabsprünge (russ.). Voj. med. J. Moskau 4, 177—179 (1933).
GORDOI, M.: L'entraînement au saut en parachute au moyen des tours. Influence du saut sur les centres neuro-psychiques. Rev. de l'Armée de l'air 2, 59—69 (1936).
GORDON, M. M.: Erregung beim Fallschirmabsprung (russ.). Voj. med. J. Moskau 4, 357—367 (1933).
— Über die Frage des neuro-psychischen Zustandes im Moment des Fallschirmabsprunges und über die Rolle des Fallschirmweges als Faktor des Trainings für die Sprünge (russ.). Vopr. med. obespeč. vosdušn. flota (Leningrad) 1934, 155—164.
GOROVOI-ŠALTIN, V.: Über Erregung in Verbindung mit Fallschirmabsprüngen (russ.). Vojenno-san. Djelo 1934, Nr 12, 31—36.
GREIFER, G. R. u. A. J. BYKOVSKIJ: Prophylaxe der Fußgelenkverletzungen bei Fallschirmabsprüngen (russ.). Sovet. Kirurg 1936, Nr 7, 115—118.
HIPPKE, E.: Ärztliches über den Fallschirmabsprung. Luftfahrtmed. Abh. 1, 109, 110 (1936).
ISAJEV, N. S.: Einfluß der Fallschirmabsprünge auf Kreislauf- und Nierentätigkeit (russ.). Vopr. med. obespeč. vosdušn. flota (Leningrad) 1934, 144—154.
ISAREV, M.-S.: Influence du parachutisme actif sur les capacités fonctionnelles du système circulatoire et les reins. Rev. de l'Armée de l'air 2, 70—80 (1936).
KLOSE, A. u. F. NEUREITER: Zum Tode durch Sturz ins Wasser. Beitr. gerichtl. Med. 9, 69—75 (1929).
KORNEEV, V.: Relative Sanitätsprobleme bei Fallschirmabsprüngen (russ.). Vojenno-san. Djelo 1934, Nr 10/11, 48—51.
KOSCHEL: Ärztliche Beobachtungen bei einem Absprung mit dem Fallschirm. Med. Klin. 1917 II, 1059—1062.
LOESSNER, A.: Der Fallschirmabsprung in medizinischer Beleuchtung. Dtsch. Wehr 1936, 57. Ref. Dtsch. Mil.arzt 1, 79.
MAKAROV, V.: Psychologie des vols simples comme méthode supplémentaire servant à apprécier les capacités de vol chez les candidats aux sauts avec parachute des avions-limousine (russ.). Vopr. med. obespeč. vosdušn. flota (Leningrad) 1934, 127—143.
MALININ: Untersuchung mit angehaltenem Atem bei aktiven Fallschirmspringern (russ.). Vojenno-san. Djelo 1935, Nr 12, 27, 28.
MERKEL, H.: Führen Absprünge aus großen Höhen ins Wasser zu Beschädigungen innerer Organe? Dtsch. Z. gerichtl. Med. 8, 517—522 (1926).
v. NEUREITER, F.: Weitere Experimente zum Sturz ins Wasser. Dtsch. Z. gerichtl. Med. 16, 305—311 (1930/31).
PISSARNITZKY, Y. M.: Verletzungen der Sohle bei Fallschirmabsprüngen (russ.). Voj. med. J. Moskau 4, 170—177 (1933).
REDON: Un cas de rupture splénique secondaire à une descente de parachute. Mém. Acad. Chir. 62, 1005—1009 (1936). Ref. Dtsch. Mil.arzt 2, 344.
SCALA, E.: Ittero emotivo ed emorragie sottocongiuntivali per discesa con paracadute da alta quota. Considerazioni cliniche. 5. Congr. internat. Nav. aér. La Haye 1930. Tome 2, p. 1545—1549. 1931.
SCHULTE, R. W.: Medizinisch-psychologische Beobachtungen bei einem Fallschirmabsprung. Psychol. u. Med. 2, 222—225 (1927).
— Psychologische Erfahrungen als Sportflieger und Fallschirmspringer. Ber. 12. Kongr. dtsch. Ges. Psychol. Hamburg 1932, 418—422.
ŠEFTER, M. A., G. A. SMIRNOV u. a.: Wirkung des Fallschirmabsprunges auf den Organismus des Menschen (russ.). Sovet. Vrač. Ž., Aug. 1936, 1166—1172.
SOBENNIKOV, I.: Fragen der Prophylaxe bei der Organisation und Schulung von Fallschirmspringern (russ.). Vojenno-san. Djelo 1933, Nr 5, 18—23.
STASSEVITŠ, G. A.: Berechnung des Fallschirmabsprunges (russ.). Vestn. vosdušn. flota 1935, Nr 12, 27.

Tereškovič, K. A.: Psychoneurologische Untersuchung von Fallschirmspringern in der Ärztekommission (russ.). Vojenno-san. Djelo **1935**, Nr 12, 23—27.
— Das vegetative System bei Fallschirmspringern (russ.). Klin. Med. **14**, 405—408 (1936). Ref. Münch. med. Wschr., 5. Febr. **1937**, 235.
Veklenko, A., E. Kantijevskij i I. Rjumsin: Über Brüche bei Fallschirmabsprüngen (russ.). Vojenno-san. Djelo **1936**, Nr 9, 13—19.
Wojcik, W.: Beobachtungen des Arztes bei Übungen im Fallschirmabsprung (poln.). Lek. Wojsk. **27**, 742 (1936). Ref. Dtsch. Mil.arzt **2**, 308.
— Observations du médecin d'aviation concernant les sauts avec parachutes dans l'école de pilotage (poln., französische Zusammenfassung). Polski Przegl. Med. Lotn. **5**, Nr 1, 20—33 (1936). Ref. J. aviat. Med. **7**, 218.

C. Luftkrankheit.

Bauer, L. H.: Air sickness. J. aviat. Med. **4**, 41—44 (1933, Juni).
Brouwer, J. E.: Le mal de l'air. 5. Congr. internat. Nav. aér. La Haye 1930. Tome 2, p. 1327—1338. 1931.
Bruns, O. u. E. Hörnicke: Die Behandlung der See-, Luft- und Eisenbahnkrankheit. Münch. med. Wschr., 27. Jan. **1928 I**, 167—169.
Chavigny: Vertige des hauteurs et atropine. Ann. Méd. lég. etc. **4**, 473 (1924).
Corning, J. L.: The suppression of rotary vertigo; its bearing on the prevention and cure of seasickness. N. Y. med. J. **80**, 297—299 (1904).
Dammert, F.: Über das Wesen der See- und Luftkrankheit und neue Wege zu deren Behandlung. Ärztl. Rdsch. **40**, 36—38, 52—54 (1930).
Fiumel, A.: Seekrankheit und Luftkrankheit (poln.). Lek. Wojsk. **17**, 314—326 (1931, Mai-Juni).
Flack, M.: Air sickness and seasickness. Proc. roy. Soc. Med. (United Serv. Sect.) **24**, 635—641 (13.—19. März 1931).
Gymnich, A.: Gedanken zur Bekämpfung der Luftkrankheit. Z. Flugtechn. u. Motorluftsch. **24**, 523—525 (1933).
Lenggenhager, K.: Die Genese der Luft-, See- und Eisenbahnkrankheit in neuem Lichte. Schweiz. med. Wschr. **1936 I**, 354—357.
Lingart, A.: Luftkrankheit (russ.). Vojenno-san. Djelo **1936**, Nr 5, 58.
— Luftkrankheit und Maßnahmen zu ihrer Verhütung (russ.). Vojenno-san. Djelo **1936**, Nr 5, 60.
López, J. A.: Psicofisiologia del aviador: deducciones profilácticas; los vértigos y la tuberculosis en el aviador. Semana méd. (Buenos Aires) **26**, 349—352 (1919).
Noltenius, F.: Zur Psychophysik des Vestibularapparates, zugleich ein Beitrag zum Problem der Seekrankheit. Arch. Ohren-, Nasen- u. Kehlkopfkrkh. **116**, 210—216 (1927).
Quix, F. H.: Le mal de mer et le mal des aviateurs. Mon. oto-rhino-laryng. Nr 8. Paris: A. Legrand 1922.
Waters, H.: A case of air sickness treated by ultra-violet radiation. Brit. J. Actinother. **5**, 173 (1930, Nov.).

V. Unfälle, Berufsschäden, Lärmwirkung, Ermüdung, Fliegerkrankheit u. a.

Accorinti, V.: Esiste una sordità professionale nell'aviatore? Riv. aeronaut. Roma **2**, No 10, 65—71 (1926, Okt.).
— Lieve disturbo funzionale uditivo aggravato intensamente dopo un periodo di volo in un giovane pilota, affetto da modico catarro cronico nella cava timpanica. Arch. di Antrop. crimin. **47**, 264—267 (1928). Ref. Dtsch. Z. gerichtl. Med. **13**, 50.
— Considerazioni su lesioni dell'apparecchio percettive negli aviatori. Arch. di Antrop. crimin. **48**, 267—269 (1928, März-Apr.). Ref. Dtsch. Z. gerichtl. Med. **13**, 51.

ACHIWA GORO: Akute Pharyngitis mit Bewußtlosigkeit während der Flugzeit. Otol. 8, 722 (1935). Ref. Mil.arzt 1, 38.

ALBRECHT, T.: Der Einfluß des Fliegens auf das Ohr des Kampffliegers. Beitr. Anat. usw. Ohr. usw. 12, 70—85 (1919).

ALIOTTA, B.: Gli accidenti aviatori. Fisiologia e igiene dell'aviatore. 4. Congr. internat. Nav. aér. Rome 1927. Tome 4, p. 410—414; französisch Tome 6, p. 353—357.

— Fonction renale et incidents en aviation. 5. Congr. internat. Nav. aér. La Haye 1930. Tome 2, p. 1567—1577. 1931. — Boll. Aeroclub Roma 9, No 3—4 (1914).

AMSLER, R.: Tuberculose évolutive avec excavation très rapide consécutive à deux ascensions en avion. Revue de la Tbc. 1, 1034—1039 (1933).

ANBERS: Über Fliegerverletzungen. Beitr. klin. Chir. 114, 717—730 (1919). Ref. Schmidts Jb. 334, 130.

ANDERSON, H. G.: Aeroplane accidents. J. roy. Nav. med. Serv. (London) 4, 51—68 (1918).

— Aviators' sickness. Riforma med. 24, 333 (1918).

— Medical aspects of aeroplane accidents. Brit. med. J. 1918 I, 73—76.

APOSTOL, O.: Einfluß des Fliegens auf das Gehörorgan und Ohrenschutz der Flieger (rum.). Cernăuţi med. 2, No 6, 429—434 (1935).

APOSTOL, OD.: Ermüdung bei Fliegern (rum.). Aus: Oboseala 1932, Cluj. 31 S.

ARMSTRONG, H. G.: Special form of functional psychoneuroses (aeroneuroses) appearing in airplane pilots. J. amer. med. Assoc. 106, 1347—1354 (1936).

ASAI, KENKICHI: Die Fliegerkrankheit (jap.). Otologia (Fukuoka) 5, 155—161 (1932).

AUBRIOT, P.: Note sur la pathogénie de certains cas de surdité professionelle chez les aviateurs. Otol. internat. 19, 65—68 (1935).

AURICULAR DISTURBANCES of military aviators. Med. Rec. (New York) 91, 1098 (1917).

BALLA, A.: L'ipoacusia nel personale aeronavigante. Suo eventuale carattere «professionale». Valsalva 5, 397—406 (1929). Ref. Ber. Physiol. 53, 113.

— La protection de l'oreille contre les bruits. 1. Contrib. internat. Sécurité aér. Rapp. Tome 2, p. 3, Comm. IX. Paris 1930.

— Carie dell'osso frontale da incidente di volo in aviatore. Valsalva 9, 332—337 (1933, Mai).

BAUER, L. H.: Diseases due to aviation, including the effects of altitude and the care of the flyers. Air. med. Serv. (Washington) 5, 11—15 (1923/24).

BÉHAGUE, P. et GARSAUX: Les blessures de la tête et du crâne. 1. Congr. internat. Sécurité aér. Paris 1933. Tome 4, p. 137.

BENJAMIN, J. D.: An analysis of aviation crashes. U. S. nav. med. Bull. 24, 72—75 (1926).

— Aviation crashes at Pensacola 1925—1926. U. S. nav. med. Bull. 25, 86—89 (1927).

— Aviation crashes at Pensacola 1927. U. S. nav. med. Bull. 26, 63—68 (1928).

BERTHIER, D.: Note au sujet de troubles cardiovasculaires pouvant expliquer certains accidents d'aviation. Bull. Acad. Méd. Paris, III. s. 80, 232, 233 (1918).

BERTRAND, J.: Les coefficients de sécurité et l'aviation. Aérophile, 1.—15. Febr. 1923, 49, 50.

BEYNE, P.-I.-E.: Le mal des aviateurs. (Étude d'ensemble des actions physio-pathologiques exercées sur l'organisme humain par le vol en avion.) Arch. Méd. mil. 95, 231—262 (1931). Ref. Zbl. Hyg. 26, 884.

BINET, L.: L'influence du vol sur l'organisme. Le mal des aviateurs. Presse méd. 27, 566 (1919).

BONNET, E. F. P.: Klinisches Bild der Bleitetraäthylvergiftungen. Arch. Med. leg. Buenos Aires 3, 315—320 (1933). Ref. Dtsch. Z. gerichtl. Med. 23, 36 (1934 II).

BORŠČEVSKY, I. J.: Ergebnisse der Erprobung zweier neuer Lärmschützer (russ.). Vojennosan. Djelo 1936, Nr 2/3, 69—72.

BROWN, J. L.: Dangers of prosthesis for aviation personnel. U. S. nav. med. Bull. 34, 532, 533 (1936).

BURTON, H. L.: Functional nervous disorders in air force. Proc. roy. Soc. Med. (War Sect.) 22, 34—39 (1929, Juli).

CACCIAPUOTI, G. B.: Sulla patogenesi del male degli aviatori e su qualche rimedio curativo e profilattico. Studium 20, 271 (1. Juli 1930). — 5. Congr. internat. Nav. aér. La Haye 1931. Tome 2, p. 1252—1254.

CARPENTER, F. A.: Aeronautic accidents of two years compared. Sci. Monthly 14, 361—363 (1922).

CASELLA, B.: La misurazione con l'audiometro dell'acuita uditiva negli aviatori; contributo allo studio delle sordità professionali. Ann. Laring. ecc. (Torino) 32, 129 (1932).

Castex, A.: Troubles auriculaires chez les aviateurs militaires. Mém. Soc. Méd. Paris **1916**, No 73. — Rev. gén. Clin. et Thér. Paris **31**, 36—38 (1917). · — Arch. Méd. mil. **80**, 73—76 (1918).

Catarzi, O.: Sulle ragioni psicopatologiche della estrema rarità delle sindromi neurotiche nei piloti dell'aviazione. 4. Congr. internat. Nav. aér. Rome 1927. Tome 4, p. 504—510; französisch Tome 6, p. 434—440.

Ceres, F.: Flight hazards in naval aviation. Mil. Surgeon **71**, 225—230 (1932). Ref. Zbl. Hyg. **28**, 699.

Chabert, E.: Accidents des hautes ascensions aérostatiques. 8°. Paris 1875.

Charlet, R.: Les fiches d'identification buccodentaires et le personnel de l'aéronautique civil et militaire. Presse méd. **41**, 17—19 (4. Jan. 1933).

Chavigny, P.: Une séquelle mentale des accidents de circulation; la phobie de l'automobile, de l'avion. Paris méd. **2**, 229—232 (28. Sept. 1935).

Cruchet, R.: Le vol en hauteur et le mal des aviateurs. Rev. Sci. (Paris) **2**, 740—744 (1911).
— La névrose des aviateurs. J. Méd. Bordeaux **49**, 399—401 (1919).
— Les accidents d'aéroplane et le mal des aviateurs. J. Méd. Bordeau . **53**, 523 (1923).
— et Moulinier: Le mal des aviateurs. J. Physiol. et Path. gén. **13**, 387—393 (1919). — C. r. Acad. Sci. Paris **152**, 1114 (1911). — C. r. Soc. Biol. Paris **82**, 677—679 (1919). Ref. Zbl. Physiol. **26**, 583.
— — Le mal des aviateurs, ses causes, ses remèdes. 96 p., 12°. Paris: Baillière & Fils 1920. Englisch: London: J. Bale 1920.

d'Arcourt, Got J. y A. Elices y Gasset: Contribución al estudio de la etiología y patogenia del «mal de los aviadores». Arch. Med., Cir. y Especial. **28**, 311—318 (3. März 1928). — 4. Congr. internat. Nav. aér. Rome 1927. Tome 4, p. 511—521; französisch Tome 6, p. 441—452.

Dentan, J.: La lutte contre le bruit dans les avions. Aéronautique **1934**, No 176, 5—12.

Devaluez, F.: Les enquêtes sur les accidents d'aviation, les enseignements à en tirer. Internat. Air Congr. London 1923, Rep. p. 632—638.

Dumas, A.: Les accidents d'aviation. 244 p., 8°. Paris 1914.

Edman, W.: Ein Fall von schwerem Hämatotympanum bei einem Luftfahrtpassagier (schwed.). Sv. Läkartidn. **32**, 1098—1103 (1935).

Falchi, L.: Degli infortuni aviatorii e dei mezzi di protezione per gli aviatori. Giorn. Med. mil. **60**, 641—655 (1912).

Fallschirmunfälle s. IV B. Fallschirmabsprung.

Ferry, G.: Le syndrome mal des aviateurs (étude expérimentale de la tension artérielle). Presse méd. **24**, 65—67 (1916). Ref. Schmidts Jb. **324**, 16.
— Le syndrome mal des aviateurs chez un pilote albuminurique; étude expérimentale de ses réactions cardiovasculaires en vol. Arch. Mal. Coeur **10**, 275—284 (1917).
— Le syndrome «mal des aviateurs» et ses suites éloignées; étiologie, pathogénie et traitement; aptitude à l'aviation et hygiène de l'aviateur. Arch. Méd. mil. **80**, 73—76, 77 (1918).
— Influence du repos sur la tension sanguine de l'aviateur aux armes. Les signes précurseurs de «l'asthénie des aviateurs». Arch. Mal. Coeur **12**, 304—312 (1919).
— Deux cas de luxation du semi-lunaire et du grand os du poignet par capotage d'avion. C. r. Soc. Biol. Paris **82**, 634 (1919).
— Mal des altitudes et hygiène de l'aviateur. Ann. Méd. **6**, 124—137 (1919). — C. r. Soc. Biol. Paris **82**, 636 (1919).
— Les signes prémonitoires de l'asthénie des aviateurs. C. r. Soc. Biol. Paris **82**, 637 (1919).
— A propos d'une cause d'accident au cours du vol en avion. Moyen de l'éviter. (Observations personnelles.) J. Méd. Bordeaux **55**, 856—858 (1925). — 3. Congr. internat. Nav. aér. Bruxelles 1925. Tome 1, p. 154—159.
— — Le danger à l'atterrissage de certaines réactions oculaires anormales consécutives aux descentes rapides en spirales. Strasbourg méd. **91**, 106—108 (25. Febr. 1931). — 5. Congr. internat. Nav. aér. La Haye 1931, p. 1392—1397.

Firestone, Ch.: Air speeds and their traumatic effects on the brain. J. aviat. Med. **6**, 45—48 (1935).

Flack, M.: Flying sickness; a discussion of its cause and the best means of combating it. Sci. Amer. (New York) **87**, Suppl., 262 (1919).

FLAMME: Les fatigues exceptionnelles du service aérien. Maladies qui peuvent en résulter au regard de la loi du 31 mars 1928, considérée comme accidents du travail. Rev. de l'Armée de l'air, T. VI 2, 987—1019 (1934).

FLEMMING: Unfälle und Rettungsmaßnahmen auf dem Gebiete der Luftschiffahrt. Klin. Jb. (Jena) 20, 391—402 (1908).

FORTUNATO, A.: Il male degli aviatori. Gazz. internaz. med.-chir. 32, 443—450 (31. Dez. 1927).

FRIZZIERO, M.: Il male degli aviatori. Minerva med. (ital.) 1, 61—65 (13. Jan. 1930).

GALEONE, CL.: La funzione uditiva in rapporto al volo. 4. Congr. internaz. di Nav. aer. Roma, Okt. 1927. Tome 4, p. 544—565; französisch Tome 6, p. 459—480.

GALEOTTI, G.: Il male degli aviatori. Ardea Ann. 1, No 3. Ref. Giorn. Med. mil. 67, 224 (1919).

GARCÍA TRIVIÑO: Ein Fall von Hämorrhagie bei einem Flieger (span.). Arch. Med. (Madrid) 37, 186 (1934).

GIANOTTI, M. e P. GAGLIARDI: Sui traumatismi d'aviazione. Infortun. e Traumat. Lav. 1, 115—171 (1935). Ref. Mschr. Unfallheilk. 44, 394

GILCHRIST, N. S.: An analysis of causes of breakdown in flying with note on the nervous mechanism of the flying man. Brit. med. J. 1918 II, 401—403.
— Causes of breakdown flying. N. Y. med. J. 108, 906 (1918).

GILLIES, H. D.: The benefits of plastic surgery as applied to air causalities. Internat. Air Congr. London 1923, Rep. p. 738—747.

GOLDBERG, L.: Durch Fliegen erworbene Labyrintherkrankungen. Ärztl. Rdsch. 37, 67 (10. März 1927).

GOWAN, CH. H.: The importance of physical examinations following airplane crashes. J. aviat. Med. 5, 113—121 (1934).

GRAHE, K.: Ohrenerkrankungen der Luftschiffer und Flieger. Handbuch der ärztlichen Erfahrungen im Weltkrieg, Bd. 6, S. 123—125. Leipzig 1921.

GRANJUX: Intoxication des aérostiers par l'hydrogène arsenié. Bull. méd. 14, 354 (1900).

GREENE, C. W. and N. C. GILBERT: An experimental analysis of the cause of the occasional fainting and collapse in the official air service test. Mil. Surgeon (Washington) 52, 31—34 (1923).

GRUBER: Verletzungen nach Sturz aus großer Höhe (Fliegerabsturz). Dtsch. med. Wschr. 1916 II, 898.

GRZEŻUŁKO, C.: Lésions du corps pendant les accidents de planeurs. Polski Przegl. Med. Lotn. 5, Nr 2, 105, 106 (1936).

GUGLIELMINETTI: La mort en ballon aux hautes altitudes. Nature (Paris) 57, 15—17 (1. Jan. 1929).

GUILLAIN, G.: Syndrome de CLAUDE-BERNARD-HORNER consécutif à une chute d'avion. Bull. Soc. méd. Hôp. Paris, III. s. 42, 761 (1918).

GUTHRIE, D.: Nasal obstruction in aviators. Lancet 1919 I, 136.

HANDTKE, H.: Müdigkeitssymptome bei Fliegern und Mittel zu ihrer Bekämpfung. Lek. Wojsk. 25, 258—265 (1935).

HARA, H.: Effect of long flight on physical condition. Bull. nav. med. Assoc. Japan 18, 1 (1929, Juli).

HIRSCHLAFF, W.: Gibt es eine Fliegerkrankheit? Berl. klin. Wschr. 1918 I, 350—353.

HUSZCZA, A.: Morbidität und Mortalität unter den Angehörigen der Fliegertruppen (poln.). Lek. Wojsk. 24, Nr 1, 1—12 (1934). — Polski Przegl. Med. Lotn. 3, Nr 132, 1—12 (1934). Ref. Dtsch. med. Wschr. 1936 I, 981.

IRKSANIN: Ohrschützer (russ.). Vestn. vosdušn. flota 1925, Nr 12, 30.

ISSLER VIEIRA: Breves consideracões a respeito das peturbacões do ouvido nos aviadores (port.). Rev. Med. y Hyg. mil., Rio de Janeiro 9, 332—334 (1923).

JAFFÉ, H. u. H. STERNBERG: Der Fliegertod. Ein Beitrag zur Frage der traumatischen Aortenruptur. Vjschr. gerichtl. Med. 58, H. 1, 74—90 (1920). Ref. Schmidts Jb. 333, 170.

JAP-TJONG, K. R. O.: Über die infolge eines Höhenflugs bei einem Versuch zur Besserung des niederländischen Höhenrekords eintretende Ermüdung (holl.). Nederl. Tijdschr. Geneesk. 77, 4265—4270 (1933). Ref. Ber. Physiol. 76, 685.

JEGOROV, P. J.: Einwirkungen von langen Flügen auf den Organismus (russ.). Gig., Bezopass. i Pat. Truda 8, Nr 10, 10—19 (1930).

JEGOROV, P, J.: Beiträge zur Untersuchung der Wirkung großer Flüge auf den Organismus des Fliegers. Versuch der Untersuchung der Fliegerarbeit in der Luft. Fisiol. Ž. 19, 1229—1237 (1935). Ref. Ber. Physiol. 93, 95.

JENSEN, W. S.: Epileptic equivalents associated with airplane crashes. J. aviat. Med. 5, 5—7 (1934).

JONGBLOED, J.: Der Einfluß langer Flugstrecken auf den physischen Zustand der Flieger (holl.). 5. Congr. internat. Nav. aér. La Haye 1931. Tome 2, p. 1264—1278.

JOSUÉ, O.: L'asthénie des aviateurs. C. r. Soc. Biol. Paris 82, 641—643 (1919). — Arch. Méd. mil., 14. Mai 1918.

JUARROS, C. y A. PÉREZ NÚÑEZ: Contribución al estudio clínico de la neurose de los aviadores. Med. ibera 8, 74 (1919). — Siglo méd. 66, 625 (1919). — Französisch: C. r. Soc. Biol. Paris 82, 690 (1919).

KARPOV, P. L.: Verletzungen durch Flugzeugpropeller (russ.). Nov. chir. Arch. 29, 21 (1933).

KAYSER, F. F. O.: Indirekte Gewalteinwirkungen. Verletzungen durch Luftdruck, Erschütterung des Gewebes (Kontusionsverletzungen), indirekte Geschosse, Verschüttung, Absturz mit dem Flugzeug. Handbuch der ärztlichen Erfahrungen im Weltkrieg, Bd. I, 1, S. 27—44. 1922. Ref. Mschr. Unfallheilk. 31, 24 (1924).

KEHL, H.: Über den Fliegertod. Münch. med. Wschr. 1917 II, 1123.

KICE, L. H.: Airplane crashes—then and now. J. aviat. Med. 2, 107—119 (1931).

KNOTT, J.: Aviator's sickness. Med. Press a. Circ. (London) 101, 519 (1916).

KRZYCZKOWSKI, Z.: Aviation accidents as observed by a flight surgeon (poln., englische Zusammenfassung). Polski Przegl. Med. Lotn. 4, Nr 3, 138—140 (1935).

KURTZ, J.: Seltener Fall von Lähmung durch nach oben gerichteten Blitz bei einem Flieger (tschech.). Čas. lék. česk. 67, 1208—1214 (17. Aug. 1928).

LASCELLES, J. E.: Loss of head in aeroplane accidents. Brit. med. J. 1918 I, 535.

LINOW, K.: Die Unfälle des Berufsfliegers. 56 S., 8⁰. Diss. Leipzig 1935. Ref. Mschr. Unfallheilk. 43, 220.

LÔPEZ, J. A.: Psychophysiologie der Piloten; prophylaktische Folgerungen; die hauptsächlichsten Ursachen der Abstürze; Beobachtungen im europäischen Krieg (span.). Semana méd. (Buenos Aires) 26, 68, 270, pt. 2, 126, 239 (1919).

MACEWICZ, P.: Fliegerunfälle in zahlenmäßiger Zusammenstellung (poln.). Lek. Wojsk. 27, 343 (1936). Ref. Dtsch. Mil.arzt 2, 307.

— Flugunfälle in den Jahren 1933—1935. Polski Przegl. Med. Lotn. 5, 211—226 (1936).

MACLUIKA: Die Erschöpfung der Flieger (lit.). Musu Zinynas Kowno, Dez. 1935.

MAGNOTTI, T.: Alterazioni del naso, laringe ed orecchio in animali sottoposti a compressione e decompressione di aria. (Aviatori e lavoratori dei cassoni.) Otol. ecc. ital. 6, 235—251 (1936). Ref. Ber. Physiol. 95, 646.

MAGNUS u. v. DIRINGSHOFEN: Erste Hilfe bei Flugunfällen. 30 Fragen und Antworten. 11 S., 8⁰. Verlag „Offene Worte". 1934.

MARIN, J.: Die Luftfahrt als Krankheitsfaktor. Pathologie der Luftfahrt (span.). Primer. Congr. Méd. y Cir. nav. y mil. Chile, p. 553—556. 1929.

MARX: Fliegerverletzungen. Berl. klin. Wschr. 1914 I, 53.

MEIER-MÜLLER, H.: Über Fliegerneurosen. Schweiz. med. Wschr. 1926 I, 268—275.

MIDULLA, C.: Puo un grave trauma per incidente aviatorio determinare in un pilota una grave forma di anemia? 4. Congr. internat. Nav. aér. Rome 1927. Tome 4, p. 595—602; französisch Tome 6, p. 504—514.

— Su di un caso di anemia manifestatasi in un pilota aviatore dopo incidenti di volo. Riforma med. 46, 450, 451 (24. März 1930).

MIRICK, C. B.: Effect of flight on hearing. Proc. Inst. Radio Engr. 17, 2283—2296 (1929).

MONTANARI, M.: Su un raro meccanismo patogenetico dell'ernia inguinale sugli aviatori. Racc. Pubbl. sci. Ist. Med. Leg. per l'Aeron. (Parma) 5, 3—18 (1934).

MOULINIER, R. et R. CRUCHET: Fatigue et asthénie cardiaque des aviateurs. C. r. Soc. Biol. Paris 82, 680—687 (1919).

MUNROE, H. E.: Observations on flying sickness with special reference to its diagnosis. Canad. med. Assoc. J. 9, 883—895 (1919).

NEBLETT, H. C.: A case of retinal detachment in a pilot of the air service U. S. army. Mil. Surgeon (Amer.) 53, 605—607 (1923).

NEUBERGER, J. F.: Aviation accidents and methods of prevention. U. S. nav. med. Bull. 20, 285—329, 16 pl., 1 cht. (1924).

NOVOŽILOV, D. A.: Propellerverletzungen während des Absprungs von Flugzeugen (russ.). Voj. med. J. Moskau 1, Nr 2, 48—55 (1930).

OKOUNEFF, B.: Matériaux pour servir à l'étude de l'influence de certains moments de l'aérostation et de l'aviation sur l'oreille malade. Arch. internat. Laryng. etc. 31, 127, 480 (1911).

OLIVI, G.: Due case di rottura dell'aorta per accidente aviatorio. Ann. Med. nav. e colon. 1918 II, 908—911.

OTTAVI, J.: Sur le mal des aviateurs et sur sa thérapeutique. 52 p., 8°, No 154. Paris 1926.

PANTER, A. E.: Minor maladies in flying officers. J. roy. Nav. med. Serv. (London) 4, 94 (1918).

PANTON, P. N. and A. M. SIMPSON: Loss of head in aeroplane accidents. Brit. med. J. 1918 I, 535.

PARFENOV, A. T.: Über den Zustand des Ohres und Vestibularapparats bei den Angehörigen der Fliegerstaffel G.W.F. Aus dem zentralpsychologischen Laboratorium der zivilen Luftflotte (russ.). Vojenno.-san. Djelo 1933, Nr 10/11, 22—26.

PAVLOV, L.: Über Ohrenschutz beim Fliegen im Großflugzeug (russ.). Vojenno.-san. Djelo 1932, Nr 9, 46, 47.

PELLEGRINI, R.: Criteri di valutazione del danno nel sinistro militare con particolare riguardo all'aviazione. 4. Congr. internat. Nav. aér. Rome 1927. Tome 4, p. 624—636; französisch Tome 6, p. 534—546.

— Il metodo del «tutto o niente» in aviazione. 4. Congr. internat. Nav. aér. Rome 1927. Tome 4, p. 637—644; französisch Tome 6, p. 547—555.

PERRIN DE BRICHAMBAUT et P. BÉHAGUE: Malaise des aviateurs. 16 p., 16°. Paris: Gauthier-Villars & Cie. 1923.

— — Les malaises des aviateurs. (Causes, explications, remèdes.) 1. Congr. internat. Sécurité aér. Paris 1933. Tome 4, p. 149, 150.

PIRES, J.: Verletzungen durch Flugzeugunglücke (port.). Rev. brasil. Med. e Pharm. 3, 105—112 (1927, März-Apr.).

PONCE, L.: Der Wert individueller Diagramme von Mund und Zähnen in Fällen von Identifikation toter Flieger (span.). Actas primera Conf. lat.-amer. Neur., Psiquiatr. y Med. leg. 2, 248—256 (1929).

PORTER, H. B.: Fatigue factors in special relation to flying. J. aviat. Med. 7, Nr 3, 120—127 (1936). Ref. Ber. Physiol. 97, 450 u. Dtsch. Mil.arzt 2, 343.

RACZYŃSKI-WOLIŃSKI, K.: Les conséquences neurologiques des lésions du crâne chez le personnel navigant (poln.). Polski Przegl. Med. Lotn. 5, Nr 2, 107—110 (1936).

Einfluß des Fliegerberufs auf den Zustand des Nervensystems (poln.). Lek. Wojsk. 24, Nr 12, 596—606 (1934). — Polski Przegl. Med. Lotn. 3, Nr 4, 116—126 (1934).

RAFFONE, A.: Protezione dell'apparato uditivo nell'aviatore e nel motorista. Riv. Aeronant. 11, No 7, 15—21 (1935).

RASIM, A.: Fliegerunfälle (türk.). Askeri sihhiye mecmnasi 61, 53—78 (1932).

RUFF, S.: Während des Fluges aufgetretene Fibulafrakturen, eine durch Fliehkräfte bedingte typische Verletzung von Beobachtern. Luftfahrtmed. 1, 50—52 (1936).

SAWICZ, W.: Statistik der Körperverletzungen bei Flugzeugunfällen im Lauf der Jahre 1931, 1932 und des 1. Sem. 1933 (poln.). Przegl. Lotn. 7, Nr 1, 35—39 (1934).

— Schädelbrüche und ihre Verhütung bei der Luftfahrt (poln.). Lek. Wojsk. Mies. 25, 649—657 (1935).

SCHNEIDER, J.: Der Talusbruch, eine typische Segelflugverletzung. Arch. orthop. Chir. 36, Nr 1, 80—85 (1935). Ref. Öff. Gesdh.dienst 1, A, 1000 u. Mschr. Unfallheilk. 44, 280.

SCHÖPPLER, H.: Über den Fliegertod. Dtsch. mil.-ärztl. Z. 44, 265—270 (1915).

SCHRÖTTER, H.: Bemerkungen über atmosphärische Einflüsse auf das Hautorgan. Aus „Die Schädigungen der Haut durch Beruf und gewerbliche Arbeit", herausgeg. von K. ULLMANN, M. OPPENHEIM u. J. H. RILLE, Bd. 1, Lief. 1 u. 2—8. XII, 336 S., 4°. Leipzig: Voß 1922.

v. Schrötter, H.: Zur Psychologie und Pathologie des Feldfliegers. Wien. med. Wschr. **1919 I,** 589, 643, 688, 737, 842, 884, 938.

Scott, V. T.: Airplane deafness and its prevention. Mil. Surgeon (Washington) **52,** 300 (1923). Ref. Zbl. Ohrenheilk. **3,** 470.

Selz, O.: Über den Anteil der individuellen Eigenschaften der Flugzeugführer und Beobachter an Fliegerunfällen. Z. Psychol. **15,** 254—295 (1919).

Sillevaerts: Note sur la pathologie spéciale de l'aviateur. Arch. méd. belges **89,** 26 (1936). Ref. Dtsch. Mil.arzt **1,** H. 2, 80.

Sisterton, M.: Considérations sur les causes et les effets de la fatigue en général et de l'usure organique chez les aviateurs. Paris méd. **33,** 61—65 (1919).

Sokolov, A.: Über die gewerblichen Gefahren des Luftdienstes (russ.). Moskov. med. Ž. **1925,** 63—65. Ref. Zbl. Hyg. **11,** 259.

Statistics compiled from reports on crashes in the U. S. Army air service during the calender years 1918—21 inclusive and resultats of physical examinations for flying during the calender years 1920 and 1921. 22 p., 4°. Washington 1922.

Strebl, M.: Nervöse Störungen bei Fliegern (rum.). Diss. Cluj 1934, Nr 736.

Tefft, L. E. and Elizabeth K. Stark: The use of ear plugs in aviation. Ann. of Otol. **31,** 329—332, 1 pl. (1922/23).

Temkin, I.: Die Schädigung des Ohres durch Lärm und Erschütterung. Mschr. Ohrenheilk. **67,** 257—305, 450—479 (1933).

ten Doesschate, G.: Über Gesichtsfeldstörungen bei Fliegeroffizieren. Z. Augenheilk. **39,** 30—36 (1918).

Thost, A.: Verletzungen des Ohres durch Luftdruckschwankungen. Handbuch der Neurologie des Ohres, Bd. II/1, S. 429—448. 1928.

Tichy, H.: Typische Fliegerverletzungen. Münch. med. Wschr. **1917 I,** 67.

Troina, F.: Sulle alterazioni dell'udito nel personale aeronavigante. Rapporti tra ipoacusia e professione in base a rilievi statistici. Valsalva **9,** 337—353 (1933).

Unfälle durch Abgase s. III A. 4. Toxikologie.

Vielle, G.: Essai sur le mécanisme des lésions constatées dans les accidents d'aviation et conclusions pratiques au sujet des moyens de protection. Arch. Méd. mil. **81,** 614—623 (1924). Ref. Zbl. Hyg. **10,** 597.

Vitale, S.: Le malattie professionali dell'orecchio con particolare riguardo alla funzione uditiva. Giorn. Med. mil. **81,** 378—389 (1933).

Vorbe: Ostéome des aviateurs. Rev. gén. Clin. et Thér. (Paris) **30,** 248 (1916).

Walter, J. L.: The protection of the aviator from noise. J. aviat. Med. **7,** 18—21 (1936).

Wells, H. V.: Some aeroplane injuries and diseases, with notes on the aviation service. J. roy. Nav. Serv. (London) **2,** 65—71 (1916).

Wilhelmy, G. E.: Ear symptoms incidental to sudden altitude changes, and factor of overclosure of mandible; prel. rep. U. S. nav. med. Bull. **34,** 533—541 (1936).

Willhelmy, G. E.: Ear Symptoms incidental to sudden altitude changes, and the factor of overclosure of the mandible. J. aviat. Med. **7,** 177—181 (1936).

v. Wulfften-Palthe: Nervenfunktion und nervöse Störungen beim Fluge des Menschen mit besonderer Berücksichtigung des N. octavus. Handbuch der Neurologie des Ohres, Bd. 3, S. 683—714. Wien u. Berlin: Urban & Schwarzenberg 1926.

van Wulfften-Palthe, P. M.: Flugzeugunglücke und ihre Ursachen (holl.). Nederl. Tijdschr. Geneesk. **65 I,** 3264—3271 (1921).

Yearsley, M.: Aeroplane raid. Effect of explosives on hearing. J. Laryngol. a. Otol. **32,** 723 (1917).

Yoshida, J. u. Toshizo Daito: Geräuschmessung in Flugzeugen (jap.) Otologia (Fukuoka) **4,** 312—318 (1931). Ref. Zbl. Hals- usw. Heilk. **17,** 374.

Yoshida, T.: Clinical observation on auditory organ in aviators. Bull. nav. med. Assoc. Japan **18,** 1 (1929, Mai).

Zade: Gesichtsfeldstörungen bei Fliegern (Vortragsbericht). Dtsch. med. Wschr. **1919 I,** 312.

VI. Fliegerauslese, Fliegertauglichkeit.

ACCORINTI, A.: La prova detta «del bastone» nella scelta del candidato al pilotaggio aereo e dei piloti controllo. Arch. di Antrop. crimin. **47**, 800—806 (1927, Sept.-Okt.).

ADAMS, J. C.: Physical examination for flying with special reference to eyes. U. S. nav. med. Bull. **26**, 861—868 (1928, Okt.).

ADLER, J. E.: Notes on the medical aspect of aviation. In: G. HAMEL and C. C. TURNER: Flying, p. 310—338. London 1914. — Auch: (Auszug) Hosp. (London) **56**, 39 (1914/15).

AGESILAO, M.: Higiene de la aviacion: seleccion de los pilotos. Rev. San. mil. Buenos Aires **26 II**, 256—265 (1927).

AGGAZZOTTI, A.: I limiti di idoneità nell'esame della emozionabilità. Giorn. Med. mil. **67**, 218—223, 1 ch. (1919).

ALANDAROV, N. S.: Über Übungsfestigkeit am Vestibularapparat (russ.). Vojenno-san. Djelo **1936**, Nr 2/3, 94, 95.

ALEKSANDROV, A. F. i P. I. EGOROV: Unterweisung zur Benutzung des Apparats EA_1 zur Bestimmung der Widerstandsfähigkeit gegen partielle Druckherabsetzung des O_2 (russ.). Vopr. med. obespeč. vosdušn. flota (Leningrad) **1934**, 69—82.

ANDERSON, A.: Factors in disqualifications. J. aviat. Med. **3**, 16—19 (1932).

ANDERSON, H. G.: Aviation and medicine and the selection of candidates for the air service. Trans. med. Soc. London **41**, 240 (1917/18).

— The selection of candidates for the air service. Lancet, 16. März **1918 I**, 395—399.

ANLEITUNG zur medizinischen und psychologischen Auswahl der Kandidaten für die W.W.S.-Schule und nach Vorbesichtigung des Flug-Aufzugstabes (russ.). Ausgearbeitet von der Brigade der 4. Sekt. NJJSJ RKKA. M 1933, 112 (4)c. Vojenno.-san. upr. RKKA.

APOSTOL, OD.: Medicina aeronautica. Criterii generale în selecția piloților de aviatie (rum.). Aviatia, 1. Mai **1932**. — Sepag 1935, 8 S. — Com. Cerc. san. mil. Cluj.

— Probleme der Fliegerauslese (rum.) Aeronautica **9**, No 1/2, 95—121 (1935).

— Luftkrankheit und Fliegerauslese (rum.). Clinica e Laboratorium **4**, No 9, 3—5 (1935).

AQUA, M.: L'esame dell'emotivita nei candidati aviatori. Richerche sperimentali. 5. Congr. internat. Nav. aér. La Haye 1930. Tome 2, p. 1541—1544. 1931.

ARCHANGELSKIJ, A.: Testmethoden für Tiefen-Empfindungsvermögen bei Fliegern (russ.). Vojenno-san. Djelo **1932**, Nr 8, 40—45.

— Flieger-Coordinatiometrie (russ.). Vojenno-san. Djelo **1934**, Nr 5, 48—55.

ARMSTRONG, H. G.: Our present physical standards for flying. J. aviat. Med. **5**, 107—112 (1934).

AVIATION MEDICINE: The aviation medical examining unit. Army med. Bull. **1932**, Suppl., Nr 26, 19.

AZOY CASTAÑÉ, ADOLFO: La aptitud física de los pilotos aviadores. Rev. aeronáut. (Madrid) **2**, No 17, 408—412 (1933). Ref. Z. M. L. **1933**, 628.

AZZI, A.: Sulla determinazione dei tempi di reazione discriminativa. Giorn. Med. mil. **67**, 210—212 (1919).

BABCOCK, H. L.: Some observations on the Bárány tests as applied to aviators. Boston med. J. **177**, 840—843 (1917).

BACHMAN, R. A.: The examination of aviators. U.S. nav. med. Bull. **12**, 30—41 (1918).

BAZETT, H. C.: Respiratory tests for ability to stand high altitudes. "The medical problems of flying", p. 184—202. London: His. Maj. St. Off. 1920.

BAUER, L. H.: The selection of the aviator; physical requirements and physical examination. Air med. Serv. (Washington) **5**, 7—10 (1923/24).

— Aviation medicine with special reference to special examinations. Illinois med. J. **60**, 53—59 (1931).

— Examination of the heart in pilots. J. aviat. Med. **4**, 136—145 (1933).

— La sélection physique des pilotes. 1. Congr. internat. Sécurité aér. Paris 1933. Tome 4, p. 135, 136.

BEACH, S. J.: Senile changes and the eye examination. J. aviat. Med. **3**, 9—12 (1932).

Beaven, C. L.: The selection of candidates for military flying training. J. aviat. Med. 5, Nr 2, 34—37 (1934).

Bedingungen: Die medizinischen —, die hinsichtlich der physiologischen Eignung von Piloten gefordert werden müssen. Comm. internat. Nav. aér. Nr 1041, 1. Juni 1934. Ber. 23. Sitzg.

Béhague, P.: Les réactions psychomotrices, leurs mesures, leur causes d'erreur, leurs buts. Aérophile, 1.—15. März 1923, 80—85.

— La valeur des résultats de l'analyse psychomotrice. 5. Congr. internat. Nav. aér. La Haye 1930. Tome 2, p. 1604—1612. 1931.

Belli, C. M.: Requisiti fisici e psichici per il servizio di pilota aereo nella. Ann. Med. Roma 2, 352—362 (1914, Nov.).

Beltràn, J. R.: Dispositivo sencillo y portátil para medir el tiempo de reacción. Rev. Asoc. méd. argent., Sect. Soc. de Biol. 34, 173—177 (1921).

— Importance social de la exploración psicofisiológica de los organos sensoriales. Semana méd. (Buenos Aires) 29, 277—309 1922).

— Psychophysiologische Untersuchung der Sinnesorgane der Flieger mit Beschreibung der damit betrauten Abteilung (span.). Semana méd. 1, 2046—2052 (22. Juni 1933). — Med. argent. 12, 135—141 (1933, Apr.).

Benary, W.: Kurzer Bericht über Arbeiten zu Eignungsprüfungen für Flieger-Beobachtung. Z. angew. Psychol. 15, 161—192 (1919); 16, 250—308 (1920).

Benjamin, J. D.: Analysis of aviation physical examinations. Mil. Surgeon 65, 693—695 (1929, Nov.). Ref. Zbl. Hyg. 21, 808.

Berens, C.: Present ophthalmologic standards for commercial aviation in the United States. J. aviat. Med. 3, 55—101 (1932).

— International visual standards for aviators. Amer. J. Ophthalm. 16, 403—405 (1933, Mai).

— and H. T. Smith: Present ophthalmologic standards for commercial aviation in U. S. Trans. amer. Acad. Ophthalm. a. Otol. 30, 311—350 (1931).

Beyne, J.: Les modes d'appréciation de la vision nocturne chez l'aviateur. 3. Congr. internat. Nav. aér. Bruxelles 1925. Tome 1, p. 160—162. — J. Méd. Bordeaux 55, 879 (1925).

— Les épreuves psycho-physiologiques dans l'examen d'aptitude à l'aéronautique. 3. Congr. internat. Nav. aér. Bruxelles 1925. Tome 1, p. 163—166. — J. Méd. Bordeaux 55, 855 (1925).

— L'examen médical du personnel navigant de l'aéronautique. Arch. Méd. mil. 84, 447—527 (1926). Ref. Zbl. Hyg. 26, 884.

— et Goett: L'aptitude physique à la fonction d'observateur en avion. Rev. Forces aér. 2, 335—344 (1930).

Beyne, P. J. E.: La sélection médicale du personnel navigant dans l'aéronautique militaire. Rev. Méd. franç. 11, 275—284 (1930, März).

Bilancioni, G.: Concetto della resistenza e della debolezza respiratoria. Giorn. Med. mil. 67, 132—135 (1919).

— Osservazioni sull'esame vestibolare dei candidati all'aviazione e dei piloti, specialmente in riguardo al nistagmo. Giorn. Med. mil. 67, 164—175 (1919). — Boll. Accad. Med. Roma 44, 65—80 (1919).

Binet, L.: Le mal des aviateurs et la sélection des pilotes militaires. Rev. gén. Sci. pures et appl. (Paris) 28, 540—545 (1917).

— Étude des réponses à l'émotion provoquée. C. r. Soc. Biol. Paris 82, 693—695 (1919).

Bishop, S. S. and F. G. Fox: Examinations for the aviation service. Med. Rec. of Rev. (New York) 25, 415—418 (1919).

Blaauw, E.: Visual requirements of military aviators. J. amer. med. Assoc. 68, 1205 (1917).

Boggs, T. R.: The choice and training of medical officers for the air force. Contr. Med. a. Biol. Res. Sir W. Osler (New York) 2, 655—658 (1919).

Bohan, P. T.: Heart examinations. J. aviat. Med. 2, 227—235 (1931).

Bonnardel, R.: Les examens de la vision chromatique dans les services de sécurité. Un nouvel appareil. Trav. hum. 4, 65—70 (1936). Ref. Ber. Physiol. 95, 230.

Bonner, W. F.: The flight surgeons; a method for securing physical efficiency. Mil. Surgeon (Washington) 49, 50—52 (1921).

Borst, W.: Wert und Bedeutung von Kreislaufbelastungsproben bei Fliegeruntersuchungen. Verh. dtsch. Ges. inn. Med., 25.—28. März 1935, 58—61. Ref. Dtsch. Mil.arzt 1, 83.

BOWDLER, A. B.: The comparative frequency of defects of visual acuity among accepted aviation candidates, pupils and experienced pilots. Brit. J. Ophthalm. **4**, 97—102 (1920). Ref. Zbl. Ophthalm. **3**, 28 (1928).

BOTELHO, T.: Les applications de l'examen biotypologique et la sélection des aviateurs. Revista Med. mil. Brasil. **1934**, No 2.

BOYER, J.: Selecting aviators, psycho-motive examination of candidates for the French service. Sci. Amer. (New York) **115**, 6 (1916).

BRABANT, V.-G.: L'orientation professionelle spécialement considéré au point de vue sélection et surveillance médicale des aviateurs. Arch. méd. belges **81**, 645—651 (1921). Ref. Zbl. Hyg. **19**, 577.

— Épreuves d'attention et aptitude au pilotage; test de Kraepelin appliqué aux navigateurs aériens. 3. Congr. internat. Nav. aér. Bruxelles 1925, p. 167—174. — J. Méd. Bordeaux **55**, 878 (1925).

BRAILEY, A. R.: Results of ocular examinations. Amer. J. Ophthalm., III. s. **2**, 433 (1919).

BRASWELL, J. C.: Problems of civilian examiner in aviation. J. aviat. Med. **4**, 91—102 (1933, Sept.).

BRETAS, A. S.: Eignungsauslese des brasilianischen Luftfahrtpersonals. Ind. Psychotechn. **13**, 274—281 (1936). — Vortr. 6. pan-amer. Ärztekongr. 1935.

BUCHANAN, J. N.: A comparison of two methods of applying prism tests to the eyes. Air. med. Serv. (Washington) **1**, 58—62 (1920).

BULLA, G. G.: The value of the neurological examination as related to flying. J. aviat. Med. **7**, Nr 3, 128—133 (1936). Ref. Dtsch. Mil.arzt **2**, 342.

BUSCH, H.: Zur ohrenärztlichen Untersuchung auf Fliegertauglichkeit. Dtsch. Mil.arzt **1**, 116—120 (1936). Ref. Zbl. Hyg. **38**, 286.

CAANITZ, H.: Vom Wesen der angeborenen Farbensinnstörungen und ihrer praktischen Bedeutung für Marine, Eisenbahn und Luftfahrt. Dtsch. med. Wschr. **1935** I, 306—311.— Veröff. Marine-San.wes. **1935**, H. 26, 5—19.

CAESAR, J.: Eignungsprüfung von Fliegern, Eisenbahnern usw. (tschech.). Čas. lék. česk. **69**, 1315—1318 (19. Sept. 1930). Ref. Zbl. Hyg. **26**, 175.

CAMIS, M.: Un mezzo per giudicare il grado di sensibilità agli stimoli emozionali. Giorn. Med. mil. **67**, 188—196 (1919).

CAMUS, J.: Étude des réactions psychomotrices et des réactions émotives des candidats à l'aviation. C. r. Soc. Biol. Paris **82**, 673—677 (1919).

— et NEPPER: Mesure des réactions psychomotrices des candidats à l'aviation. Paris méd. **6**, 200—294 (1916).

— — Temps des réactions psychomotrices des candidats à l'aviation. C. r. Acad. Sci. Paris **163**, 106 (1916).

CANTONNET, A.: L'examen de l'appareil visuel chez les candidats aviateurs. Presse méd. **27**, 78 (1919). — Arch. d'Ophtalm. **36**, 404—417 (1919).

— La vision de l'aviateur et les moyens de la contrôler. Presse méd. **30** (annexe), 957—961 (1922).

ČAPEK, D.: L'emploi du réflexe psychogalvanique dans l'examen du personnel volant. 5. Congr. internat. Nav. aér. La Haye 1931. Tome 2, p. 1366—1369. Ref. Ber. Physiol. **64**, 543.

CARRUCCIO, A.: Importanza dell'esame del senso cromatico negli aviatori. Critica dei metodi d'esame. 5. Congr. internat. Nav. aér. La Haye 1930. Tome 2, p. 1529—1540. 1931.

— L'esame del potere visivo. Sua importanza in aeronautica. Racc. Pubbl. sci. Ist. Med. Leg. per l'Aeron. (Parma) **5**, 13—24 (1934).

CASARINI, A.: La scelta dei piloti per la navigazione aerea. 217 p., 8°. Lib. d. stato. Roma 1925.

CASELLA, B.: Rilievi e note sul servizio oto-rino-laryngologico di aeronautica. Valsalva **2**, 540—550 (1926, Dez.).

— Polso e respiro dopo l'eccitamento labirintico in piloti ed allievi piloti di vario tipo morfologico. Giorn. Med. mil. **75**, 226—241 (1927). Ref. Ber. Physiol. 48, 551.

— Prove di orientamento acustico. Giorn. Med. mil. **83**, 123—136 (1935). Ref. J. aviat. Med. **6**, 104.

CASTRESANA, A.: Die Seheignung des Fliegers (span.). Rev. cub. Oftalm. **3**, 137—149 (1930). Ref. Zbl. Ophthalm. **25**, 295.

CAVANIGLIA, A.: Ricerca della visione stereoscopica sui candidati dell'aviazione. Med. prat. 12, 103—105 (31. März 1927).

CERES, F.: Medical aspects of naval aviation. U. S. nav. med. Bull. 26, 271—281 (1928, Apr.).

CHAMBERLIN, W. B.: Medical examination and the aviation corps. Cleveland med. J. 16, 545—548 (1917).

CHASE, J. S. and N. MUMEY: Physical requirements for commercial flyers. 31 p. 16⁰. Denver 1931.

CHAVEZ VELANDO, L. A.: Astigmatismus und Fliegereignung (span.). Rev. San. mil. Lima 8, 54—71 (1935). Ref. Dtsch. Mil.arzt 2, 172 (1937).

CHRISTENSEN, E. H. u. A. KROGH: Fliegeruntersuchungen I. Mitt. Methodik der Prüfungen von Höhenfliegern. Skand. Arch. Physiol. (Berlin u. Leipzig) 73, 17—26 (1936). Ref. Berl. Physiol. 94, 250.

COBB, P. W.: Individual variations in retinal sensitivity and their correlation with ophthalmological findings. Air Serv. Inform. Circ. (Washington) 4, Nr 359, 63—69 (1922).

— and M. W. LORING: A method of measuring retinal sensitivity. Air Serv. Inform. Circ. (Washington) 4, Nr 359, 55—62 (1922).

COHEN, M.: Device for examining aviators for distant stereoscopic vision. Arch. Ophthalm. (New York) 48, 168 (1919).

COLAJANNI, G.: Nuovo apparecchio per l'esame del senso chromatico. Ann. Ottalm. 59, 360—364 (1931). Ref. Zbl. Ophthalm. 25, 720.

— Sulla ricerca dell'equazione di Rayleigh all'anomaloscopio di Nagel per l'accertamento del Daltonismo relativo. Ann. Ottalm. 61, 99—108 (1933).

CONNOR, C. H.: The special physical examination of aviators for the United States Army. Mil. Surgeon. (Washington) 40, 29—32 (1917).

CONLIN, F. M.: Physical examination of applicants for aviation service. U. S. Army Nebraska med. J. 3, 120—123 (1918).

COOPER, H. J.: The relation between physical deficiency and decreased performance. J. aviat. Med. 1, 5—24 (1930).

— Further studies on the effect of physical defect on flying ability. J. aviat. Med. 2, 162—171 (1931).

COTTLE, G. P.: Naval aviation personnel. Mil. Surgeon (Amer.) 39, 353—360 (1916).

CRAIG, R. H.: Static labyrinth and ear test for aviators. Canad. med. Assoc. J. 8, 199 (1918).

DANA, W.: Simplified rebreather procedure. U. S. nav. med. Bull. 27, 16—21 (1929, Jan.).

DOCKERAY, F. C. and I. ISAACS: Psychological research in aviation in Italy, France, England, and the A.E.F. Air Serv. Inform. Circ. (Washington) 3, Nr 237, 26—37 (1921).

D'OLIVEIRA ESTÉVES, J. V.: Über den Begriff der Toleranz bei der Eignungsprüfung von Flugzeugführern (span.). Rev. San. mil. argent., Juli-Aug. 1934, H. 4, 205—210.

— Die Tauglichkeitsuntersuchung des argentinischen Marinefliegerpersonals (span.). Rev. méd. lat.-amer. 20, 1104 u. französische Zusammenfassung S. 1112 (1935). Ref. Zbl. Gewerbehyg. 23, 24.

— Un «tests» para la calificación de pilotos aviadores. Rev. San. mil. argent. 34, 142—150 (1935).

— La prueba de Valsalva debe ser proscripta en aviación. Rev. San. mil. argent. 34, 233 bis 235 (1935).

— Untersuchung des stereoskopischen Sehens; Feststellung der Entfernungsabschätzung zur Bestimmung der Tauglichkeit von Fliegern (span.). Rev. San. mil. argent. 34, 293—299 (1935).

— Concepto de tolerancias en el examen de aptitud para los pilotos aviadores. Rev. méd. lat.-amer. 21, 571—577 (1936).

DOLMAN, P.: A Maddox rod and a screen test combined. Arch. of Ophthalm. 48, 503—515 (1919). — Air Serv. Inform. Circ. (Washington) 1, Nr 99, 42—44 (1920).

— The relation of the sighting eye to the measurement of heterophoria. (A preliminary report.) Air Serv. Inform. Circ. (Washington) 1, Nr 99, 80—82 (1920). — Amer. J. Ophthalm. 3, 258—261 (1919).

— A consideration of some tests for determining the sighting eye. Air Serv. Inform. Circ. (Washington) 1, Nr 99, 83 (1920). — Amer. J. Ophthalm. 2, 467 (1919).

— The Maddox multiple red rod; a consideration of its optical defects. Air Serv. Inform. Circ. (Washington) 1, Nr 99, 84 (1920).

DUNLAP, K.: Medical studies in aviation. Psychologic observations and methods. J. amer. med. Assoc. **71**, 1392 (1918).
— Psychological research in aviation. Science (New York a. Lancaster, Pa.), N. s. **49**, 94—97 (1919).
ELICES Y GASSET, A.: Cómo deben ser físicamente y cómo se prueban los pilotos avisadores. Arch. Med., Cir. y Especial. **27**, V—VII (20. Aug. 1927).
ELLIS, M. M. and C. N. LARSEN: A device adapting the Bárány chair to rebreather tests. Air Serv. Inform. Circ. (Washington) **1**, 36—38 (1920).
ENGELKING, E.: Rapport sur l'unification des prescriptions visuelles pour les aviateurs etc. Die Prüfung des Farbensinns. 13. Congr. internat. d'Ophtalm. Amsterdam **4**, 53—73 (1930). Ref. Zbl. Ophthalm. **24**, 806.
ERIKSEN, E. C.: New psychological tests for pilots. Atti 4. Congr. internat. Nav. aer. Roma, Okt. 1927. Vol. 4, p. 522—532.
— Experiments upon a new apparatus for testing of equilibrium. 5. Congr. internat. Nav. aér. La Haye 1930. Tome 2, p. 1255—1263. 1931.
EXAMINATION: U. S. school of aviation medicine. Department of ophthalmology and otology.
— of the eye for flying. Var. leaves roy. 8⁰. Randolph Field, Tex. (n. d.).
— The medical — of civilian pilots, navigators and engineers. London: His Maj. St. Off., Jan. 1920.
— Medical — of aviation candidates for the royal air force. Air publ. Nr 130. Brit. Air. Min. 1933.
— The medical — for fitness for flying. (Royal air force and civil.) London: His. Maj. St. Off. 1930 a. 1936.
— The medical — of the civilian aeronaut. Lancet **1920 I**, Nr 18, 975, 976; Nr 19, 1026, 1027. Ref. Ber. Physiol. **3**, 227.
— Medical — of civilian aviators in Great Britain (including English tests for physical efficiency). J. aviat. Med. **1**, 103—121 (1930, Juni).
— U. S. war department. Office of the direction of air service. Physical — for flying. 16 p., 8⁰. Washington: Gov. Print. Off. 1919.
— United States war department adjutant general's office. Physical — for flying. (Form. Nr 609.) 4 p. roy., 8⁰. (Washington) 1921.
— FORM: British — — for civilian flyer. J. aviat. Med. **2**, 92, 93 (1931).
— — German medical — — for civilian pilots; medical certificate of physical fitness for airplane pilot. J. aviat. Med. **5**, 20—23 (1934).
— FORMS: French physical — —. Civilian airplane pilot. J. aviat. Med. **2**, 97—106 (1931).
EXAMINATIONS of the eyes of air pilots. J. amer. med. Assoc. **103**, Nr 21, 1632 (1934).
FALCHI, L.: Sull'idoneità al servizio di aviazione. Giorn. Med. mil. **59**, 347—350 (1911).
FATUZZO, G.: Le reazioni affettive e percettive in rapporto all'attivita e alla selezione professionale de pilota. Riv. aeronaut. **10**, No 11, 279—289 (1934).
FERRARI LELLI, F.: Modificazioni fisiologiche dell'organismo umano durante il volo; principali metodi d'esame per la scelta del pilota aeronavigante. Arch. di Antrop. crimin. **47**, 762—792 (1927, Sept.-Okt.).
FERRY, G.: Surveillance médicale et recrutement des observateurs en ballon. C. r. Soc. Méd. Nancy, 22. Dez. **1918**.
— L'aptitude à l'aviation. Le vol en hauteur et le mal des aviateurs. 196 p., 8⁰. Paris: Baillière & Fils 1918.
— Les facteurs «émotivité» et «irritabilité» chez l'aviateur suivant son état d'entrainement. Leur appréciation dans la détermination de l'aptitude au vol. Bull. Acad. Méd. Paris, III. s. **87**, 168—170 (1922).
— La valeur des résultats de l'analyse psychomotrice. Importance discutable qu'il convient de lui attribuer dans la détermination de l'aptitude au vol en avion. Strasbourg méd. **91**, 11—14 (5. Jan. 1931). — 5. Congr. internat. Nav. aér. La Haye 1930, p. 1370—1380. 1931.
FIGUERAS-BALLESTER, L.: Indice intégral biologique. 1. Congr. internat. Sécurité aér. Paris 1933. Tome 4, p. 138—140.
— Inhibo-discrinomètre. 1. Congr. internat. Sécurité aér. Paris 1933. Tome 4, p. 141—143.
— Stato-cinémo-stésiographe. 1. Congr. internat. Sécurité aér. Paris 1933. Tome 4, p. 144—147.

Filippovič, S. G.: Verfahren und Wertung des Berichtes der Kommission zur Musterung der Fallschirmspringer (russ.). Vojenno-san. Djelo **1935**, Nr 12, 12—22.

Fitness test: Cardiovascular physical—. The Schneider index. J. aviat. Med. **6**, 30 (1935).

Fiumel: L'habilité des organes internes et l'aptitude pour le service aérien. Rev. Pol. Méd. aéronaut., Okt.-Dez. **1933**. Ref. J. aviat. Med. **7**, 49 (1936).

Fiumel, A.: Prüfung des Kreislaufapparates der Flieger (poln.). Lek. Wojsk. **23**, 11, 12, 623—637 (1934).

— Methoden und Bedeutung der Fliegerauslese (poln.). Polska Gaz. lek. **13**, Nr 1, 8—10 (1934).

Flack, M.: Scientific tests for the selection of pilots for the air force. Nature (London) **101**, 225 (1918).

— Prove semplici per il controllo delle attitudini fisiche degli aviatori. Giorn. Med. mil. **67**, 1328—1336 (1919).

— Some simple tests of physical efficiency. Lancet **1919** I, 210—212. — Proc. roy. Soc. Med. **12** (Sect. Ep. a. Stat. Med.), 35 (1919).

— The bag method for the investigation of air disabilities of aviators. The medical problems of flying. Med. Res. Counc. 1920, Spec. Rep. Ser. Nr 53, p. 14—17.

— Tests for flying efficiency and flying strain. Med. Res. Counc. 1920, Spec. Rep. Ser. Nr 53, p. 93—140.

— L'aptitude respiratoire dans ses rapports particuliers avec l'aviation. Arch. internat. Physiol. **18**, 451—463 (1921). Ref. Ber. Physiol. **11**, 396.

— Stable nervous control in relation to flying efficiency. 3. Congr. internat. Nav. aér. Bruxelles 1925. Tome 1, p. 85—104. — Lancet **1925** II, 748—751. Ref. Zbl. Hyg. **12**, 824.

— Mesure du contrôle nerveux dans ses relations avec l'aptitude au pilotage. J. Méd. Bordeaux **55**, 874 (1925).

— Der Mensch im Flugzeug, seine Eignung zum Flugdienst und die funktionellen Störungen, die derselbe mit sich bringen kann. Handbuch der normalen und pathologischen Physiologie, Bd. 15, H. 1, Korrel. I/1, S. 362—377. 1930.

— and A. P. Bowdler: Report on the examination of a series of successful pilots from the point of view of the cardiovascular and nervous systems. Med. Res. Comm. Rep. of the Air Med. Invest. Comm. 1918, Nr 2. Great Britain.

— — The selection of candidates for flying. "The medical problems of flying", Med. Res. Counc., Spec. Rep. Ser. Nr 53, p. 81—92. London: His Maj. St. Off. 1920.

Flamme: Contribution à l'étude de l'aptitude physique à l'emploi de pilote d'avion. Rev. de l'Armée de l'air (VI) **2**, 761—786 (1934).

Flamme, (A. L. M. J. B.): De l'intérêt que présenterait l'examen du sens de l'odorat chez le candidat pilote-aviateur. Arch. Méd. mil. **79**, 475—481 (1923). Ref. Zbl. Hyg. **9**, 334.

Foy, R.: De l'examen des voies vestibulo-cérébelleuses chez les aviateurs. C. r. Soc. Biol. Paris **82**, 681—687 (1919).

Galeone, Cl.: Il comportamento dei riflessi labirintici nei piloti aviatori-considerazioni sulle prove dell'esame vestibolare. 5. Congr. internat. Nav. aér. Tome 2, p. 1339—1360. Ref. Ber. Physiol. **64**, 551.

Galeotti, G.: La scelta psico-fisiologica degli aviatori. Ardea **1**, 1. Ref. Giorn. Med. mil. **67**, 225 (1919).

— Le ricerche psico-metriche nella scelta dei candidati all'aviazione. Riv. Trasporti aer. **2**, H. 10, 25 (1918, Aug.). Ref. Giorn. Med. mil. **67**, 225 (1919).

— L'ergoestesiografo; un apparecchio per investigare le attitudini muscolari dei candidati all'aviazione. Giorn. Med. mil. **67**, 143—147 (1919). — Englisch: Lancet **1918** II, 702.

— Su di un metodo per determinare la velocità di appercezione. Giorn. Med. mil. **67**, 202—207 (1919).

— e G. B. Cacciapuoti: Un metodo di misura delle capacità attentive applicato alla scelta dei candidati all'aviazione. Arch. di Fisiol. **17**, 47—57 (1918/19). — Giorn. Med. mil. **67**, 207—209 (1919). — Ardea **1**, No 3.

Gemelli, A.: Sull'applicazione dei metodi psico-fisici all'esame dei candidati all'aviazione militare. Riv. Psicol. **13**, 157—190, 4 pl. (1917). — Französisch: Arch. ital. de Biol. (Pisa) **67**, 162—205 (1917).

— I reattivi psicologici per la scelta del personale militare navigante. Riv. Psicol. **14**, 5, 6 (1918).

GEMELLI, A.: Riassunto di alcune indagini sulla psicofisiologia degli aviatori compiute nel
    laboratorio di psicofisiologia del comando supremo. Giorn. Med. mil. 67, 49—71 (1919). —
    51 p., 8⁰. Milano 1921.
— Sul valore dei tempi di reazione semplice specie in ordine all'applicazione di essi alla
    selezione personale. Arch. di Sci. biol. 11, 698—712 (1928). — Französisch: Arch. ital.
    de Biol. (Pisa) 81, 159—171 (1929).
— Osservazioni generali e ricerche sperimentali sulla selezione dei piloti di aviazione. Riv.
    Psicol. 25, 121, 180 (1929).
— Observations sur la sélection des piloves aviateurs. Trav. hum. 1, 3—23 (1933). Ref.
    Ber. Physiol. 75, 332.
GLEKEL, M.: Auswahl der Kandidaten für Fallschirmabsprünge (russ.). Vojenno-san. Djelo
    1934, Nr 10/11, 43—48.
GLENN, CH. R.: A preliminary report on a performance test for flying. J. aviat. Med.
    6, 14—19 (1935).
GOODALL, E. G.: La scelta degli aviatori nel riguardo psicofisiologico. Arch. ital. Otol.
    30, 55—66 (1919).
GORE, TH. L.: An analysis of 5,5 examinations at Maxwell Field for primary flying training.
    J. aviat. Med. 7, 172—176 (1936).
GOWAN, C. H.: Glycosuria (in examination of flyers); case reports. J. aviat. Med. 4, 39, 40
    (1933, Juni).
GRADENIGO, G.: Ricerche psicofisiologiche sui candidati al pilotaggio d'aviazione militare.
    Giorn. Med. mil. 66, 3—17 (1918).
— La scelta degli aviatori nel riguardo psicofisiologico. Arch. ital. Otol. 30, 55—66 (1919).
— Gli uffici psico-fisiologici per l'esame del personale di aeronautica in Italia. Giorn.
    Med. mil. 67, 3—6 (1919). — Arch. ital. Otol. 30, 91—99 (1919).
— Funzione tubaria ed aviazione. Giorn. Med. mil. 67, 137—142 (1919). — Arch. ital.
    Otol. 30, 24—30 (1919).
— ed A. GEMELLI: I reattivi psicologici per la scelta del personale militare navigante
    nell'aria. Riv. Psicol. 14, 145—166 (1918).
— — I testi per la scelta del personale militare navigante dell'aria. Giorn. Med. mil. 67,
    31—48 (1919).
GRANT, J. F.: The examination and classification of aviators with special reference to the
    effects of high altitudes. California State J. Med. 18, 96—101 (1920). Ref. Ber. Physiol.
    2, 228.
GREENE, C. W. and N. C. GILBERT: A sphygmographic study of the pulse during the
    rebreather test. Air Serv. Inform. Circ. (Washington) 3, Nr 237, 116—121 (1921).
— — An experimental analysis of the cause of the occasional fainting and collapse in the
    official air service test. Mil. Surgeon (Washington) 52, 31—34 (1923).
GREENE, R. N.: Rôle of neurology in determining physical fitness for flying. J. aviat.
    Med. 4, 74—90 (1933).
GRÖNVALL, H.: Die Untersuchung der Augen von Aspiranten der Militärluftfahrt (schwed.).
    Tidskr. Mil. Hälsovård 54, 47—89 (1929).
GROTE, H.: Habe ich Veranlagung zum Fliegen? 35 S., 8⁰. Bochum-Langendreer: Pöpping-
    haus 1936.
GUILLAIN, G.: Les examens médicaux et physiologiques du personnel navigant de l'aviation.
    C. r. Soc. Biol. Paris 82, 655—663 (1919).
— et L. AMBARD: L'étude des réactions psychomotrices au point de vue de l'aptitude
    des pilotes aviateurs. C. r. Soc. Biol. Paris 82, 663—666 (1919).
HAHN, R.: L'esame della vertigine galvanica nei piloti e nei candidati al pilotaggio.
    Confronto dei valori ottenuti con quelli ricavati dalle prove rotatorie. Giorn. Med.
    mil. 67, 154—158 (1918).
— ed A. MALAN: Dell'esame del senso statico e del senso vestibolare nei candidati all'avia-
    zione. Arch. ital. Otol. 29, 78—87 (1918). Ref. Giorn. Med. mil. 67, 226 (1919).
HARGREAVES, J. M.: Some interesting ophthalmological factors in the selection of the
    military aviator. J. aviat. Med. 7, 9—11 (1936). Ref. Ber. Physiol. 95, 357.
HASELTON, F. R.: Psychological considerations in judging aeronautical adaptability. J.
    aviat. Med. 1, 29—32 (1930, März).
HASTINGS, H.: Reactions of the normal labyrinth; recent experience in the United States
    aviation examinations. Ann. of Otol. (St. Louis) 27, 481—489 (1918).

HAY, P. J.: Visual requirements of aviators. Arch. Ophthalm. (New York) 48, 519—521 (1919).
HAYDEN, A. A.: The routine otolaryngological examination of 4000 applicants for the aviation section of the signal corps of the United States army, with totals and averages of the vestibular rotation reactions of the first 2000. Trans. amer. Acad. Ophthalm. a. Otol. 22/23, 221—240 (1917/18).
— Vestibular rotation reactions and routine otolaryngologic examination of 3748 applicants for the aviation section S. C., U.S.A. Ann. of Otol. 38, 518—554 (1919).
HENNSON, V. A. C.: Air service tests of aptitude for flying. J. appl. Psychol. 3, 103—109 (1919).
HERBOLSHEIMER, A. J.: A new instrument for testing for diplopia. J. aviat. Med. 1, 102 (1930).
— Certain eye factors in examination of pilots. J. aviat. Med. 1, 166—170 (1930, Sept.).
HERLITZKA, A.: Sulla determinazione del tempo di riconoscimento di un segno. Giorn. Med. mil. 67, 196—201 (1918).
— Methoden zur Auswahl und Kontrolle der Luftzeugfahrer. ABDERHALDENs Handbuch der biologischen Arbeitsmethoden, Abt. 6, Teil C 1, S. 813—869. 1928.
HERTZOG, M. D.: The eye examination. J. aviat. Med. 1, 234—236 (1930).
HOLZER, W. P.: Ophthalmology in aviation medicine. Amer. J. Ophthalm. 14, 905—907 (1931). Ref. Zbl. Ophthalm. 26, 441.
HOWARD, H. J.: A new apparatus for testing accomodation. Air Serv. Inform. Circ. (Washington) 1, Nr 99, 86—89 (1920); 5, Nr 403, 71—74 (1923).
— A stereomicrometer. Air Serv. Inform. Circ. (Washington) 1, Nr 99, 90—93 (1920).
— Amer. J. Ophthalm., III. s. 3, 417—421 (1920).
— A test for the judgment of distance. Air Serv. Inform. Circ. (Washington) 1, Nr 99—115 (1920).
HUSS: Untersuchung auf Gleichgewichtsstörungen bei Fliegern. Veröff. Marine-San.wes. 1913, H. 6, 1—31. — Übersetzt in U. S. nav. med. Bull. 8, 87—106 (1914).
ICKSTADT, A.: Physical qualifications and aeronautical adaptability. U. S. nav. med. Bull. 27, 9—16 (1929, Jan.).
ISSLER VIEIRA, A.: O exame medico do aviador. Trib. med. 33, 113—118 (15. Mai 1927).
JEGOROV, P.: Die Besonderheiten der Fliegerarbeit unter den Bedingungen des herabgesetzten Barometerdruckes und die einfachste Methode der Höhenauslese (russ.). Voj. med. J. Moskau 4, 226—230 (1933).
JENSEN, W. S.: The neuropsychic aspects of the physical examination for flying. J. aviat. Med. 6, 1—9 (1935).
— Some interesting neuropsychiatric factors in the selection of military aviators. J. aviat. Med. 6, 107—112 (1935).
JOHNSON, H. M. and F. C. PASCHAL: Psychological effects of deprivation of oxygen; deterioration of performance as indicated by a new substitution test. Air Serv. Inform. Circ. (Washington) 3, Nr 237, 38—72 (1921). — Psychobiology, Vol. 2, p. 193—236. Baltimore 1919/20.
JOHNSTON, J. I.: The cardiovascular problems in the aviation recruit. Boston med. J. 180, 160 (1919). — Penn med. J. Athens 22, 53—55 (1918/19).
JONES, G. J.: Physical requirements for flying training. Army med. Bull. (U.S.) 1935, Nr 31, 57.
— The human element in the maintenance of flying security. J. aviat. Med. 6, 10—13 (1935).
JOSUÉ, O.: L'examen du coeur et des vaisseaux chez les aviateurs. Arch. Méd. mil. 69, 609—628 (1918).
KEITH, C. W.: Pilots and their medical examinations. Nebraska med. J. 13, 462, 463 (1928, Dez.).
KERRISON: Examination of army aviators. Ann. of Otol. (St. Louis) 27, 1077 (1918).
KNIPPING, H. W.: Über die Funktionsprüfung von Atmung und Kreislauf bei der Fliegereignungsuntersuchung. Luftfahrtmed. 1, 26—38 (1936).
KOCH, JOH.: Welche Rückschlüsse gestattet uns die bisher übliche Vestibularprüfung für die Beurteilung der Fliegertauglichkeit? (Kongreßbericht). Zbl. Hals- usw. Heilk. 25, 708—711 (1935/36).
KOGAN, E. S.: Der RANSOM-PICKARDsche Test zur Prüfung des Tiefensehens (russ.). Sovjet. Vestn. Oftalm. 7, 913—916 (1935). Ref. Dtsch. Mil.arzt 1, 219.

KORGAN, E.: Das vereinfachte Adaptometer des Akademikers LASAREW mit Abänderungen
    des psychophysiologischen Laboratoriums der Luftwaffe. Vojenno-san. Djelo **1936**,
    Nr 5, 46—49.
KOSCHEL: Die militärpsychologische Prüfstelle der Fliegergruppe. Allg. Schweiz. Mil.ztg **82**,
    317—320 (1936). Ref. Dtsch. Mil.arzt **2**, 36.
KOSCHEL, E.: Welche Anforderungen müssen an die Gesundheit der Führer von Luft-
    fahrzeugen gestellt werden? Jb. wiss. Ges. Flugtechnik (Berlin) **2**, 143—157 (1914).
— Health requirements for the aeronaut. Sci. Amer. (New York) **79**, Suppl., 45 (1915).
— Anleitung zur Beurteilung der gesundheitlichen Tauglichkeit zum Flugzeugführer. 14 S.,
    8⁰. Leipzig: Johann Ambrosius Barth 1922.
— Guide in judging the health standards of a pilot. J. aviat. Med. **5**, 10—19 (1934).
KRAGH, J.: Über die Bedeutung des Vestibulartests bei Flieguntersuchungen, besonders
    in Hinblick auf die Erfahrungen des Auslandes (dän.). Mil.laeg. **35**, 54—73 (1929).
KRONFELD, A.: Eine experimentell-psychologische Tauglichkeitsprüfung zum Flugdienst.
    Z. angew. Psychol. **15**, 193—235 (1919).
KULIKOVSKIJ, G.: Normen und Bedeutung der Labyrinthfunktionen für Flieger (russ.).
    Ž. ušn. Bol. **4**, Nr 11/12, 810—828 (1927). Ref. Zbl. Hals- usw. Heilk. **12**, 333.
— Einfache Labyrinth-Drehreaktionen zur Prüfung von Flugschülern (russ.). Vojenno-
    san. Djelo **1932**, Nr 5, 25.
— Grundlinien für die Ausarbeitung von Professiogrammen über die Tauglichkeit zum
    Flieger hinsichtlich seiner LOR- (Hals-Nasen-Ohren-) Organe (russ.). Vojenno-san. Djelo
    1933, Nr 5, 23.
— i D. SLOBODSKAJA: Versuch der Verwendung einer 4-Stangenschaukel bei den Unter-
    suchungen des Vestibularapparates gelegentlich der Berufsauslese von Fliegern (russ.).
    Vojenno-san. Djelo **1934**, Nr 4, 29—36.
KUŠELEVSKI, B.: Unsere Methodik in der ärztlichen Auswahl von Militärflugschülern der
    Rotarmee-Streitkräfte nach dem Zustand ihres Herz-Gefäßsystems und deren Ergeb-
    nisse (russ.). Vojenno-san. Djelo **1934**, Nr 9, 15—24.
DE LAET, M. et CH. SILLEVAERTS: La sélection professionelle des aviateurs en Belgique.
    Bruxelles Méd. **16**, 1205—1212 (1936). Ref. J. aviat. Med. **7**, 212.
LANCASTER, W. B.: Research work on the problems of aviation. Amer. J. Ophthalm.,
    III. s. **2**, 286 (1919).
— Research work in ophthalmology at the medical research laboratory of the air service
    division of the surgeon generals office and its bearing on the teaching of ophthalmology
    in America. Trans. amer. ophthalm. Soc. **17**, 186—194 (1919).
LAVERY, F. S.: Ophthalmology in aviation. Ir. J. med. Sci. **1936**, 302—308.
LEVY, L.: Vestibular reactions in five hundred and forty-one aviators. J. amer. med. Assoc.
    72, 716 (1919).
LEWIS, E. R.: Otologic problems from the standpoint of aviation service. Trans. amer.
    otol. Soc. **14 III**, 449—451 (1918).
— and F. H. PIKE: Bárány chair tests and flying ability. J. amer. med. Assoc. **70**, 1559
    (1918).
LITINSKIJ, G.: Die Normen der Tiefensehschärfe und ihre physiologische Grundlage (russ.).
    Vojenno-san. Djelo **5**, 41—45 (1936). Ref. Ber. Physiol. **96**, 444.
LIVINGSTON, P. C.: Binocular vision in everyday life: with a description of the binocular
    gauge. Proc. roy. Soc. Med. **29** (Sect. Ophthalm.), 11—14 (1935).
LONGACRE, R. F.: Personality study. J. aviat. Med. **1**, 33—50 (1930).
— Physical fitness for airplane pilot duty. J. aviat. Med. **1**, 64—80 (1930, Juni).
— Special aspects of physical examination for flying. J. aviat. Med. **1**, 160—165 (1930,
    Sept.).
— Selection of flying cadets: medical aspects. A study by a group of flight surgeons. Mil.
    Surgeon **69**, 431—437 (1931). Ref. Zbl. Hyg. **26**, 884.
LOTTIG: Grundlagen und Aufbau der Fliegertauglichkeitsprüfung (Kongreßbericht). Zbl.
    Hals- usw. Heilk. **25**, 705 (1935/36).
LOTTIG, H.: Zur Persönlichkeitsbeurteilung in der Fliegereignungsprüfung. Acta aero-
    physiol. **1**, F. 3, 42—44 (1933).
— Fliegereignungsprüfung und psychische Höhenwirkung (Vortragsbericht). Klin. Wschr.
    1934 II, 1805.

LOTTIG, H.: Welche körperlichen und psychischen Eigenschaften sind Voraussetzung für die Fliegertauglichkeit? Verh. dtsch. Ges. inn. Med. Wiesbaden, 25.—28. März **1935**, 40—48.

— Bedeutung und Methodik der Persönlichkeitsbeurteilung in der Fliegertauglichkeitsprüfung. Dtsch. Mil.arzt **1**, 337—341 (1936).

— Zur Vereinheitlichung des Schreibversuchs bei der Höhentauglichkeitsprüfung. Luftfahrtmed. **1**, H. 1, 15—19 (1936).

— Über den diagnostischen Wert der Höhentauglichkeitsprüfung. Luftfahrtmed. Abh. **1**, 65—71 (1936).

— Die Fliegertauglichkeitsuntersuchung. Luftfahrtmed. Abh. **1**, 119—126 (1936).

— Fliegerauslese. 2. internat. Sportärztekongr. Berlin 1936, p. 215—222.

LOY, A. W.: Disqualifying eye-muscle imbalances in aviators. U. S. nav. med. Bull. **27**, 335—338 (1929, Apr.).

McCOMAS, H. C. u. a.: Psychological tests for selecting aviators. J. of exper. Psychol. **3**, 405—423 (1920).

MACEWICZ, P.: Die Ergebnisse des psychotechnischen Examens und die Wirklichkeit (poln.). Lek. Wojsk. **24**, Nr 12, 607—617 (1934). — Polski Przegl. Med. Lotn. **3**, Nr 4, 127—137 (1934).

MACLAKE, W.: Recent work in personality study. Air Serv. Inform. Circ. (Washington) **1**, Nr 3, 26—30 (1920).

McMULLEN: Rapport sur l'unification des prescriptions visuelles pour les aviateurs etc. Methods of testing visual acuity. 13. Congr. internat. d'Ophtalm. **4**, 19—23 (1930). Ref. Zbl. Ophthalm. **24**, 804.

— Methods of testing light sense. 13. Congr. internat. d'Ophtalm. **4**, 29—33 (1930). Ref. Zbl. Ophthalm. **24**, 805.

MALAN, A.: La prova dell'indicazione nell'esame dei candidati all'aviazione e dei piloti aviatori. Arch. ital. Otol. **30**, 161—175 (1919).

— La prova dell'indicazione come viene praticata nell'esame dei candidati all'aviazione. Giorn. Med. mil. **67**, 147—153 (1919).

— Dell'esame del senso statico della posizione e del senso della verticalità nei candidati all'aviazione. Giorn. Med. mil. **67**, 159—163 (1919).

— Méthode d'inscription des déviations postrotatoires dans l'épreuve de l'indication. Rev. de Laryng. etc. **51**, 405—410 (1930).

MARCH, J. B.: Diary of a cold weather test flight. J. aviat Med. **6**, 20—26 (1935).

MARCHOUX, E. et NEPPER: Influence de l'integrité de la muqueuse rhinopharyngienne sur l'aptitude des aviateurs au vol. C. r. Soc. Biol. Paris **82**, 668—673 (1919).

MARTEL, F. J.: The orientator. Trans. amer. laryng., rhin. a. otol. Soc. **26**, 476 (1920).

MASHBURN, N. C.: The complex coördinator as a performance test in the selection of military flying personnel. J. aviat. Med. **5**, 145—154 (1934).

— Mashburn automatic serial action apparatus for detecting flying aptitude. J. aviat. Med. **5**, 155—160 (1934).

— Some interesting psychological factors in the selection of military aviators. J. aviat. Med. **6**, 113—126 (1935).

MATHIEU DE FOSSEY, A.: L'examen médical du pilote aviateur. Aéronautique **1919**, 272—276.

— et P. BÉHAGUE: Méthodes d'examen et conditions d'aptitude à l'aviation. J. Méd. Paris **39**, 242 (1920).

MAUBLANC et RATIÉ: L'examen médical des pilotes par la méthode des réactions aux variations d'équilibre. C. r. Soc. Biol. Paris **82**, 649—652 (1919).

— — L'examen médical des aviateurs, des canditats à l'aviation et des pilotes. Libr. Baillière 1920. — 95 p., 8°. Trans. by N. BALL. London: Bale 1920.

— et V. RATIÉ: L'examen des aviateurs. La résistance au vertige. Arch. Méd. mil. **75**, 315—320 (1921). Ref. Ber. Physiol. **14**, 187.

MEIER-MÜLLER: Psychologische Auslese bei der Luftwaffe (Schweiz). Die Verantwortung bei der Flugwaffe, mit besonderer Berücksichtigung des fliegerärztlichen Dienstes. Allgem. Schweiz. Mil.ztg, Mai **1936**, Nr 5, 312—317.

MEIER-MÜLLER, H.: Die medizinisch-psychologischen Voraussetzungen der Tauglichkeit als Militärflieger. Schweiz. med. Wschr. **1936** I, 149—152. Ref. Dtsch. Mil.arzt **1**, 38.

MESRIN, M.: Zur Methodik der Prüfung der Durchgängigkeit der Eustachischen Röhren bei der Auswahl der Bewerber für die Fliegerschulen (russ.). Vojenno-san. Djelo **1935**, Nr 9/10, 82—86.

METZ, P.: Funktionale und charakterologische Fragen der Fliegereignung. Abh. z. Wehrpsychol. Leipzig: Johann Ambrosius Barth 1936. Beih. Z. angew. Psychol. u. Charakterkde **72**, 153—172.

MICHELOVIČ, M. S.: Der praktische Wert des doppelten Rotationstests (Otholitenreaktion) bei Untersuchung des Vestibularapparats der Flieger (russ.). Russk. Oto-laring. **24**, 472—486 (1931).

MILANO, A.: Cómo debe seleccionarse el personal militar de la aviación; métodos modernos usados con ese objeto. Semana méd. Buenos Aires **28**, 697—708 (1921).

— Valor de las reacciones cardiovasculares en los aviadores. Rev. San. mil. Buenos Aires **20**, 771—776 (1921).

— Examen médico de los aviadores; sus resultados practicos. Rev. San. mil. Buenos Aires **27 I**, 30—36 (1928).

— Neue Apparate zur Untersuchung der Sinne der Flieger (span.). Rev. San. mil. Buenos Aires **28**, 477—485 (1929, Nov.-Dez.).

— Medizinische und psychophysiologische Untersuchung der Militärflieger (span.). Arch. argent. Psicol. norm. pat. ter. neur. ment. y cien. afines **1**, 29—35 (1933).

MILES, W. R.: A pursuit pendulum. Psychologic. Rev. **27**, 361—376 (1920).

MILLER, W. H.: Fatigue-some special effects and tests. J. aviat. Med. **7**, 161—168 (1936).

MOLODCOV, N.: Über die ärztliche Auswahl der Flugschüler (russ.). Vojenno-san. Djelo **1935**, Nr 3, 40—44. Ref. J. aviat. Med. **7**, 49 (1936).

MONGUZZI, U.: La pressione media e la sua importanza nella fisiopatologia dell'aviatore. Giorn. Med. mil. **82**, 709—715 (1934). Ref. Ber. Physiol. **84**, 425.

MUNIER, A.: De l'importance de la recherche du réflexe oculo-cardiaque chez les aviateurs. Rev. méd. Est. **50**, 118—123 (1922). Ref. Ber. Physiol. **14**, 537.

MUNLY, W. C.: The modern viewpoint of the cardio-vascular examinations. Air med. Serv. (Washington) **5**, 82—89 (1923/24).

MUNRO, D.: Guiding principles in the medical selection and care of aviators. Internat. Air Congr. London 1923, p. 730—738.

— CLEMENTS u. a.: Discussion on ophthalmology in its relation to the services, with particular reference to flying. Brit. med. J. **1923 II**, 654—658.

MURPHY, W. E.: Observations during examinations of candidates for the aviation service. Ohio med. J. **15**, 631—636 (1919).

NEČAEV, A.: Zur Frage über experimentell-psychologische Fliegeruntersuchungen (russ.). Ž. Psichol. i pr. **2**, 3—16 (1923).

NIEDDU-SEMIDEI, A.: Sull'idoneità fisica al servizio di navigazione aerea. Giorn. Med. mil. **59**, 3—27 (1911).

— L'esame dell'orecchio e delle prime vie respiratorie negli aspiranti piloti di navigazione aerea. Arch. ital. Otol. **22**, 11—31 (1911).

NOLTENIUS, F.: Körperliche und seelische Anforderungen des Fliegens. Med. Welt 8, 1196—1198 (1934).

NORDLANDER, O.: Medizinische Untersuchung von Fliegern in Schweden (schwed.). Tidskr. Mil. Hälsovård. **56**, 1—43 (1931).

NORTHINGTON, P. O.: The selection of aviation personnel. Mil. Surgeon (Washington) **52**, 53—59 (1923). Ref. Zbl. Hyg. **5**, 395.

OBLATH, O.: Colour vision tests. (International Labour office.) 47 S., 8⁰. Geneva: King & Son 1929.

ONFRAY, R.: Rapport sur l'unification des prescriptions visuelles pour les aviateurs etc.

— La vision du relief. 13. Congr. internat. d'Ophtalm. Amsterdam 4, 35—45 (1930). Ref. Zbl. Ophthalm. **24**, 805.

— Propositions motivées. Aviateurs. 13. Congr. internat. d'Ophtalm. Amsterdam **4**, 85—91 (1930). Ref. Zbl. Ophthalm. **24**, 805.

PADDEN, E. H.: Observations of monthly examinations on flying personnel. J. aviat. Med. **1**, 154—159 (1930).

PARFENOV, A. G.: Über die baroskopische Funktion des Ohres und die Methode der Untersuchung der Durchgängigkeit der Eustachischen Röhre bei der Fliegertauglichkeitsprüfung (russ.). Vojenno-san. Djelo **1934**, Nr 8, 46, 47.

PARSONS, J., D. MUNRO u. a.: Ophthalmology in relation to the navy, army and air force. Lancet **1923 II**, 516—518.

PARSONS, R. P.: A search for nonphysical standards for naval aviators. U. S. nav. med. Bull. **12**, 155—172 (1918). — Gov. Print. Off. 41088a—18.

— and L. H. SEGAR: Bárány chair tests and flying ability. J. amer. med. Assoc. **70**, 1064, 1879 (1918).

PATTEN, W. F.: Report on examination of 100 pilots returned from the front. A.E.F. Off. Rep. to C. O. Med. Res. Lab. A.E.F. 1918.

PEAK, I. F.: The work association test. Mil. Surgeon **54**, 582—594 (1924). — Air. Serv. Inform. Circ. (Washington) **5**, 90—95 (1923/24).

PERRIN DE BRICHAMBAUT: Examen actuel de personnel navigant de l'aviation. Presse méd. **30 I** (annexe), 1041 (1922).

PERRIN DE BRICHAMBAUT, P.: Critères de l'aptitude au vol en avion. Étude comparative des différentes méthodes d'examen employées en France, dans les pays alliés et chez les puissances centrales 329 S., 8°. Thèse de Nancy **1921**.

PFEFFER, C. A.: The vestibular tests as employed by the army (U. S.) air service. Trans. amer. otol. Soc. **17**, 336—346 (1925).

PIÉRON: Un' oeuvre psychologique de guerre; l'examen des aviateurs. Ann. de Psychol. **21** (1914—1919).

PIRES FILHO J.: Die Untersuchung der Augen bei den Militärfliegern (port.). Rev. brasil. Med. e Pharm. **7**, 24—35 (1931, Jan.—März).

POL, V.: Le rapport entre l'équilibre d'activité des muscles du globe oculaire et la vision binoculaire. 5. Congr. internat. Nav. aér. La Haye 1930. Tome 2, p. 1381—1391. 1931.

PONOMAREV, S.: Die Rolle, der Ort und die Aufgaben der psycho-hygienischen Arbeit bei Auswahl in die Fliegerschulen WWS (russ.). Vojenno-san. Djelo **1934**, Nr, 1, 15—21.

— Eine der wichtigsten Aufgaben der ärztlichen Arbeit in den Fliegerschulen. (Psychotechnische Prüfungen.) (russ.) Vojenno-san. Djelo **1934**, Nr 2, 17—25.

PONTES DE MIRANDA, M.: Control medico de aviadores e athletas. Sciencia med. **6**, 437—445 (1928, Sept.).

POOLE, F. H.: Personality study of candidates for flying. Mil. Surgeon **61**, 477—479 (1927). Ref. Zbl. Hyg. **16**, 707.

POPOV: Vergleichsweise Angaben der Fliegerauslese in bezug auf LOR- (Hals-Nasen-Ohren-) Organe in SSR und SSA (russ.). Vojenno-san. Djelo **1936**, Nr 5, 61—64.

POPOV, A.: Auswahl und Trainieren auf der Erde für „Blindflüge". Vojenno-san. Djelo (russ.) **1936**, Nr 2/3, 64—69. Ref. Ber. Physiol. **95**, 87.

PORTMANN, G.: Interprétation des épreuves labyrinthiques chez les aviateurs. Rev. de Laryng. etc. **43**, 140—144 (1922).

PRINCIGALLI, S.: Osservazioni sulla cronassimetria vestibolare con particolare riguardo alla selezione del personale aeronavigante. Valsalva **8**, 951—966 (1932, Dez.).

RABINOVIČ: Neuro-psychische Auslese von Kandidaten der Kriegsfliegerschulen (russ.). Vestn. vosdušn. flota **1935**, Nr 5, 24.

RACZYŃSKI-WOLIŃSKI, K.: L'aptitude au métier d'aviateur au point de vue de la neurologie (poln., französische Zusammenfassung). Polski Przegl. Med. Lotn. **4**, Nr 2, 55—65 (1935).

RANKEN, D.: The nose, throat and ear requirements of airmen; problems presented by the international medical requirements for air navigation, with special reference to the nose, throat and ear. Lancet **1921 II**, 1263—1265.

REINARTZ, E. G.: Some neuropsychiatric problems of flight surgeon. J. aviat. Med. **3**, 137—149 (1932, Sept.).

RÉNARD: Remarque sur la sélection des aviateurs. C. r. Soc. Biol. Paris **82**, 687 (1919).

REQUIREMENTS: Medical — for flying as laid down by the International Commission for air navigation. Lancet **1927 II**, 1361.

RESPIRATORY TESTS: England medical research committee. Reports of the air medical investigation committee. Nr 6. — — for ability to stand high altitudes. (The Committee.) 21 p., 12°. London 1918.

RHOADES, G. C.: Examination of candidates for training. U. S. nav. med. Bull. **26**, 502—514 (1928, Juli).

RIPPON, T. S. and E. G. MANUEL: The essential characteristics of successful and unsuccessful aviators, with special reference to temperament. Lancet **1918 II**, 411—415.

RIVERS, W. H. R., T. S. RIPPON and E. G. MANUEL: Mental aptitude for aviation. "The medical problems of flying", p. 257—264. London: His. Maj. St. Off. 1920.

ROBERTSON, C. M.: Examination of men entering the aviation service; a new test and method of classification for labyrinth, muscle tone and blood pressure findings, preliminary report. J. amer. med. Assoc. **71**, 813—817 (1918). — Trans. amer. otol. Soc. **14 III**, 457—486 (1918).

— Further thoughts concerning tests for aviators. The Laryngoscope (St. Louis) **32**, 105—112 (1922). — Trans. amer. otol. Soc. **15**, 390—401 (1921).

ROMAGNA-MANOIA, A.: L'esame neurologico nei candidati all'aviazione. Giorn. Med. mil. **67**, 136, 137 (1919).

— Osservazioni sul tempo di reazione composta. Giorn. Med. mil. **67**, 212—217 (1919).

ROSENBERG i TUROV: Untersuchung der Koordination mit dem Apparat von ROSENBERG-TUROV (russ.). Vojenno-san. Djelo **1934**, Nr 10/11, 61—69.

ROSENBERG, S. P. i G. S. VENGRŠENOVSKIJ: Die Bedeutung der Konvergenz bei der Aufnahme auf Fliegerschulen (russ.). Vojenno-san. Djelo **1936**, Nr 5, 37—40.

RUDKOV, G. V.: Vojačeks Otholitenreaktion für Flieger (russ.). Vestn. sovjet. oto-rino-lar. **26**, 243—247 (1932).

RÜSTÜ, N.: Fliegerauslese (türk.). Askeri sihhiye mecmnasi Istanbul **62**, 146—158 (1933).

RUGGLES, W. G.: Educating the flying faculties (recent findings in classification and training of student aviators). Trans. amer. otol. Soc. **17**, 347—354 (1925).

SAFFIOTTI, F. U.: Brevi note preventive sui risultati di alcune ricerche psicometriche sui candidati all'aviazione e sui piloti. Giorn. Med. mil. **67**, 180—188 (1919).

ŠAGOV, M.: Standardisierung der Untersuchungsmethoden der Konvergenz, des Nahpunktes und des Muskelgleichgewichts auf kurze Entfernung bei Kandidaten der Fliegerschule WWS und bei Fliegern (russ.). Vojenno-san. Djelo **1934**, Nr 5, 53—56.

SAJONČKOVSKIJ, M. i E. KOGAN: Vergleichende Beurteilung unserer, der amerikanischen und der internationalen Anforderungen von seiten des Gesichtssinns für Flieger und Kandidaten der Fliegerschulen (russ.). Vojenno-san. Djelo **1936**, Nr 11, 25—32.

SAWICZ, W.: Körpergröße und Eignung zum Fliegerberuf (poln.). Lek. Wojsk. **27**, 321—326 (1936). Ref. Dtsch. Mil.arzt **2**, 342.

SCHMIDT, J.: Der gegenwärtige Stand unserer Kenntnisse von den Störungen des Farbensinns und die Farbensinnprüfungen bei der Luftfahrt (unter Berücksichtigung des Auslandes). Luftfahrtmed. **1**, 53—68 (1936).

SCHNEIDER, E. C.: A cardio-vascular rating as a measure of physical fatigue and efficiency. Air Serv. Inform. Circ. (Washington) **1**, Nr 99, 22—26 (1920); **5**, 9—13 (1923). — J. amer. med. Assoc. **74**, 1507—1510 (1920).

— Observations on the physical efficiency tests used by the royal air force of England. Amer. J. Physiol. **51**, 79 (1920/21).

— A record of experience with certain physical efficiency and low oxygen tests. Air Serv. Inform. Circ. (Washington) **3**, Nr 237, 107—112 (1921). — Amer. J. med. Sci. **161**, 395—407 (1921). Ref. Ber. Physiol. **8**, 283.

— Further observations on a cardiovascular physical fitness test. Mil. Surgeon (Washington) **52**, 1—8, 18—27 (1923). — Air. Serv. Inform. Circ. (Washington) **5**, 48—52 (1923/24).

— Physical efficiency and the limitations of efficiency tests. Air med. Serv. (Washington) **5**, 42—47 (1923/24).

— and D. TRUESDELL: A study of low oxygen effects during rebreathing. Amer. J. Physiol. **55**, 223—257 (1921). Ref. Ber. Physiol. **7**, 433. — Air. Serv. Inform. Circ. (Washington) **3**, Nr 237, 6—25 (1921).

— — Daily variations in cardio-vascular conditions and a physical efficiency rating. Air med. Serv. (Washington) **5**, 53—57 (1923/24).

SCHROEDER, J. H.: Study of proposed flying adaptability test (A. C) in course of physical examination of civilian aviators. J. aviat. Med. **3**, 150—155 (1932, Sept.).

SCOTT, V. T.: Why an aviator is examined by the rebreathing method and how often the examination should be made. Air Serv. Inform. Circ. (Washington) **3**, Nr 237, 73 (1921). — Mil. Surgeon **40**, 407—409 (1920).

Scott, V. T.: The application of certain physical efficiency tests. Air Serv. Inform. Circ. (Washington) 3, Nr 237, 113—115 (1921). — J. amer. med. Assoc. 76, 705—707, (1921). — Air Serv. Inform. Circ. (Washington) 5, 58—60 (1923/24).

Scruton, W. A.: The examination of applicants for the aviation service of the United States Army, disqualifying factors in 1500 cases, some observations of past-pointing after rotation. Ann. of Otol. (St. Louis) 27, 392, 528—533 (1918).

Seibert, E. G.: Ear tests for aviators. J. amer. med. Assoc. 76, 194 (1921).

Seiffert, G.: Die psychotechnische Prüfung des Gleichgewichtssinnes bei Fliegern. Prakt. Psychol. 1, 81—87 (1919).

Selection: The efficient — and care of flying officers. Lancet 1918 I, 190—196.

— of candidates for the air service. Brit. med. J. 1918 I, 314—317.

Selz, O.: Über den Anteil der individuellen Eigenschaften der Flugzeugführer und Beobachter an Fliegerunfällen. Z. Psychol. 15, 254—295 (1919).

Sgarbi, G.: Dati statistici sugli indici statici e dinamici e loro importanza nella valutazione della robustezza costituzionale nella selezione dei piloti dell'aria. Arch. di Antrop. crimin. 47, 792—799 (1927, Sept.-Okt.).

— Valore dei risultati dell'analisi psicomotrice. 5. Congr. internat. Nav. aér. La Haye 1930. Tome 2, p. 1512—1528. 1931.

Shook, C. F.: Special comments upon physical examinations for flying with statistics on disqualifications. Mil. Surgeon (Washington) 56, 448—451 (1925).

Šilov, K. L.: Neues Prinzip bei der Untersuchung des Vestibularapparats von Fliegern (russ.). Vestn. sovjet. oto-rino-lar. 26, 1—22 (1933).

— Über den Vestibulartest der Flieger für das Blindfliegen (russ.). Vopr. med. obespeč. vosdušn. flota (Leningrad) 1934, 167—181.

— Adhäsive Otitis als Hinderungsgrund bei der Auswahl von Anwärtern der Fliegerschulen (russ.). Vojenno-san. Djelo 1936, Nr 5, 34—37.

Šilov, W. I.: Akumetrie bei der Fliegerauslese (russ.). Sammlung von Arbeiten zur 35. Jahresfeier von Prof. V. I. Vojaček. Ref. J. aviat. Med. 7, 143 (1936).

Simpson, R. K.: A plea for the ophthalmic mirror with the depth perception apparatus. J. aviat. Med. 3, 6—8 (1932).

— Ocular requirements for flying in U. S. Army. J. aviat. Med. 4, 106—110 (1933, Sept.).

Small, C. P.: Equilibrium tests for aviation recruits. J. amer. med. Assoc. 69, 1078 (1917).

— The visual requirements of military aviators. J. amer. med. Assoc. 68, 841—843 (1917). — Ann. of Ophthalm. (St. Louis) 26, 325—328 (1917).

Smith, W. B.: Are they fit to fly? J. aviat. Med. 4, 5—14 (1933, März).

Snell, Ch. F.: Vasomotor factors as applied to the selection of applicants for flying training. J. aviat. Med. 7, 12—17 (1936).

Snow, J.: Tests for transportation pilots. J. appl. Psychol. 10, 37—51 (1926/27).

Spurrell, H. G. F.: The aerial combatant, his psychology and nervous physiology considered in the light of athletic analogies. Lancet 1919 II, 599, 629.

Ssubotnik, S.: Die psychohygienische Arbeit und das individuelle Umgehen mit dem Hörer in den WWS (Flieger-) Schulen (russ.). Vojenno-san. Djelo 1934, Nr 9, 7—15.

Stadfeldt, A.: Sehkraft-Tests von Fliegern (dän.). Hosp.tid. 64, (Oftalm. Selsk. Forh.), 8—15 (1921).

Stamm, L. E.: "Reaction time" tests carried out on flight cadets with description of apparatus. "The medical problems of flying", p. 265—272. London: His. Maj. St. Off. 1920.

Stanbridge, R. H.: Occupational selection of aircraft apprentices of Royal Air Force. Lancet 1936 I, 1426—1430. — Proc. roy. Soc. Med. 29, 1183—1188 (1936).

Standards: United States War Department. Army regulations Nr. 40—110. Medical Department, — of physical examination for flying. 24 p., 8°. Washington 1931.

— Nr. 40—110. Changes Nr. 1. Medical Department. — of physical examination for flying. 6 p., 8°. Washington 1933.

— Nr. 40—110. Changes Nr. 2. Medical Department. — of physical examination for flying. 8 p., 8°. Washington 1933.

— Nr.40—110. Changes Nr. 3. Medical Department. — of physical examination for flying. 8 p., 8°. Washington 1935.

— Physical — for aircraft pilots tentative revision. J. aviat. Med. 6, 35—44, 71—94 (1935).

STERN, E.: Über eine experimentell-psychologische Atmungsprüfung für Flugzeugführer. Z. angew. Psychol. **15**, 236—253 (1919).

STIVERS, C. G.: Testing the aviation candidate. South. California Pract. (Los Angeles) **32**, 169—172 (1917).

STRATTON, G. M.: Research on special aptitude for flying. Psychologic. Bull. (Princeton, N. Y.) **16**, 53—55 (1919).

— and H. C. McCOMAS: Psychological tests for selecting aviators. J. of exper. Psychol. **3**, 405—423 (1920).

STREIT, H.: Abweichungen vom normalen Verhalten bei Prüfungen des statischen Apparats und ihre Berücksichtigung für die Beurteilung von Flugzeugführern. Arch. Ohren-, Nasen- u. Kehlkopfkrkh. **104**, 56—65 (1919).

SUREDA, L.: Physisch-psychische Eignungsprüfung für die Luftwaffe (span.). Rev. Mil. y Nav. **1936**, No 191/192, 138—141.

SUTHERLAND, G. A.: The medical examination of aviation candidates. Lancet **1918 II**, 803—809.

STATISTICS compiled from reports on crashes in the U. S. army air service during the calender years 1918—21 inclusive and resultats of physical examinations for flying during the calender years 1920 and 1921. 22 p., 4⁰. Washington 1922.

TALENTI, C.: Sulla valutazione dell'emozionabilità per mezzo della reazione psicogalvanica. Boll. Soc. Biol. sper. **4**, 714—718 (1929).

— e L. MEINERI: Studi sopra le determinazioni del »visus« in rapporto all'adattamento retinico al buio con riguardo alla scelta del personale aeronavigante. 4. Congr. internat. Nav. aér. Rome 1927. Tome 4, p. 658—668; französisch Tome 6, p. 569—580.

TAMISIEA, J. A.: Physical standards for airplane pilots and their importance. West. med. Rev. **33**, 557—563 (1928).

— Keeping pilots fit. Hygeia (Chicago) **7**, 875—877 (1929, Sept.).

TEFFT, L. E. and E. K. STARK: The speed of accommodation as a practicable test for fliers. Amer. J. Ophthalm., N. s. **5**, 339—342 (1922). — Air Serv. Inform. Circ. (Washington) **4**, 25—27 (1922).

TELESE, V. e G. FUNAIOLI: Antropologia criminale ed endocrinologia con alcune considerazioni medico-legali rispetto al reclutamento ed alla selezione aviatore. Rass. Studi psichiatr. **14**, 169—306 (1925).

TEREŠKOVIČ, K. A.: Psychoneurologische Untersuchung von Fallschirmspringern bei der Ärztekommission (russ.). Vojenno-san. Djelo **1935**, Nr 12, 23—27.

TOYOSHIMA, Y.: On production of equilibro-audition and estimation of aviators hearing power by means of otoaudion. Bull. nav. med. Assoc. Japan **23**, 1 (1934).

UNTERBERGER: Vestibularis und Fliegeruntersuchung. (Kongreßbericht.) Zbl. Hals- usw. Heilk. **25**, 706 (1935/36).

UNTERSUCHUNGSMETHODEN: Italienische Sanitätsluftschiffahrt. — für die Zulassung und Kontrolle des Luftfahrtpersonals in Italien. (Roma) Luftschiffahrts-Min. o. J. 21 S., 10 Abb., 8⁰.

VERREY, A.: Rapport sur l'unification des prescriptions visuelles pour les aviateurs etc. Champ. visuel. 13. Congr. internat. d'Ophtalm. **4**, 25—28 (1930). Ref. Zbl. Ophthalm. **24**, 804.

— Rapport sur l'unification des prescriptions visuelles pour les aviateurs etc. Psychotechnique. 13. Congr. internat. d'Ophtalm. **4**, 75—84 (1930). Ref. Zbl. Ophthalm. **24**, 806.

— L'unification des prescriptions visuelles des aviateurs, conducteurs de vehicules à moteur, employées de chemins de fer et marins. 14. Concil. ophtalm. 1933, Madrid **3**, H. 4—10, 37—45 (1934).

VIALE, G.: L'orientamento professionale e la scelta psicofisiologica degli aviatori. Med. ital. (Milano) **4**, 239—254 (1923).

VINCENT: La méthode Camus-Nepper appliquée à la sélection d'aviateurs. C. r. Soc. Biol. Paris **83**, No 14, 512—514 (1920). Ref. Ber. Physiol. **3**, 502.

VLTSCHEFF: Die Einführung der psychotechnischen Untersuchung bei uns — Eignungsprüfung für Motorwagenführer, Flieger und Chauffeure — Eignung der Kandidaten für die verschiedenen Dienstarten des Militärwesens (bulgar.). Vojenen Š. Bulgarien **1934**, Nr 16, 63—87.

WARNSHUIS, F. C.: Personal experiences in conducting medical examination of pilots. J. aviat. Med. **2**, 67—71 (1931, Juni).

WARREN, E. D.: Eye examination and Schneider index of aviation candidates. Northwest. Med. **30**, 264—266 (1931, Juni).

WESTERBERG, E.: Ärztliche Untersuchungen von Fliegern in Deutschland und Polen nebst neueren Erfahrungen aus der Luftfahrtmedizin (schwed.). Sv. Läkartidn. **1935**, 129—147, 192—205. Ref. Zbl. Hyg. **34**, 383.

WHITE, S.: Tests for color-blindness. J. aviat. Med. **7**, Nr 3, 134—142 (1936).

WHITEHEAD, R. E.: Forces which produced changes in physical examinations for aircraft pilots for aeronautics branch of department of commerce. J. aviat. Med. **5**, 24, 25 (1934).

WHITTINGHAM, H. E.: Routine pathological examination as applied to physiologically inefficient aviators. J. Army med. Corps **46**, 430—437 (1926).

WILMER, W. H.: Some ocular conditions affecting the efficiency of the aviator. Arch. of Ophthalm. (New York) **47**, 439—447 (1918). — Trans. amer. ophthalm. Soc. **16**, 131—141 (1918).

— Further experience in the ocular functions of aviators. Arch. of Ophthalm. (New York) **48**, 439—448 (1919). — Trans. amer. ophthalm. Soc. **17**, 171—185 (1919).

- - Safety in aviation. Mil. Surgeon (Washington) **52**, 1—8 (1923).

WINNETT, E. B. and J. A. DOWNING: Civilian medical examiner. J. aviat. Med. **1**, 228—233 (1930).

WOLFF, F.: Einflüsse und Anforderungen des Flugdienstes an den menschlichen Körper. Z. physik. u. diät. Ther. **23**, 313—328 (1919). Ref. Schmidts Jb. **334**, 136.

WRIGHT, H. B.: A comparison of the bureau of air commerce and military aviation medical examination. J. aviat. Med. **5**, 128—136 (1934).

WÜRDEMANN, H. V.: The Ransom-Pickard depth perception apparatus. J. aviat. Med. **5**, 8, 9 (1936).

WURDEMANN, H. V.: Physical examination of aviators. Including notes on psychiatry and personality tests. J. aviat. Med. **2**, 23—28 (1931). — Northwest. Med. **30**, 261—264 (1931).

ZIEGLER, E. E.: A new measurement of oxygen absorbing power. J. aviat. Med. **4**, 119—129 (1933).

ZÖLLNER: Ohrtrompete und Fliegeruntersuchung. Zbl. Hals- usw. Heilk. **25**, 706 (1935/36) (Kongreßbericht).

ZÖLLNER, F.: Wie soll die Prüfung der normalen Funktion der Ohrtrompete insbesondere zum Zwecke der Fliegeruntersuchung durchgeführt werden. Münch. med. Wschr. **1935** I, 249—251.

ZOLOTAREV, A.: Vestibularnorm für Flieger (russ.). Vestn. sovjet. oto-rino-lar. **26**, 238—243 (1933).

ZÜHLKE, K.: Vestibular- und Kreislaufuntersuchungen bei Jungfliegern. Acta aerophysiol. **1**, F. 2, 50—55 (1934).

VII. Sanitätswesen, Hygiene der Luftfahrt.

ABRAMOV, P.: Sanitätsluftfahrt (russ.). Vojenno-san. Djelo **1934**, Nr 7, 49—54.

AHRENS, R.: Guarding pilot's health. Northwest. Med. **29**, 594, 595 (1930, Dez.).

AIR TRAVEL and quarantine. Med. J. Austral. **1933**, 1, 469.

ANASTASIU, V.: Sanitätsflugwesen (rum.). Aeronautica **1926**, No 1. — Rev. San. mil. (Bucuresti) **26**, No 2, 69—77 (1927).

— Le paludisme en rapport avec le pilotage de l'avion. 5. Congr. internat. Nav. aér. La Haye 1930. Tome 2, p. 1451—1457.

APOLLONOV, A.: Die ärztliche Kontrolle bei Höhenflügen (russ.). Vojenno-san. Djelo **1936**, Nr 2/3, 38—41. Ref. Zbl. Hyg. **38**, 62.

— CH. GURWIČ i V. STRELCOV: Sanitäre Sicherheit während des Stratostatenflugs mit „SSSR" (russ.). Vojenno-san. Djelo **1934**, Nr 1, 10—15.

APOSTOL, OD.: Aviaţia sanitară (rum.). Aeronautica **1930**, No 12.

— Fliegerhygiene (rum.). Rev. San. mil. (Bucuresti) **30**, 83—87 (1931). — Aeronautica **1931**.

ARRÊTÉ du Gouverneur Général du 4 septembre 1935, portant réglement de police sanitaire aérienne en Algérie. Bull. mens. Off. internat. Hyg. publ. **27**, 2123—2126 (1935).

ATKEY, O. F. H.: Sur les mesures qui seront prises au Soudan Anglo-Égyptien, pour réaliser dans les aérodromes de Juba et de Malakal les conditions requises pour les aérodromes anti-amarils. Bull. mens. Off. internat. Hyg. publ. **27**, 2377—2379 (1935). Ref. Dtsch. Mil.arzt **1**, H. 3, 128.

L'AVIATION SANITAIRE; conférence faite à la Société française de navigation aérienne. 47 p., 4⁰. Paris: Roche d'Estrez 1924.

— — aux États-Unis. J. Méd. Bordeaux **55**, 75—79 (1925).

— — militaire au Maroc et au Levant en 1925. Arch. Méd. mil. **84**, 528—542 (1926).

— — militaire au Maroc et au Levant en 1926. Arch. Méd. mil. **86**, 551—564 (1927, Juni).

— — au IIIe Congrès international de technique sanitaire et d'hygiène urbaine. Presse méd. **40**, 637, 638 (23. Apr. 1932).

L'AVION SANITAIRE: Revue illustrée. Redact. et administration. Paris, 31 Boulevard des Italiens.

BADUEL, C.: L'aviazione sanitaria. Riforma med. **41**, 1103—1105 (1925).

— L'aviation de secours et l'oeuvre des Croix-Rouges. 4. Congr. internat. Nav. aér. Rome 1927. Tome 6, p. 358—365; italienisch Tome 4, p. 430—438.

BANAITIS, S.: Einige Bemerkungen über den Abschub der Verwundeten durch Flugzeuge (russ.). Vojenno-san. Djelo **1936**, Nr 1, 14—18. Ref. Mil.arzt **1**, 304.

— Indikationen und Kontraindikationen beim Verwundetenabschub auf dem Luftwege (russ.). Vojenno-san. Djelo **1936**, Nr 2/3, 19—31. Ref. Mil.arzt **1**, 350.

BANDENBURG, J.: Die Rolle der Sanitätsluftfahrt im letzten Kriege (ung.). Magy. Katonai Szemle luty **1934**. Ref. Arch. méd. belges **87**, No 4, 211, 212 (1934).

BARINŠTEIN, L. A., S. P. ROSENBERG u. a.: Material zur Frage des Verwundetentransportes mit Flugzeugen (russ.). Vojenno-san. Djelo **1934**, Nr 2, 26—37.

BARRE, C.: Luftfahrt und Sanitätsdienst (schwed.). Tidskr. Mil. Hälsovård **1925**, H. 2, 198—205.

BAUER, F.: Expériences faites avec l'avion employé par des services sanitaires en temps de guerre et en temps de paix. Rev. internat. Croix-rouge **10**, 461—486 (1928, Juni). Englisch: J. Army med. Corps **52**, 81—87 (1929).

BAUER, L. H.: The air medical service and the flight surgeon. Air Corps Inform. Circ. (Washington) **1**, Nr 4, 3—7 (1920).
Instruction of the reserve and national guard in aviation medicine. Mil. Surgeon (Washington) **53**, 457—461 (1923).

— Development of commercial aeronautics and of airplane ambulance. Mil. Surgeon **66**, 165—174 (1930, Febr.).

— and W. MacLAKE: The air medical service and the flight surgeon. Mil. Surgeon **46**, 40—50 (1920). Ref. Zbl. Ophthalm. **3**, 56. — 7 p., 4⁰. Washington D. C.: Gov. Print. Off. 1920.

BEAVEN, C. L.: New ambulance airplane for U. S. army air corps. Mil. Surgeon **68**, 777—780 (1931, Juni).
Present need for airplane ambulance by U. S. army. Mil. Surgeon **77**, 138—146 (1935).

BELLI, C. M.: Personal hygiene of aviators. U. S. nav. med. Bull. **17**, 39—46 (1922).

BELLILE et BRAXMEYER: L'aviation sanitaire dans la marine de guerre. Arch. Méd. nav. **119**, 368—386 (1929). Ref. Zbl. Hyg. **22**, 283.

BERENS, C. and CLAUDE T. UREN: Effect of nose and throat infections upon ocular functions of aviators. Amer. J. Ophthalm. **3**, 170—177 (1920). Ref. Zbl. Ophthalm. **3**, 263.

BEYNE: L'hygiène de l'aviateur. Rev. Aéronaut. mil. **1923**, No 16.

— A short note on medicine in the air service of the French Army. Mil. Surgeon (Washington) **56**, 153—158 (1925).

— L'aviation sanitaire dans la guerre moderne. Rev. Forces aér. **4**, 81—94 (1932).

BEYNE, J.: Médecine et aviation. Méd. Paris **5**, 945—947 (1923/24).

— L'hygiène de l'aviateur en vol. J. Méd. Bordeaux **54**, 695—700 (1924).

BRANCH: Medical — of the royal air force. Lancet **1934** II, 446—448; **1935** II, 521—523.

BREGNET, L.: Les transports aériens: possibilités et prix de revient. Rev. Sci. (Paris) **64**, 449—461 (1926).

BREYTON, W.: L'aviation sanitaire au Maroc en 1933. Rev. de l'Armée de l'air. (VI) **1**, 243—264 (1934).

Brouwer, J. E.: Die Sicherheit militärärztlicher Formationen und Rote-Kreuz-Ambulanzen bei Luftangriffen. Mil.geneesk. Tijdschr. **25**, 41—45 (1936). Ref. Zbl. Hyg. **39**, 638.

Čapek, D.: Die Hygiene der Armee-Flieger (tschech.). Voj. zdravot. Listy **3**, 2—12 (1927).

Carlier, A.: L'aviation sanitaire. Nature (Paris) **57**, 455—460 (1929).

Casagrandi, O.: Latenza e riviviscenza, dopo il volo, di forme malariche, luetiche, tubercolari, spirochetiche, dimostrabili per mezzo della labilità serica o plasmica. 4. Congr. internat. Nav. aér. Rome 1927. Tome 4, p. 491—498; französisch Tome 6, p. 421—428.

Castigliola, O.: Aviazione sanitaria in Tripolitania. Giorn. Med. mil. **76**, 427—430 (1928, Aug.-Sept.). Ref. Zbl. Hyg. **18**, 689.

Cazamian: L'aéronautique médico-chirurgicale dans la marine. Avions et aéronefs sanitaires. Arch. Méd. nav. **117**, 287—307 (1927, Okt.-Dez.). Ref. Zbl. Hyg. **17**, 114.

Charlet, R.: L'hygiène dentaire facteur de la sécurité des pilotes. 1. Congr. internat. Sécurité aér. Paris 1930. Rapp. Tome 2, p. 17, Comm. IX.

— Le vol en avion dans les cures thérapeutiques d'air pur et l'altitude. Presse méd. **39**, 1036, 1037 (8. Juli 1931).

— Des stages d'initiation au vol aérien pour les médecins militaires. Presse méd. **40**, 880 (1. Juni 1932).

— La campagne de pacification marocaine de 1933. Presse méd. **42**, No 37, 757, 758 (1934).

— L'aviation sanitaire. Son exploitation dans les domaines civil et militaire. Presse méd. **42**, No 79, 1549, 1550 (1934).

— Les médecins français et l'aéronautique. Presse méd. **1935**, 1373, 1374.

Chiroboga, A. I.: Avion de tourisme — avion sanitaire. Bull. Ligue Soc. Croix-rouge **15**, No 9, 175, 176 (1934).

Cioch, R.: Éducation physique du personnel navigant dans les régiments d'aviation (poln., französische Zusammenfassung). Polski Przegl. Med. Lotn. **4**, Nr 3, 132—137 (1935).

Control: The international sanitary — of aerial navigation. J. amer. med. Assoc. **103**, Nr 16, 1244 (1934).

Convention sanitaire internationale pour la navigation aérienne. Bull. San. Algérie **28**, 262—279 (1933).

— sanitaire internationale pour la navigation aérienne signée à La Haye, le 12 avril 1933. Bull. mens. Off. internat. Hyg. publ. **25**, 931—953 (1933); **27**, 825, 1054, 1259. 1447, 1679, 2116 (1935).

— International sanitary — for aerial navigation. Bull. Hyg. (London) **9**, 91 (1934).

— International sanitary — for aerial navigation signet at the Hague 12th April 1933. Bull. Hyg. (London) **10**, 543—545 (1935).

Cooper, H. J.: Medical supervision of commercial airplane pilot. J. amer. med. Assoc. **94**, 1294—1296 (1930).

Cowell, E. M.: Air ambulances. J. Army med. Corps **62**, 260—268 (1934). Ref. Giorn. Med. mil. **82**, No 7, 732, 733.

Cowley, L. M.: Higiene pràtica y fisiologica del aviador y del aeronauta. España Med. (Madrid) **4**, No 127, 10; No 128, 4; No 129, 4; No 130, 2 (1914). — Semana méd. Buenos Aires **21**, 922—931 (1914).

Cruchet, R.: Sélection et surveillance médicale du personnel infirmier navigant d'aviation sanitaire. J. Méd. Bordeaux **112**, 955—960 (30. Dez. 1935).

Cruff, F. E.: Flight surgeons. Mil. Surgeon **75**, Nr 5, 340, 341 (1934).

Cumpston, J. H. L.: Aeroplanes and infectious disease. Med. J. Australia **1**, 298 (1934).

Darby, T. E.: Airplane ambulance evacuation. Mil. Surgeon **71**, 162—171 (1932).

Davis, R. G.: Aviation hygiene. U. S. nav. med. Bull. **25**, 832—837, 3 pl. (1927).

Delcourt, P.: Avion-automobile sanitaire. Union méd. Canada **56**, 566—570 (1927, Okt.).

Delmas, P.: De l'aviation sanitaire. Montpellier méd. **50**, 389—404 (1928).

Delucchi, J. R.: Die Anwendung der Sanitätsluftfahrt bei der Armee (span.). Rev. San. mil. Buenos Aires **34**, 238—240 (1935).

Desfossés, P.: L'avion «sanitaire» dans le grand Nord Canadien. Presse méd. **41**, 1277, 1278 (1933).

des Gouttes, P.: La question de l'immunisation des avions sanitaires et le projet de conventions internationales sur la guerre aérienne. Rev. internat. Croix-rouge (Schweiz) **1930**, No 139, 481—487.

Di Nola, A.: Organizzazione sanitaria dell'aviazione. Giorn. Med. mil. **67**, 26—30 (1919).
— L'aviation sanitaire. 3. Congr. internat. Nav. aér. Bruxelles 1925. Tome 1, p. 109—135.
— L'aviazione sanitaria. Riforma med. **43**, 1109, 1110 (1927).
v. Diringshofen, H.: Flieger und Arzt (ein Zwiegespräch). Handbuch für Sportflieger. Hamburg: Hartung 1935.
— Hygiene der Luftfahrt. In: Lehrbuch der Militärhygiene, herausgeg. von Waldmann-Hoffmann, S. 356—367. Berlin: Julius Springer 1936.
Disease and injury in different types of units and trades in the Royal Air Force during 1920. Lancet **1922 I**, 655.
Dobrotvorskij: Muß der Flieger Sport treiben? (russ.). Vestn. vošdusn. flota **1925**, Nr 10,19.
D'Oliveira Estéves, J. V.: Rol del médico en la aviación. Revista San. mil. **33**, No 5/6 (1934). — Rev. méd. lat.-amer. **21**, 195—204 (1935). Ref. Dtsch. Mil.arzt 1, 219.
Dombrovski, E. I.: Möglichkeiten der Ausführung erster Hilfeleistungen im fliegenden Flugzeug (russ.). Voj. med. J. Petrograd **243** (med. spec. pt.), 255—258 (1915).
D'Onofrio, F.: Udito ed altitudine: favorevole influenza del clima di altitudine sulle otiti catarrali. Arch. ital. Otol. **39**, 603—610 (1928, Okt.).
Dragan: Die Militärluftfahrt und der Verwundetentransport im modernen Kriege (rum.). Rev. san. mil. **33**, No 6/7, 363—370 (1934).
Draper, J. R.: Yellow fever and aircraft. Med. Officer **55**, 97, 98 (1936).
Dudley, S. F.: Active service flying; the medical point of view. J. roy. Nav. med. Serv. (London) **4**, 131—140 (1918).
Duguet: L'aviation sanitaire à l'armée du Levant. Bull. Soc. nat. Chir. Paris **53**, 860—866 (18. Juni 1927). Ref. Zbl. Hyg. **16**, 200.
— De l'emploi tactique de l'aviation sanitaire aux colonies (en temps d'opérations militaires et en période normale). Arch. méd. belges **81**, 517—524 (1928, Sept.). Ref. Zbl. Hyg. **19**, 362.
Dujarric de la Rivière, R. et J. Gallot: Au sujet de la surveillance sanitaire de navigation aérienne. Bull. Acad. Méd. Paris, III. s. **113**, 771—780 (1935).
Durand: L'aviation sanitaire en Afrique équatoriale française. Ann. Méd. Pharm. col. Paris **31**, 531—535 (1933).
Durieux, J.: Essai sur l'usage des aérostats et ses applications en médecine. Paris méd. **12**, Suppl., 833—837 (1912/13).
Du Toit, B. J.: Transmission of animal diseases by aeroplanes. Quart. Bull. Health Organis., League of Nations **2**, 113—115 (1933, März).
Dybowski, W.: Die Ergebnisse des experimentellen Skikurses für die Flieger in der Hohen Tatra (1672 m) (poln.). Polski Przegl. Med. Lotn. 3, Nr 3, 67—84 (1934).
Egbert: A propos de l'utilisation des aéroplanes à l'évacuation des blessés en campagne. Caducée **12**, No 21, 91 (1913). Ref. Schmidts Jb. **320**, 270.
Epaulard: L'aviation sanitaire au Congrès international de médecine et de pharmacie militaires; le meeting du Bourget. Presse méd. **33**, 580 (1925).
Epaulard, A.: Aviation sanitaire; son avenir. Presse méd. **33**, 91 (1925).
Ervigio, E.: Medizinisch-chirurgische Kontraindikationen des Transports im Sanitätsflugzeug (span.). Rev. San. mil. Madrid **25**, 259—270 (15. Aug. 1935).
Feilchenfeld, W.: Zeppelin-Luftschiffe als Sanatorien. Z. Krk.hauswes. **23**, 384 (4. Juli 1927).
Ferry, G.: Surveillance médicale et recrutement des observateurs en ballon. C. r. Soc. Méd. Nancy, 22. Dez. **1918**.
— Influence du vol en avion sur les pilotes ayant interrompu trop longtemps la pratique de l'aviation. L'utilité de l'entraînement périodique. Strasbourg méd. **91**, 49—52 (1931). — 5. Congr. internat. Nav. aér. La Haye 1931, Tome 2, p. 1279—1289. Ref. Ber. Physiol. **64**, 503.
— L'infection syphilitique et les cures arsénobenzoliques par rapport au pilotage des avions. À propos de 2 cas. Strasbourg méd. **91**, 60—62 (5. Febr. 1931). — 5. Congr. internat. Nav. aér. La Haye 1931, p. 1495—1511.
— L'utilité de l'entraînement comme pilotes-aviateurs de réserve des médecins de réserve brevetés pilotes-aviateurs. Strasbourg méd. **91**, 304—306 (5. Juni 1931).

FERRY, G.: L'utilité qu'il y aurait à placer à la tête des futures escadrilles sanitaires de l'avenir des chirurgiens et médecins brevetés pilotes-aviateurs. Strasbourg méd. 91, 307—309 (5. Juni 1931). — 5. Congr. internat. Nav. aér. La Haye 1931. Tome 2, p. 1473—1477.

FIUMEL, A.: Gesundheitszustand der Piloten der Jagd-, Nacht- und Tagflugzeuge (poln.). Lek. Wojsk. 24, Nr 12, 581—595. — Polski Przegl. Med. Lotn. 3, Nr 4, 101—115 (1934). Ref. Dtsch. med. Wschr. 1936 I, 981.

— Rolle und Pflichten des Arztes bei der Militärluftfahrt (poln.). Lek. Wojsk. 25, 249—257 (1935).

— Problèmes scientifiques courants du centre d'études médicales d'aviation. Polski Przegl. Med. Lotn. 5, Nr 2, 116—121 (1936).

FLACK, M.: The medical requirements for air navigation. Proc. roy. Soc. Med. 14 (Sect. War), 1—16 (1920/21). — Lancet 1920 II, 838—842.

FLAMME, A.: L'équipement de l'aviateur et sa sécurité à bord. 1. Congr. internat. Sécurité aér. Paris 1930. Rapp. Tome 2, p. 5, Comm. IX.

FLIGHT SURGEON: The — — and the flying ambulance. By «The care of the flier section», air service division, surgeon generals office. N. Y. med. J. a. med. Rec. 109, 244 (1919).

FOVEAU DE COURMELLES: L'avion radio-chirurgical. L'aér.-chir. Caducée Paris 18, 148—150 (1918).

— L'avion radio-medical-chirurgical. Amer. J. Electrother. a. Radiol. 38, 315—319 (1920).

FRANCHI, L.: La sanità militare nella guerra d'Etiopia. Giorn. Med. mil. 84, No 11, 1039 bis 1042 (1936).

FROTHINGHAM, G. E.: The flight surgeons relation to the flyer. J. Michigan med. Soc. 18, 473—476 (1919).

GABBI, U.: Aviazione militare sanitaria. Giorn. Clin. med. (Parma) 7, 637—658 (20. Nov. 1926). Ref. Zbl. Hyg. 15, 239.

GARSAUX: Sur le contrôle médical des aviateurs. Rev. Aéronaut. internat. 5, No 15, 62—67 (1935).

GAZELEY, W. E.: The care of the flyer. Albany med. Ann. 11, 37—41 (1919).

GENFER ABKOMMEN zur Verbesserung des Loses der Verwundeten und Kranken der Heere im Felde vom 27. Juli 1929. Reichsgesetzbl. Teil II, Nr 21 (1934) vom 29. März 1934, darin Art. 18.

GLEIZE-RAMBAL, L.: L'aviation et les médecins. Marseille méd. 1, 187—190 (5. Febr. 1932).

GOERING, R.: Ein neuer Versuch mit Flugtherapie. Med. Welt 3, 928 (29. Juni 1929).

GOLDMAN, D. G.: Der Fallschirm als Transportmittel im Sanitätsdienst (russ.). Sovet. Vrač. Ž., 15. Dez. 1936, 1809—1818.

GRADENIGO, G.: I problemi sanitari della aviazione. Riforma med. 35, 8 (1919).

GREENE, R. N.: Viewpoint of pilot-flight surgeon. J. aviat. Med. 1, 171—174 (1930, Sept.).

GRIFFITTS, T. H. D.: Air traffic in relation to public health. Amer. J. trop. Med. 13, 283—290 (1933, Mai).

GUTHRIE, D.: Australian aerial medical service. Trans. med.-chir. Soc. Edinburgh med. J. 1936, 69.

HANSHUE, H. M.: Regular air ambulance service. West. med. Rev. 33, 880—882 (1928, Okt.).

HASSENFORDER: L'aviation sanitaire. Écho méd. Nord 2, No 44, 767—791 (1934).

HEALD, C. B.: Some medical aspects of air transport. 3. Congr. internat. Nav. aér. Bruxelles 1925. Tome 1, p. 49—84.

HEALTH: Air Ministry. — of the R.A.F.: report for 1921. London: His. Maj. St. Off. 1923.

— supervision of aircraft. Ann. Rep. South Afr. Dep. Publ. Health 18 (1934).

— of the air force. Lancet 1936 I, 39.

HIGIENA vojnog avijatičara (von Ž. ŽIVKOVIČ). [Hygiene des Militärfliegers (jugoslav.).] Komanda vazduhoplovstva vojske, Novi Sad Beograd. 83 S., 8°. 1931.

HIPPKE: Flugdienst und Krankentransport. Dtsch. Mil.arzt 1, H. 2, 74, 75 (1936).

— Zur Frage des Verwundetentransportes auf dem Luftwege. Dtsch. Mil.arzt 1, H. 7, 300—302.

HIPPKE, E.: Organisation des Sanitätswesens bei der Fliegertruppe. Luftfahrtmed. Abh. 1, 135, 136 (1936).

HOLDEN, O. M.: Difficulties in medical supervision at air ports. J. State Med. 39, 457—466 (1931, Aug.). Ref. Zbl. Hyg. 26, 176.

Horn: Les avions sanitaires dans les guerres futures. Paris méd. **44** (annexe), 365 (1922).

Hugonot, G.: L'hygiène de l'aviateur. Rev. Méd. franç. **16**, 659—667 (1935, Okt.).

Huszcza, A.: Le rôle de la médecine aéronautique dans le service de santé militaire. Arch. méd. belges **87**, No 10, 459—503 (1934).

Huszcza, A. et J. Leoszko: La boîte médicale d'avion. 1. Congr. internat. Sécurité aér. 1933. Tome 4, p. 147, 148.

Ichok, G.: La réglementation sanitaire internationale de la navigation aérienne. Rev. d'Hyg. **56**, 263—276 (1934).

Iñigo: Aviación y sanidad militar (span.). Revista San.mil., IX. s. **3**, 436, 463, 491 (1919).

Inostroza, A.: Higiene de los aviadores. Primer Congr. Méd. y Cir. nav. y mil. Chile 1929, p. 285—289.

Janas, T.: Über die Ausrüstung der Flieger (poln.). Lek. Wojsk. **25**, 266—269 (1935).

Jensen, W. S.: Why the flight surgeon? Mil. Surgeon **79**, Nr 5, 367—372 (1936). Ref. Dtsch. Mil.arzt **2**, 172.

— The psychological care of the pilot. J. aviat. Med. **7**, 70—72 (1936).

Joffroy, Jean-Louis: Hygiène pratique du pilote aviateur. 34 S., 8°. Thèse de Paris **1921**.

Johnson, R. E.: Aviation and flight surgeon. Med. J. a. Rec. **137**, 39 (4. Jan. 1933).

Jones, G. J.: The medical division army air corps. Mil. Surgeon (Washington) **71**, 422—427 (1932).

— Potentialities for medical contribution to safety and efficiency in aviation. J. aviat. Med. **3**, 102—108 (1932).

Jude, Baur u. a.: Organisation médico-chirurgicale d'urgence des territoires Nord-Syrie. Transports par avions sanitaires et équipes chirurgicales mobiles. Arch. Méd. mil. **98**, 177—192 (1933).

Julliot, C.-L.: Neutralisation des avions sanitaires. Presse méd. **33**, 491, 492 (1925).

— L'aviation sanitaire du temps de paix ou aviation médicale. Presse méd. **34**, 395—397 (1926).

— L'aviation sanitaire civile ou aviation médicale. Presse méd. **34**, 1307, 1308, 1516, 1517 (1926).

— Le professeur Picqué et l'aviation sanitaire. Presse méd. **35**, 748 (11. Juni 1927).

— L'aviation sanitaire militaire au Maroc et au Levant en 1926. Presse méd. **36**, 157 (4. Febr. 1928).

— L'aviation sanitaire au Maroc et au Levant en 1928. Presse méd. **37**, 1208, 1209 (14. Sept. 1929).

— L'aviation sanitaire en Australie. Presse méd. **37**, 1257 (25. Sept. 1929).

— L'aviation sanitaire en Pologne. Presse méd. **38**, 125, 126 (25. Jan. 1930).

— Un service sanitaire aérien en préparation en Allemagne. Presse méd. **38**, 1164 (27. Aug. 1930).

— L'avion sanitaire en Algérie, au Maroc et au Levant en 1929 et en France en 1930. Presse méd. **39**, 85, 86 (1931).

— Les desiderata de l'aviation sanitaire au Maroc. Presse méd. **39**, 444, 445 (25. März 1931).

— Conditions d'utilisation des hydravions sanitaires dans la marine de guerre. Presse méd. **39**, 613, 614 (25. Apr. 1931).

— L'aviation sanitaire devant la conférence internationale de la Croix-Rouge. Presse méd. **39**, 745 (20. Mai 1931).

— Journées d'aviation sanitaire coloniale. Rev. internat. Croix-rouge **13**, 671—678 (1931, Sept.). — Presse méd. **39**, 1439—1441 (30. Sept. 1931).

— Chronique de l'aviation sanitaire. Presse méd. **41**, 682, 683 (1933).

— L'aviation sanitaire en Algérie, au Maroc et au Levant de 1930—1932. Presse méd. **41**, 1699, 1700 (1933, Nov.).

— L'aviation sanitaire sur les T.O.E. etc. dans l'Afrique du Nord. Presse méd. **43**, 36 (1935).

— Le nouveau projet de Convention additionnelle à la Convention de Genève du 27 juillet 1929, concernant l'emploi des aéronefs sanitaires en temps de guerre. Rev. internat. Croix-rouge **17**, 79—99 (1935).

JULLIOT, C.-L.: Quelques précisions relativement au nouveau projet de Convention additionelle à la Convention de Genève du 27 juillet 1929, concernant l'emploi des aéronefs sanitaires en temps de guerre. Rev. internat. Croix-rouge 18, 177—203 (1936).

KETTNER, A. H.: Keuchhustentherapie im Flugzeug. Med. Welt 1, 1599 (26. Nov. 1927).

KHAMBATTA, B. F.: Yellow fever menace to India by aerial traffic. Sind med. J. 7, 173—177 (1935).

KONTROLLE: Sanitäre — der Luftfahrt (span.). Bol. Offic. san. panam. 9, 1071—1080 (1930, Sept.).

KORIAK: Der Flugzeugtransport von Kranken und Verwundeten in Friedens- und Kriegszeiten (türk.). Askeri Sihhiye Mecmuasi Sayi 11 (1935).

KOSCHEL, E.: Hygiene des Ersatzes bei den Luftstreitkräften. Handbuch der ärztlichen Erfahrungen im Weltkriege, Bd. 7. 1914—1918. Darin S. 10—33. Leipzig: Johann Ambrosius Barth 1922.

KRAUTER, H.: Au sujet de la surveillance sanitaire de la navigation aérienne. Presse méd. 1935 II, 1422. Ref. Mil.arzt 1, 38.

KRIŠEVSKIJ, J.: Benutzung von Flugzeugen zum Krankentransport (russ.). Sovjet. Vrač. Gaz. 1935, 740—744.

— Verschiedene Benutzung von Flugzeugen vom medizinischen Standpunkt aus (russ.). Sovjet. Vrač. Gaz. 1935, 1540—1544.

— Benutzung von Flugzeugen zum Verwundetentransport in Kriegszeiten (russ.). Sovjet. Vrač. Gaz. 1935, 1618—1624.

KROTKOV, F. G.: Über die Ausbildung des Arztes bei der Luftwaffe (russ.). Vojennosan. Djelo 1936, Nr 2/3, 15—18.

KUPRJANOV, P. A.: Über den Luftsanitätstransport (russ.). Voj. med. J. Moskau 4 (V. 5), 284—289 (1933).

LANE, W. A., G. A. SUTHERLAND and W. JOYNSON-HICKS: The medical service of the R.A.F.: principles of promotion. Lancet 1918 II, 679.

LASNET: Quelques considérations sur le développement de l'aviation sanitaire particulièrement en Algérie. Hyg. Sociale (Paris), Juli 1936, 381—383.

— Organisation de la police sanitaire aérienne en Algérie. Rev. d'Hyg. 58, 413—418 (1936). Ref. Dtsch. Mil.arzt 2, 306.

LAUE, W.: Das Flugzeug als Beförderungsmittel für Sanitäts- und Veterinärpersonal, für medizinische und veterinärmedizinische Arzneien und Impfstoffe. Z. Vet.kde 45, 108 bis 111 (1933). Ref. Zbl. Hyg. 29, 593.

LAWRENCE, G. P.: Use of autogiros in evacuation of wounded. Mil. Surgeon 73, 314—321 (1933, Dez.).

LEDUC, J.: Indications et contraindications du transport par avion dans les affections chirurgicales de l'abdomen du thorax et du crane. 192 p., 8⁰. Imprim. mod. Saint-Quentin 1934. Ref. Rev. de l'Armée de l'air 7, 119 (1935).

LEGENDRE, J.: Transport et santé publique. Presse méd. 41, 84, 85 (14. Jan. 1933).

LEGRAND, C.: L'aviation et le service de santé en campagne. Arch. Méd. mil. 61, 538—540 (1913).

LEOSZKO, J.: Das Sanitätsflugzeug (poln.). Polski Czerw. Krzyż. 15, 123—125 (1935).

LÉPINE, R.: Pour la sécurité des aviateurs. Lyon méd. 117, 997—999 (1911).

LEULLIER-DUCHÉ, L.: De aerostatum usu medicinae applicando. Thèse de Montpellier 1784.

LINGART, A.: Das Flugzeug — ein neues Mittel des sanitären Transports (russ.). Vojennosan. Djelo 1936, Nr 5, 54—59.

LÔPEZ, J. A.: Psicofísiologia del aviador; deducciones profilácticas. Inadaptabilidad orgánica para al vuelo el alcohol y la pérdida de entraimento. Semana méd. Buenos Aires 26, 68—71 (1918).

— Psicofísiologia del aviadori: deducciones profilácticas; los vertigos y la tuberculosis en el aviador. Semana méd. Buenos Aires 26, 349—352 (1919).

LOTTIG, H.: Praktische Erfahrungen in der sanitären Versorgung des DLV. Luftfahrtmed. Abh. 1, 137—140 (1936).

LYSTER, T. C.: The aviation service of the medical department of the army. Ann. of Otol. (St. Louis) 27, 851—861 (1918).

LYSTER, T. C.: Aviation medical service here and abroad. Trans. amer. otol. Soc. **14 III**, 452—456 (1918).

MacLAKE, W.: The air medical service and the flight surgeon. Mil. Surgeon **46**, 40—50 (1920).

MANDOUL, R.: L'ambulance No. 2 pendant les opérations de l'Anti-Atlas en 1934. Troisième partie. Les autos sanitaires et l'aviation sanitaire au Maroc. J. Méd. Bordeaux **111**, No 25, 687—690 (1934).

MARIN, J.: La aviaciòn sanitaria en Chile. Primer Congr. Méd. y Cir. nav. y mil. Chile 1929, p. 533—535.

MARQUIS, R.: Hygiène pratique de l'aviateur et de l'aéronaute, par H. DE GRAFFIGNY (pseud.). 137 S., 8°. Paris: A. Maloine 1912.

MARTINET: L'aviation dans ses rapports avec les maladies contagieuses et pestilentielles. Méd. Paris **6**, 219—223 (1924/25).

MASSEY, A.: Public health problems attendant on air travel. Brit. med. J. **2**, 296, 297 (15. Aug. 1931).

— Epidemiology in relation to air travel. 59 p., 8°. London 1933.

MATALONI, Z.: Adaptation du brancard de campagne standardisé aux avions sanitaires. Rev. internat. Croix-Rouge **12**, 945—961 (1930).

MEIER-MÜLLER, H.: Der Fliegerarzt. Die Verantwortung bei der Flugwaffe mit besonderer Berücksichtigung des fliegerärztlichen Dienstes in der schweizerischen Armee. Dtsch. Ärzteztg **11**, Nr 4, 430 (27. Juni 1936).

MERCER, N.: Medical supervision of airplane pilots. Virginia med. monthly **57**, 712—715 (1931, Febr.).

MEUNIER, R.: L'aviation sanitaire aux médecins. Practicien du Nord de l'Afrique **9**, 306—308 (1936).

MEYER, G.: Ärztlicher Rettungsdienst (fliegende Rettungswachen) bei Luftschiffahrten 1787. Berl. klin. Wschr. **1911 I**, 70, 71.

MICHALIK, C.: L'aviation sanitaire en Pologne. Rev. internat. Croix-rouge **11**, 737—742 (1929, Sept.).

MICHALIK, K.: Der Siegeszug der polnischen Sanitätsluftfahrt und seine Bedeutung (poln.). Polski Czerwony Krzyż **14**, Nr 2, 29—32 (1934).

— Probleme der Organisation und Entwicklung des Sanitätsdienstes in der Luftfahrt (poln.) Lek. Wojsk. **25**, 639—648 (1935).

MILANO, A.: Fisiologia, inaptitud e higiene del aviador. Rev. San. mil. Buenos Aires **20**, 845—860 (1921).

MILLER, W. H.: Medical problems in air transport-operations. J. aviat. Med. **1**, 96—101 (1930, Juni).

MINTY, F. N.: Use of airplane in practice of medicine. Black Hills Engineer **17**, 131 (1929, März).

MISSIURO, W.: Physiologische Bedingungen für den Lufttransport (poln.). Lek. Wojsk. miesiecznik **13**, 548—557 (1. Juni 1929).

MÖLLERS, B.: Das internationale Sanitätsabkommen für die Luftfahrt. Med. Klin. **1935 II**, 1690.

MONACO, A.: Organizzazione e funzionamento dei primi soccorsi nei trasporti aerei civili. 3. Congr. internaz. Aviaz. san. Bruxelles, 10.—15. Juni 1935. Giorn. Med. mil. **83**, 705—712 (1935). Ref. Mil.arzt **1**, 129.

MONASTRA, A.: Trasporti aerei e salute pubblicae. Riv. San. sicil. **24**, 1306—1311 (1936).

MOULINIER, R.: L'hygiène de l'aviateur. J. Méd. Bordeaux **54**, 593, 700 (1924).

MUNRO, D.: The Royal Air Force medical service. Univ. Durham Coll. Med., Gaz., Newcastle **22**, 77—82 (1921/22).

— The use of the aeroplane in the medical services in war. Proc. roy. Soc. Med. **17** (Sect. War), 7—12 (1923/24).

NABOKOV, V. A. i B. G. UTKIN: Die Anwendung von Flugzeugen zur Kontrolle der Malaria in Azerbaijan 1930 (russ.). Med. parazitol. i parazit. Bol. **1**, 108—113 (1932).

NAGEL, H. G.: Beitrag zur Frage der Klimatotherapie des Keuchhustens durch Flugzeugreisen. Fortschr. Med. **53**, Nr 31, 529—531 (1935).

NEMIROVSKY, A. et TILMANT: L'avion radio-chirurgical «Aérochir». Bull. Acad. Méd. Paris, III. s. **80**, 202—208 (1918).

Neuberger, J.: La médecine militaire et ses rapports avec la guerre moderne spécialement au point de vue de l'aviation. Arch. méd. bélges 87, No 9, 447—451 (1934).

Neuberger, J. F.: Medical aspects of naval aviation. Mil. Surgeon (Washington) 49, 39—49 (1921).

Notes: Medical — and first-aid treatment for flights in the tropics and subtropics. Great Britain Air Ministry. London: His Maj. St. Off. 1934 a. 1936.

Novikov, S.: Die Rolle des Arztes bei Übungs-Höhenflügen (russ.). Vojenno-san. Djelo 1936, Nr 5, 31—34.

Okouneff, B.: Matériaux pour servir à l'étude de l'influence de certains moments de l'aérostation et de l'aviation sur l'oreille malade. Arch. internat. Laryng. etc. 31, 127, 480 (1911).

Pérez Nuñez, A. y J. Garcia Gutiérrez: Benutzung des Flugwesens zu sanitären Zwecken (span.). Trib. méd. españ. 1, 170—176 (1924). Ref. Zbl. Hyg. 11, 247.

Petrov, I. P. i P. P. Gončarow: Über die Wirkung des Flugzeugtransports auf Tiere mit verschiedenen Verwundungen (russ.). Vopr. med. obespeč. vosdušn. flota (Leningrad) 1934, 83—114.

Picqué, R.: L'aviation sanitaire. J. Méd. Bordeaux 53, 1071—1076 (1923). — Arch. méd. belges 76, 175—186 (1924); 77, 175—186 (1924). Ref. Zbl. Hyg. 8, 354.

— The present state of medico-military aviation in France. Mil. Surgeon (Washington) 54, 561—570 (1924).

— L'air médical service et l'aviation sanitaire aux Etats-Unis. Arch. méd. belges 77, 60—73 (1925).

— L'état actuel de l'aviation sanitaire en France. Arch. méd. belges 79, 529—540 (1926). Ref. Zbl. Hyg. 15, 239.

Pires Filho J.: Die Frage des „Sanitätsbuches der Flieger". Ophthalmologischer Teil (span.). Rev. Med. e Hyg. mil. Rio de Janeiro 9, 254—262 (1933).

Porru, P.: Navigazione aerea e profilassi delle malattie infettive. Giorn. Med. mil. 84, 836—848 (1936). Ref. Zbl. Hyg. 38, 284.

Prins, G.-A.: Het bommenwerpen op R. Kr. ambulances. De Samaritaan 1936, 62—67. Auszug in Rev. internat. Croix-rouge 67, No 403, 204.

Procès-Verbaux de la réunion du comité d'études de l'aviation sanitaire tenue au sécrétariat de la ligue des sociétés de la Croix-Rouge. 4°. Paris 1934 et 1935.

Przysiecki, E.: Rôle du sport dans le développement des dispositions psychiques indispensables à l'étude du pilotage (poln., französische Zusammenfassung). Polski Przegl. Med. Lotn. 4, Nr 3, 124—131 (1935).

Puig Quero, M.: Benutzung von privaten und Verkehrsflugzeugen für sanitäre Zwecke in der Metropole und in den Kolonien (span.). Rev. San. mil. Madrid 25, 320—335 (15. Okt. 1935).

Quarantine regulations of airships against yellow fever. Publ. Health Rep. 45, 1457 bis 1459 (27. Juni 1930).

Rabino, A.: Pericoli dei viaggi aerei durante la cura pneumotoracica. Minerva med. (ital.) 9 I, 624—626 (28. Apr. 1929).

Rahskopp, H.: Bernhardiner der Luft. Alpiner Hilfsdienst durch Flugzeuge. Dtsch. med. Wschr. 1936 I. Festschr. d. Sportärzteschaft, S. 60, 61.

Rawlinson, E. G.: Preventive medicine in relation to aviation. Lancet, 9. Jan. 1932, 111—114.

Raynal, J.: Note sur le paludisme d'altitude. Marseille méd. 1, 245—260 (25. Febr. 1932).

Réglement de 1934 sur la quarantaine (navigation aérienne) Australie. Bull. mens. Off. internat. Hyg. publ. 26, 1912—1917 (1934).

— quarantenaire de 1935 sur la navigation aérienne. Bull. mens. Off. internat. Hyg. publ. 27, 2126—2136 (1935).

Réglementation sanitaire aérienne de l'aéronautique militaire D. S. S. - S. M. P. A. Bull. Inform. Officiers de Réserve Belgique 1934, 2 e trimestre.

Reimer, H.: Der Krankentransport auf dem Luftweg. Z. Krk.hauswes. 22, 798 (4. Dez. 1926).

Reitano, U.: Navigazione aerea e febbre gialla. Giorn. Med. mil. 79, 539—543 (1931).

Report: Great Britain — on the health of the royal air force for the year 1924. 84 p., 8°. London 1925.

REPORT on the health of the royal air force for the year 1933. Air Min. Publ. Nr 870. London: His Maj. St. Off. 1933 u. 1935 Air Min. Publ. Nr. 875.

REYMOND, E.: Reconnaissance des blessées sur un champ de bataille au moyen de l'aéroplane. Paris méd. **10** (Suppl.), 1033—1041 (1912/13).

— The hygiene and the physiology of the airman. J. State Med. **21**, 500—503 (1913). Ref. Zbl. Gewerbehyg. **2**, 397.

RICHARDSON, H. C.: Efficiency of personnel in the services. Proc. roy. Soc. Med. **29**, 31—34 (1935).

RICHET, C. jr., GARSAUX et BEHAGUE: Conditions physiologiques du transport en avion des blessés et des malades. Progrès méd. **44**, 2085 (30. Nov. 1929).

ROSENSTIEL: Études des conditions d'utilisation d'un hydravion sanitaire dans la marine de guerre. Arch. Méd. nav. **120**, 217—223 (1930, Apr.-Juni).

RULOT: Note sur le contrôle sanitaire du trafic par avion. 3. Congr. internat. Nav. aér. Bruxelles 1925. Tome 1, p. 47, 48.

SACHS-MÜKE: Verwendung und Eingliederung von Kraftfahrzeugen und Flugzeugen im Heeressanitätsdienst. Veröff. Heeres-San.wes. **1928**, H. 82, 179—212.

SALAZAR, M.: Organización sanitaria de la aviación en el ejército. Rev. San. mil. Madrid **21**, 353—355 (15. Dez. 1931).

SAND, R.: L'aviation humanitaire. 3. Congr. internat. Nav. aér. Bruxelles 1925. Tome 1, p. 175—183.

SANITÄTSABKOMMEN: Internationales — für die Luftfahrt. Reichsgesetzbl. **1935**, T. 2, 817—842.

SANZIO, C.: Aviaçao sanitaria. Rev. Med. Mil. (Bras.) **24**, 262—269, 364—381 (1935).

SCALA, E.: Aviazione sanitaria. Riv. aeronaut. Roma **2**, 223—250 (1935).

SCHICKELÉ, A.: L'organisation et le fonctionnement des secours médicaux sur les terrains d'aviation. 1. Congr. internat. Sécurité aér. Paris 1930. Rapp. Tome 2, p. 27—31, Comm. IX.

SCHICKELÉ, M.-J.-A.: L'activité de l'aviation sanitaire militaire au cours de l'année 1930. Arch. Méd. mil. **95**, 403—409 (1931). Ref. Zbl. Hyg. **27**, 111.

— L'aviation sanitaire dans la guerre moderne. Arch. Méd. mil. **96**, 9—51 (1932, Jan.). Ref. Zbl. Hyg. **27**, 383.

— L'aviation sanitaire sur les théâtres d'opérations extérieurs en 1931—1932. Arch. Méd. mil. **98**, 813—820 (1933). Ref. Zbl. Hyg. **30**, 368.

— Le service de santé dans la guerre de montagne. Arch. Méd. mil. **100**, 597—692 (1934).

— L'aviation sanitaire sur les T.O.E. et dans l'Afrique du Nord en 1933. Arch. Méd. mil. **101**, 253—258 (1934). Ref. Zbl. Hyg. **33**, 80.

— L'aviation sanitaire dans l'Afrique du Nord et dans les territoires sous mandat français du Levant au cours de l'année 1934. Arch. Méd. mil. **103**, 511—514 (1935, Sept.). Ref. Dtsch. Mil.arzt **1**, 38.

— La convention de Genève et la guerre moderne. Rev. Serv. san. mil. **104**, 991—1031 (1936). Ref. Zbl. Hyg. **39**, 640.

— L'aviation sanitaire sur les T.O.E. et dans l'Afrique du Nord en 1935. Rev. Serv. san. mil. **105**, 795—798 (1936).

SCHNEIDER: Emploi tactique des avions sanitaires dans les guerres européennes (guerres de mouvement). Arch. méd. belges (Bull. internat.) 88, 519—533 (1935).

SCHNELL, W.: Das Flugzeug im Dienst des Gesundheitswesens. Luftfahrtmed. Abh. **1**, 111—115 (1936).

v. SCHROETTER, H.: Hygiene der Aeronautik. Denkschrift zur ersten intern. Luftschifffahrtausstellung Frankfurt a. M. 1909, Bd. 1, S. 203—233.

— Punti di vista rispetto all'igiene dell'aviatore. Atti 4. Congr. internat. Nav. aer. 1927. Tome 4, p. 680—684; französisch Tome 6, p. 580—584.

— Zur Physiologie und Hygiene der Luftfahrt. Ärztl. Sachverst.ztg **33**, 339—342 (15. Dez. 1927).

— Gesichtspunkte zur Hygiene und Prophylaxe der Luftfahrt: Aeronautik und Aviatik. Österr. San.wes. **25**, 1429, 1457 (1913).

— Über sanitäre Erfordernisse für den Fliegerdienst. Mitt. österr. Aeroklubs **6**, Nr 1/2, 4, 42 (1919). Ref. Mschr. Unfallheilk. **26**, 150.

— Hygiene der Aeronautik und Aviatik. 200 S., 4⁰. Wien u. Leipzig: Wilhelm Braumüller 1912.

SEIBERT, E. G. and Y. HENDERSON: Organization and objects of medical research board air service U.S. Army. J. amer. med. Assoc. **71**, 1382—1384 (1918).

SERBANESCU, V.: Malaria unter den Fliegern (rum.). Rev. San. mil. (Bucuresti) **28**, 19—21 (1929, Jan.).

SERVICE: Air Force medical —. Lancet **1922 II**, 472; **1923 II**, 422; **1925 II**, 466; **1931 II**, 487.

— Royal Air Force medical —. Lancet **1918 II**, 430; **1926 II**, 466; **1927 II**, 468. — Brit. med. J. **1922 II**, 448; **1923 II**, 393; **1931 II**, 468; **1933 I**, 463.

SERVICES: The army air force and Indian medical —. Brit. med. J. **1923 II**, 392.

— Air ambulance — and the international aeronautical federation. Monthly Bull. League Red Cross Soc. **26**, Nr 10, 185—266 (1935).

SHEEP, W. L.: The flight surgeon, a new specialist in medicine. J. amer. med. Assoc. **75**, 265 (1920). — Air Serv. Inform. Circ. (Washington) **3**, Nr 237, 3—5 (1921).

SILLEVAERTS: Sanitätsluftfahrt in Krieg und Frieden (span.). Rev. San. mil. Madrid **20**, 97, 135, 173 (1930).

SILLEVAERTS, C.: Les transports aériens ultra-rapides et la police sanitaire internationale. Bruxelles méd. **16**, 1630—1650 (1936).

SIMPSON, R. K.: Airplane ambulance; its use in war. Mil. Surgeon **64**, 35—48 (1929, Jan.).

SLOTBOOM, K. M.: Airplane as means of transportation for sick. Nederl. Tijdschr. Geneesk. **79**, 1969—1972 (27. Apr. 1935).

SPRANGER, H.: Das internationale Sanitätsabkommen für die Luftfahrt und seine Bedeutung vor allem für die Verhütung des Gelbfiebers im internationalen Luftverkehr. Dtsch. med. Wschr. **1936 I**, 514—518. Ref. Dtsch. Mil.arzt **1**, 218. — Vgl. auch Dtsch. Mil.arzt **1**, 228.

— Die Bedeutung des internationalen Sanitätsabkommens für die Luftfahrt. Reichsgesdh.bl. **1936**, 26—29. Ref. Dtsch. Mil.arzt **1**, 304.

DE STACKELBERG, S.: L'aviation sanitaire et ses progrès en Grande-Bretagne. L'Avion, Juni **1934**, 12—14.

STEINER, I.: Über Heeressanitätswesen nach dem Weltkriege. Wien. med. Wschr. **1925 I**, 142—146.

STITT, E. R.: Trends in medical aviation. California a. West. Med. **30**, 377—382 (1929, Juni).

STJERNSTEDT, E.: Les transports sanitaires aériens en Suède de 1924 à 1933. Bruxelles méd. **14**, 1243 (1933/34).

STRONG, S. M.: Aero ambulance. Mil. Surgeon **44**, 361 (1919).

SYLLABUS: Great Britain air ministry. Air publication 985. — for training of airmen of the medical branch in medical trades and for promotion to sergeant major 2nd class and to flight sergeant. 63 p., 8°. London 1930. 2nd Ed. 66 p. 1933.

TANTURRI, D.: Sull'igiene delle vie superiori del respiro e dell'orrecchio nell'aviatore. Riforma med. **34**, 574 (1918).

TAYLOR, J. D.: Making of a flight surgeon. Mil. Surgeon **63**, 210—214 (1928, Aug.).

TESTE, H.: De l'emploi de l'aéroplane en campagne par le service de santé de l'avant. Caducée **12**, 276 (1913). Ref. Schmidts Jb. **320**, 270.

THORNTON, E. N.: Medical and health aspects of aviation in the Union. South afric. med. J. **8**, 359—366 (1934).

THULLIEZ, DE NOAILLES u. a.: Collaboration des services publics et des organismes privés pour l'exploitation de l'aviation sanitaire en temps de paix. Arch. Méd. mil. **103**, 552—556 (1935).

TILMANT, A.: Les avions sanitaires et chirurgicaux et l'organisation de l'aviation sanitaire civile. 3. Congr. internat. Nav. aér. Bruxelles 1925. Tome 1, p. 190—196.

— Le rôle de l'aviation dans l'organisation du service de santé en campagne. 3. Congr. internat. Nav. aér. Bruxelles 1925. Tome 1, p. 197—202.

— L'aviation sanitaire civile. Presse méd. **35**, 219 (16. Febr. 1927).

— L'aviation sanitaire. 4. Congr. internat. Nav. aér. Rome 1927. Tome 4, p. 669—679.

TRUBY, A. E. and J. DIBBLE: Operation of the medical division of the air service since the signing of the armistice. Air Serv. Inform. Circ. (Washington) **1**, Nr 99, 3—7 (1920). — Mil. Surgeon **47**, 67—80 (1920).

TUFFIER: Use of aeroplanes in surgical cases; reflections of a surgeon. Internat. Clin. 3, 185—188 (1929, Sept.).

UZAC: Quelques indications du transport des malades par avion sanitaire. Presse méd. 38, 1163, 1164 (1930).

— Du transport dans les hémorragies cataclysmiques de la grossesse ectopique, par avion sanitaire. Bull. Soc. Obstétr. Paris 19, 476—480 (1930, Juli).

VACQUERET, K.: Sanitätsluftfahrt (poln.). Polski Czerwony Krzyż 14, Nr 10, 237—239 (1934).

VALERIO, A.: Sanitäts-Luftfahrt (port.). Folha med. 12, 400 (5. Dez. 1931).

VANCE, D. H.: Two emergency airplane ambulance trips to Cape Hatteras, N.C. U. S. nav. med. Bull. 26, 772—773 (1928, Juli).

VASALLO, B. M.: Allgemeine praktische Ratschläge für Flieger (span.). Aviacion 1921, No 6.

VERNENGO, A.: Los progresos en el empleo del avion como auxiliar sanitario. Rev. San. mil. Buenos Aires 29, 313—327 (1930, Juli-Aug.).

VICKERS, A.: Australian aerial medical services. Med. J. Austral. 2, 441—443 (1935). — Brit. med. J. 1936 I, Suppl., 47—50.

VICUÑA HERBOSO, R.: Aktuelles Problem der Sanitätsflugzeuge (span.). 15 p., 8⁰. Santiago 1931.

VITÓN, A.: Flieger mit Pneumothorax; die Wirkung großer Höhen nach künstlicher Pneumothoraxbehandlung der Pulmonartuberkulose (span.). Rev. Soc. Med. int. y Soc. Tisiol. 7, 81—88 (1931, März—Mai).

WELLS, H. V.: The flying service, from a medical point of view. J. roy. Nav. med. Serv. (London) 1, 55—60 (1915). — Sci. Amer. (New York) 82, Suppl., 331 (1916).

— Evacuation of sick and wounded by air. J. Army med. Corps 53, 241—246 (1929). — Mil. Surgeon 66, 343—348 (1930, März). — J. roy. Nav. med. Serv. (London) 16, 120—126 (1930, Apr.).

WESTERBERG, E.: Sanitätsprobleme (schwed.). Tidskr. Mil. Hälsovård 55, 105—112 (1935).

WILMER, W. H.: Safety in aviation. Mil. Surgeon (Washington) 52, 1—8 (1923). Ref. Zbl. Hyg. 5, 395.

WOOLFORD, W. S.: The flight surgeon. Mil. Surgeon (Washington) 57, 59—63 (1925).

WRIGHT, H. B.: Medical supervision of air lines. J. aviat. Med. 3, 182—190 (1932, Dez.).

VAN WULFFTEN-PALTHE, P. M.: The medical service with the aviation force in England. Nederl. Tijdschr. Geneesk. 50, 1920—1928 (1920).

— The medical service with the aviation force in France. Nederl. Tijdschr. Geneesk. 50, 2033—2045 (1920).

YANQUELL, C. C.: Naval problems in aviation medicine. J. aviat. Med. 3, 191—193 (1932, Dez.).